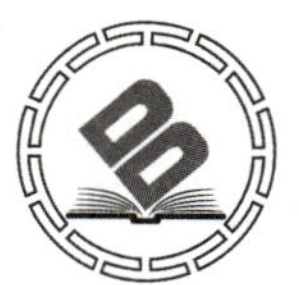

全国医药卫生类院校精品教材

病理学

BINGLIXUE

主　编　王术华　孟　磊　杨　梅

副主编　邢立强　王　丹　江黎黎

编　者　王东建　王菊宁　代娜娜

杜丽娟　杨　波　张红杰

张继秀　彭　微

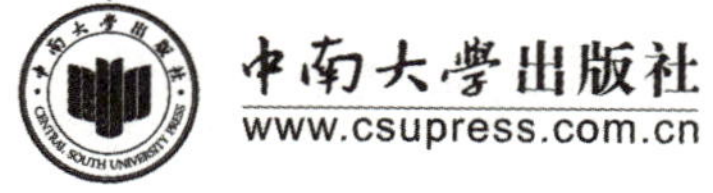

图书在版编目（CIP）数据

病理学 / 王术华，孟磊，杨梅主编. —长沙：中南大学出版社，2019.4

ISBN 978-7-5487-3254-9

Ⅰ. ①病… Ⅱ. ①王… ②孟… ③杨… Ⅲ. ①病理学—教材 Ⅳ. ① R36

中国版本图书馆 CIP 数据核字（2018）第 098802 号

病理学

王术华　孟　磊　杨　梅　主编

□责任编辑　郑　伟　白　婧
□责任印制　易红卫
□出版发行　中南大学出版社
社址：长沙市麓山南路　　邮编：410083
发行科电话：0731-88876770　　传真：0731-88710482
□印　　装　定州市新华印刷有限公司

□开　　本　787×1092　1/16　□印张 16　□字数 367 千字
□版　　次　2019 年 4 月第 1 版　□ 2019 年 4 月第 1 次印刷
□书　　号　ISBN 978-7-5487-3254-9
□定　　价　46.00 元

前言

《病理学》是在中南大学出版社教材评审委员会领导下统一组织编写的。结合目前大多数院校学制和学时的具体情况，本教材本着必需、够用的原则，淡化学科意识，对传统教材进行了适当的取舍和优化，避免各学科内容间不必要的交叉重叠，力争内容精练、层次分明、通俗易懂。体现教材的“三基”（基础理论、基础知识、基本技能）和“五性”（思想性、科学性、先进性、启发性和适用性），着力构建能体现护理专业特色和专科层次特点的病理学知识体系。

本教材按72学时编写，共17章。使用本教材的院校，可结合本校的实际，进行调整。每章都由学习目标、学习导入、教学内容、知识拓展、临床护理联系、学习检测等模块组成。全书图文并茂，力求使学习更生动、更直观。

本教材邀请了8所院校一线骨干教师及2所相关单位专家参与教材的编写。其中绪论部分由张红杰老师负责编写；第一章与第七章由江黎黎老师负责编写；第二章与第九章由杜丽娟老师负责编写；第三章与第十一章由张继秀老师负责编写；第四章与第十三章由王菊宁老师负责编写；第五章由王东建老师负责编写；第六章由王丹老师负责编写；第八章由代娜娜老师负责编写；第十章与第十五章由彭微老师负责编写；第十二章由杨波老师负责编写；第十四章由孟磊老师负责编写；第十六章由邢立强老师负责编写；第十七章由王术华老师和杨梅老师共同编写。尽管编委们在多年的教学实践中积累了丰富的教学经验，也是教学一线的骨干教师，但由于知识更新较快、编委们的表述风格又不尽相同，因此难免有不尽如人意之处，恳请使用和关心本书的同人和同学们多提宝贵的意见和建议，以便再版时修订和完善。

在本书编写过程中不但得到了参编单位各级领导、广大同人的大力支持，同时也得到了出版社方面及编辑老师的通力合作，特致以衷心的感谢！

编　者

目录

绪论

一、病理学的地位及任务

病理学（pathology）是研究疾病发生发展规律的科学。病理学应用辩证唯物主义的方法来探讨疾病的原因（病因，etiology）、发病的过程及机制（发病机制，pathogenesis）、机体在疾病过程中所出现的形态结构、代谢功能等改变（病理变化，pathological change）以及这些变化与临床表现之间的关系（临床病理联系，clinical pathological correlation）、疾病的转归和结局，从而认识和掌握疾病本质及发生发展规律，为疾病的预防和诊治提供理论基础。

病理学既是一门重要的医学基础学科，又是一门实践性很强的临床学科，在医学领域中占有很重要的地位。

（一）病理学在医学教育中的地位

病理学在医学教育中起着承前启后的“桥梁”作用。即以人体解剖学、组织胚胎学、生物化学、生理学等课程为基础，通过病理学的学习，掌握疾病的本质和发生规律，为后续的专业课程学习奠定必要的基础。

（二）病理学在临床中的地位

迄今为止，临床疾病诊断最可靠的方法仍然是病理诊断。病理诊断是通过观测器官的大体（肉眼）改变、镜下观察组织结构和细胞病变特征而做出的疾病诊断。因此比临床上根据病史、症状和体征等做出的分析性诊断更具客观性和准确性，常常起着最后确定诊断的作用。故国外病理医生有“doctor’s doctor”的称谓。

（三）病理学在医学研究中的作用

现代病理学应用分子生物学等最新研究方法，使病理学的观察从器官、细胞水平，深入亚细胞水平、蛋白表达及基因的测定。这不仅使病理学的研究更深入一步，同时也渗透到基础学科、临床医学、预防医学和药学等方面。新病种的发现和预防以及敏感药物的筛选，新药物的研制和毒副作用都离不开病理学的鉴定。因此，病理学在医学研究

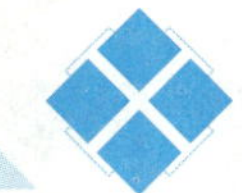

中也占有很重要的地位。

病理学的研究方法

尸检要注意哪些？应怎样尸检？

二、病理学的研究方法和观察方法

（一）病理学的研究方法

1. 尸体解剖检验（autopsy） 简称尸检，即对死者遗体进行病理解剖观察及系统的形态学分析，是病理学的基本研究方法之一。

2. 活体组织检查（biopsy） 简称活检，即用局部切取、钳取、穿刺针吸、搔刮和摘除等手术，从患者活体取得病变组织并进行病理诊断的研究方法。

活体组织病理检查

3. 动物实验（animal experiment） 即运用动物实验方法，在动物身上复制人类某些疾病或病理过程的模型，并对其进行疾病发生发展及治疗方法的研究。动物实验是病理学主要的研究方法之一。

4. 组织和细胞培养（tissue and cell culture） 即将某种组织或单细胞用适宜的培养基在体外加以培养，可研究在各种因子作用下细胞、组织病变的发生发展及外来因素的影响。如在某些致癌因素的作用下，细胞如何发生恶变；哪些因素可以阻断恶变或使其逆转等。

（二）病理学的观察方法

1. 大体观察 又称肉眼观察，主要用肉眼或借助放大镜、量尺、各种衡器等辅助工具，对病变组织的性状（大小、形态、色泽、重量、质地、表面及切面状态以及与周围组织和器官的关系等）进行细致观察和检测。

显微镜的使用

2. 组织学观察 又称镜下观察，将病变组织制成厚约数微米的切片，经不同方法染色（通常用苏木精-伊红染色，hematoxylin and eosin，HE），用光学显微镜观察其细微病变。用光学显微镜观察可以千百倍地提高肉眼分辨能力，是病理学诊断和疾病研究中最常用的观察方法。

3. 细胞学观察 采集病变部位的细胞，涂片染色后进行光学显微镜检查的方法。此法常用于某些肿瘤（如肺癌、子宫颈癌、乳腺癌等）和其他疾病早期诊断，也广泛用于肿瘤普查。

4. 超微结构观察 运用透射及扫描电子显微镜对组织、细胞的内部和表面超微结构进行更细微的观察，即从亚细胞（细胞器）或大分子水平上认识和了解细胞的病变。

5. 组织化学和细胞化学观察 应用某些能与组织细胞中的化学成分发生特异反应的显色试剂，对病变组织进行特殊染色，以观察组织细胞内各种蛋白质、酶类、核酸、糖原等化学成分的状况，如应用苏丹Ⅲ染色细胞内的脂质成分。

6. 免疫组织化学观察 用特定的酶或荧光物质等标记抗原或抗体，再通过抗原抗体特异性反应来原位识别病变组织细胞中的某些特定成分。

7. 形态测量（图像分析）观察 利用计算机图像分析技术，从二维和三维空间对病

变组织细胞进行定量分析。

除上述常用方法外，放射自显影技术、显微分析技术、分析电镜技术、流式细胞仪（FCM）技术、多聚酶链式反应（PCR）技术以及分子原位杂交技术等一系列分子生物学技术的应用，使病理形态学观察从器官、组织、细胞和亚细胞水平深入分子水平，使观察结果从定位、定性发展到定量。对疾病研究更加深入和广泛，极大地推动了病理学的发展。

三、病理学的内容及学习方法

病理学是护理专业的核心或主干课程。病理学包括病理解剖学和病理生理学。病理解剖学侧重从形态角度研究疾病的发生发展；病理生理学则侧重从功能和代谢变化的角度研究疾病的发生发展。但在疾病的发生发展过程中，机体形态、功能和代谢的变化相互联系，互为影响。

疾病的发生发展是一个动态过程，学习中要以辩证唯物主义的观点，动态地去观察分析问题，要注意正常与病理、总论与各论、形态与功能和代谢、局部与整体、病理与临床、理论与实践相结合。通过学习（理论、实践、病例讨论、见习等），护理专业学生不仅要掌握疾病发生发展的基本知识、基本理论与实验操作的基本技能，更要培养和提高观察事物、分析问题、解决问题及评判性思维等可持续发展的核心职业能力，为今后的专业课程学习和护理工作奠定良好基础。

第一章 疾病概论

学习目标

1. 掌握健康、疾病、脑死亡的概念，脑死亡判定标准及其意义。

2. 熟悉疾病发生、发展的一般规律及疾病发生的基本机制、疾病的转归。

3. 了解疾病的发展过程，基因组及蛋白质组学。

学习导入

某男，78 岁。胸闷气短 1 小时，给予扩冠、营养心肌治疗，病情略缓解。2 小时之后突然出现呼吸、心跳停止，抢救无效，死亡。家属认为死因不明，对诊断和治疗提出疑问。

思考

1. 在这种情况下，你怎样与家属沟通？

2. 应采取哪些处理措施？

疾病（disease）是相对于人类健康而言的，二者是生命过程中的对立统一。本章主要介绍健康、疾病与亚健康；病因学；发病学；疾病的经过与转归。

第一节　健康、疾病与亚健康

一、健康

长期以来，人们认为健康就是“不生病”“无病痛”。其实不然，它还包括了生理、心理和社会功能的良好状态，世界卫生组织（World Health Organization，WHO）指出：健康不仅是没有疾病和病痛，而且是保持身体上、心理上和社会适应上的完好状态。这就是说，健康至少应具备强健的体魄和健全的心理精神状态。这个定义远远超出了传统生物医学模式的范畴，即医疗行为不只是单纯地治愈疾病或减轻疾病痛苦。因此，健康不仅包括维持生命、保持躯体的完好，而且强调生活的多彩，与社会的和谐，以及自身价值的实现和对社会的作用等。

二、疾病

疾病是机体在一定病因作用下，自稳调节（homeostasis control）发生紊乱导致的异常生命活动过程。目前一般认为：①疾病的发生都有其原因和条件，没有原因的疾病是不存在的；②疾病的发生常可引起体内生理功能、代谢和形态结构的改变，表现为临床症状和体征的异常；③疾病过程具有发生、发展和转归的一般规律。

三、亚健康

世界卫生组织将机体无器质性病变，但是有一些功能改变的状态称为“第三状态”，我国称为“亚健康状态”。目前尚无统一的亚健康诊断标准。它是机体在无器质性病变情况下发生了某些功能性改变，因此通过所有必要的体格检查和生化检测结果均为阴性，而人体感觉到各种不适，可表现为躯体状态、心理状态、社会适应能力三个方面的一个或一个以上方面呈低下状态，可出现疲乏、周身不适、恐慌、焦虑、冷漠、孤独等；社会适应亚健康常出现对工作、生活、学习等环境难以适应，对人际关系难以协调等。

总之，健康、亚健康和疾病是在不断变化发展的，如不及时调整，健康可向亚健康、疾病状态转化。为此，必须加强自我保健，合理调整膳食结构，养成良好的生活习惯，建立健康的生活方式。

关注亚健康、提高生命质量

【知识拓展】

疾病认识的发展过程

不同的历史阶段，人们对疾病有不同的认识。最早的神灵主义医学模式（spiritualism medical model）认为，疾病是鬼怪作乱或因得罪上帝而遭神谴；随后的自然哲学医学模式（natural philosophical medical model）认为，疾病就是“不舒服”；中医学认为，疾病是气血、阴阳平衡失调；文艺复兴时期的机械论医学模式（mechanistic medical model）认为，疾病犹如机器的部件失灵。直到显微镜的发明应用和致病微生物的发现，特别是现代医学的发展，人们对疾病才有了比较直接的了解，并随着科学技术的不断发展，人们对疾病的认识仍在不断深入：①从生物医学模式（biomedical model）向生物—心理—社会医学模式（bio-psycho-social medical model）的转变，人们开始重视心理因素和社会因素在疾病发生中的作用；②从人类疾病谱的变化，人们注意到慢性非传染性疾病成为危害健康的重要因素；③从疾病与基因关系的深入研究，人们认识到疾病发生的本质涉及基因的作用，要彻底阐明和根治疾病的发生，必须从分子生物学和分子遗传学入手去寻找解决办法。因此从分子基因水平去探索疾病发生发展成为21世纪医学研究的主题。

第二节　病因学

病因学是研究疾病发生的原因和条件的科学，主要回答“为什么会发病”的问题。

一、疾病发生的原因

疾病发生的原因（etiological agents）简称病因。它是指作用于机体能引起疾病的必不可少的、特异性的、决定疾病特征的因素，主要有以下几类：

（一）环境因素

1. 生物因素　主要包括致病微生物（细菌、螺旋体、真菌、支原体、立克次体）、病毒（如肝炎病毒、SARS 病毒）和寄生虫（原虫、蠕虫等）。这类病因常引起各种传染性或感染性疾病，其致病作用主要取决于病原体侵入宿主的数量、毒力、侵袭力与机体的防御和抵抗能力双重力量的对比。机体抵抗力下降时，有利于病原微生物的致病作用。

2. 物理性因素　主要有机械性创伤、高温低温、电流和电离辐射、气压等。它们的致病程度主要取决于作用强度、部位、持续时间，而很少和机体本身的反应性有直接关系。

3. 化学性因素　主要指能引起接触性损伤的化学物质，如强酸、强碱等；经摄入、呼吸、皮肤等途径进入体内引起人体中毒的动植物毒性物质、化学毒气和有毒药物等，如汞、砷、氰化物、有机磷农药等。

（二）遗传因素

遗传因素主要通过染色体异常和基因突变而起作用。前者包括染色体数目异常（如多倍体、单体、非整倍体）和染色体结构畸变（如缺失、易位、倒位、重复）；后者包括基因缺失、点突变、插入和融合。

（三）体内因素

1. 生命必需物质的缺乏或过多　机体的正常生命活动需要有必需的基本物质（如氧、水等），还要有充足的、合理的营养物质来保障。这类物质包括糖、脂肪、蛋白质、维生素、无机盐以及微量元素（铁、铜、锌、钴、钼、硒等）。营养物质的缺乏或过剩都会对机体造成损害而引发疾病。

2. 免疫异常　正常的免疫功能对于机体防御疾病的发生具有十分重要的作用。当机体的免疫系统对某些抗原刺激发生异常强烈的反应，就会导致组织细胞的损伤和生理功能障碍，引起变态反应或超敏反应。

3. 先天性因素　先天性因素是指那些有损害于正常胚胎发育的因素。由先天性因素引起的婴儿出生时就已出现的疾病常称为先天性疾病，如母体在妊娠早期受到病毒（风疹病毒、麻疹病毒）感染有可能引起胎儿患先天性心脏病及无脑儿等。这种先天性疾病是不会遗传的。但有的先天性疾病（如唇裂、多指 / 趾）是可能遗传的。

（四）精神、心理、社会因素

随着社会的不断发展，竞争更加激烈，生活节奏加快，工作、学习所产生的心理压力、人际关系不良、焦虑、孤独和情绪异常以及重大自然灾害和生活事件的打击等必然对人体产生不同的精神心理效应，进而通过一定的途径影响机体的内稳状态。因此，社会和心理因素在疾病发生中的作用日趋重要。

综上所述，病因是多种多样的。因此，了解病因可进行病因学的预防和治疗。然而，目前还有很多疾病的确切病因不甚明了，相信随着医学的发展，这些疾病的病因终将得到阐明。

二、疾病发生的条件

疾病发生的条件是指病因作用于机体的前提下，决定或影响疾病发生发展的因素。

需要强调的是，同一个因素，对某一疾病的发生来说是条件，而对另一疾病来说却可能是原因，所以说原因和条件是相对于某一特定疾病而言的。实际工作中，应当根据疾病发生发展的具体情况进行具体的分析和区别对待。

此外，要注意与诱因或诱发因素相区别。诱因或诱发因素是指能够加强某一疾病原因作用的因素，从而促进疾病发生。如昏迷病人容易吸入带菌分泌物而诱发肺炎；肝硬

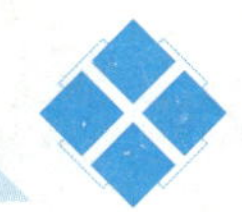

化食管静脉曲张破裂，使血氨突然增高而诱发肝性脑病。当某些疾病的原因、条件还分不清楚时，可笼统地将促进该疾病的因素称为危险因素，如高脂血症是动脉粥样硬化的危险因素等。

第三节　发病学

发病学（pathogenesis）主要研究疾病发生的基本机制和发生、发展、转归的一般规律。

一、疾病发生的基本机制

1. 神经机制　许多致病因素可通过影响神经系统而引起疾病的发生。有的病因刺激经神经反射引起相应系统的功能和代谢变化，如惊恐引起交感神经兴奋，发生心跳加快、血压升高、呼吸加速。有的致病因素可抑制神经递质的合成、释放、分解，或者与神经递质受体结合，阻断正常递质的作用，由此干扰神经系统的功能而导致疾病的发生，如有机磷农药可使乙酰胆碱酯酶失活，从而抑制乙酰胆碱的分解，使之持续地停留于突触和神经肌肉接头上，引起持续的兴奋。此外，精神因素也可引起大脑皮质功能活动减弱，皮质下中枢运动失调，使器官功能紊乱。

2. 体液机制　体液是维持机体内环境稳定的重要因素，许多致病因素可直接或间接地通过体液量和体液成分的改变，造成内环境紊乱而引起疾病的发生。例如，体液量的严重减少（脱水、出血）可引起血液循环障碍，导致休克发生；促血凝物质（如羊水、组织因子）大量进入血液可激活凝血系统引起弥散性血管内凝血。

值得指出的是，神经机制和体液机制密切相关，往往同时发生，共同参与疾病过程，所以常称神经-体液机制。

3. 细胞分子机制　机体接触致病因子后，由于致病因子对组织细胞的直接或间接作用使某些细胞的功能、结构发生改变，从而引发病理过程。有的病因如高温、寄生虫等可直接损害细胞本身，有的作用于细胞后引起细胞膜或细胞器的功能障碍，如线粒体功能障碍阻碍三羧酸循环，引起能量缺乏而造成细胞功能异常。有的作用于细胞后引起细胞受体功能、细胞周期调控或信号传递通路的异常而产生一系列病理生理改变。

二、疾病发病学的一般规律

疾病发病学一般规律是指不同疾病在发生、发展过程中共同存在的基本规律。这些规律主要体现在以下三个方面：

1. 疾病过程中的损伤与抗损伤反应　损伤与抗损伤反应自始至终贯穿于疾病过程中，它们各自构成矛盾的两个方面，相互依赖，又相互斗争，推动疾病的发展和转归，成为疾病发展的基本动力。如果疾病过程中抗损伤反应占优势，则疾病向有利于机体的方向发展，直到痊愈。

应当注意的是，有的损伤与抗损伤反应之间并无严格的界限，二者之间可以互相转

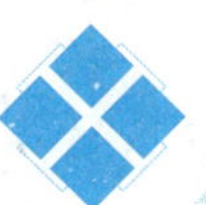

化。如创伤时的血管收缩有抗损伤作用，但同时它又可引起组织缺氧，持续缺氧导致微循环瘀血，回心血量减少和动脉血压下降，这就说明原本为抗损伤的血管收缩此时已转化为损伤反应。因此，正确区分疾病过程中损伤和抗损伤的变化，对于疾病的有效治疗十分重要。

2. 疾病过程中的因果转化　因果转化是指疾病过程中，原始致病因素（因）作用于机体后产生一定的损伤性变化（果）；在一定条件影响下这种损伤性变化又可作为发病原因引起另一些新的变化，即原始病因引起的后果，在一定条件下转化为另一些变化的原因。可见这种因果互相转化的规律在疾病的发生发展过程中起着推波助澜的作用，如不及时有效地加以阻断，就可形成恶性循环，使病情进一步恶化。如图 1-1 所示，外伤、上消化道大出血、内脏破裂等原因引起组织受损，血管破裂而导致大出血时，虽然作为原始病因的外伤作用已经消除，但大出血作为新的发病原因，可引起系列变化，其中血压下降、组织缺血缺氧、毛细血管和微静脉大量瘀血、回心血量减少等可互为因果，循环不已，而每一次因果交替都将加重病情的发展。

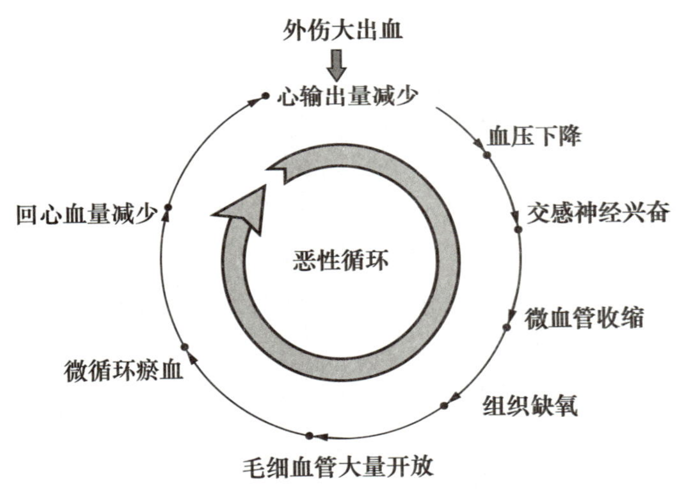

图 1-1　大量失血所致因果转化

3. 疾病过程中的局部与整体关系　任何疾病都有局部表现和全身反应，一方面局部的病变反应可通过神经-体液途径引起机体的整体反应，另一方面机体整体反应也可影响局部病变的发展。所以在疾病过程中，局部与整体互相影响，互相制约。因此，正确认识局部与整体的相互关系对疾病的诊治具有重要意义，切不可只顾局部，忽视全身；或只重视全身而忽视局部。

第四节　疾病的经过与转归

疾病的转归有完全康复、不完全康复和死亡三种形式。

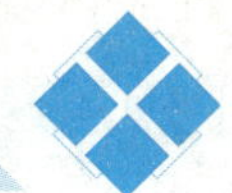

一、完全康复

完全康复或痊愈（complete recovery）是指病因去除后，患病机体抗损伤反应完全消失，机体功能和代谢障碍完全恢复正常，形态结构损害完全修复，临床症状和体征完全消退。这是机体的自稳调节恢复到正常状态的结果。临床上，大多数疾病都可完全康复，有的传染病痊愈后还使机体获得特异的免疫力。

二、不完全康复

不完全康复（incomplete recovery）是指原始病因消除后，患病机体的损伤性变化得以控制，机体通过代偿性机制来维持相对正常的生命活动，但基本病理改变仍未完全恢复正常。不完全康复的后果，一方面为疾病的复发留下隐患，当机体免疫力下降或外界环境的剧烈变化使机体抗损伤反应减弱时可引起疾病的重新发生；另一方面则留下某种不可修复的病变或后遗症，如心内膜炎治愈后留下的心瓣膜粘连，烧伤愈合留下的瘢痕。因此，不完全康复的人，实际上仍应作为病人对待，给予适当的保护和照顾。

三、死亡

死亡（death）是生命活动的终止，也是生命的必然规律，作为疾病的转归则是疾病发生发展的最不幸的结局。医学上一般将死亡分为生理性死亡和病理性死亡两种。生理性死亡是由于机体各器官的自然老化所致，又称老死。根据长寿者的寿命和哺乳动物生长成熟期与生命期的时间比（1:5 或 1:7）推测，人的最高寿命为 120 ～ 160 岁。但实际上人的生理性死亡是很少见的，绝大多数属于病理性死亡。病理性死亡中通常又把 6 小时或 24 小时内因非暴力意外导致的突然死亡称为猝死（sudden death）。

（一）死亡分期及标志

传统的死亡概念认为，死亡是一个渐进的发展过程。根据其发展情况可分为三个阶段：

1. 濒死期（agonal stage）　本期的重要特点是脑干以上的神经中枢功能丢失或深度抑制，而脑干及其以下的功能犹存，但由于失去了上位中枢的控制而处于紊乱状态。主要表现为意识模糊或丧失，反应迟钝或减弱，呼吸和循环功能下降，能量生成减少，酸性产物增多等。

2. 临床死亡期（stage of clinical death）　本期主要特点是延髓处于深度抑制和功能丧失状态，表现为各种反射消失，呼吸和心跳停止，但是组织器官仍在进行着微弱的代谢活动。如能采取紧急抢救措施，有可能使之复苏（resuscitation）或复活。

3. 生物学死亡期（stage of biological death）　本期是死亡过程的最后阶段。此时机体出现尸斑、尸僵和尸冷，最终腐烂、分解。

（二）脑死亡（brain death）

脑死亡是指全脑功能（包括大脑半球、间脑和脑干各部分）的不可逆的永久性丧失以及机体作为一个整体功能的永久停止。脑死亡者作为整体已经死亡，不可能再恢复意

识，更不可能复活。其判断标准为：①不可逆的深昏迷和大脑无反应性；②呼吸停止，人工呼吸 15 分钟仍无自主呼吸；③瞳孔散大及固定；④脑神经反射（瞳孔反射、角膜反射、咳嗽反射、吞咽反射等）消失；⑤脑电波消失；⑥脑血液循环完全停止。

脑死亡的判定及意义

此外，临床上要注意区别脑死亡和“植物状态”（vegetative state）。植物状态又称“植物人”，即患者的脑认知功能完全丧失，没有意识，但存在自主呼吸、有脑干反射。

【知识拓展】

快乐地死亡或有尊严地死亡

近几年来有人提出对深受疾病痛苦折磨、各种治疗手段又无法使之康复的病人实施“安乐死”(euthanasia)。“安乐死”一词源于希腊文，意指“快乐地死亡或有尊严地死亡”。由于存在伦理道德、法律和适应证等问题，目前对这种“无痛苦地仁慈助死”尚有争论，并未实施。

脑死亡的法律地位

学习检测

【A2 型题】

1. 有一患者脑外伤后抢救无效，已确定为死亡，此时 （ ）

A. 可立即行器官移植术　B. 不可行器官移植术　C. 可停止抢救

D. 亲属同意后可行器官移植术　E. 还应继续抢救

2. 有一患者外伤后血管出血，血液丢失到一定量后机体出现了血管收缩，心率加快，血液重新分配，以保证心、脑血液供应，这种失血后反应称为 （ ）

A. 代偿反应　B. 抗损伤反应　C. 失血后反应

D. 生理反应　E. 病理反应

【A3 型题】

（3 ~ 5 题共用题干）

男，20 岁，因交通事故所致骨盆及右股骨骨干双骨折，在处理时突发呼吸困难、窒息等症状，抢救无效死亡。

3. 死亡的概念是指 （ ）

A. 心跳停止　B. 呼吸停止　C. 各种反射消失

D. 全脑功能不可逆地永久性停止　E. 体内所有细胞解体死亡

4. 判断死亡的标准是 （ ）

A. 呼吸停止　B. 体内所有细胞死亡　C. 脑死亡

D. 心跳停止　E. 各种反射消失

5. 该患者属于哪种类型的死亡 （ ）

A. 病理性死亡　B. 生理性死亡　C. 脑死亡

D. 猝死　E. 骨折后猝死

第二章

细胞和组织的适应、损伤和修复

学习目标

1. 掌握萎缩、增生、化生、变性、坏死、肉芽组织的概念。

2. 熟悉坏死的结局，创伤愈合的过程和影响因素。

3. 了解病理性萎缩的类型，各种细胞的再生能力和组织再生过程。

学习导入

患者，男，70 岁，因脑卒中瘫痪卧床两年余，出现骶尾部溃烂 1 月，查体见骶尾部有一 8 cm × 7 cm 大小的溃烂区，可见大量组织坏死和脓液渗出，周围皮肤红肿。经消炎，清创，换药后，局部溃烂区域逐渐缩小，后局部长出鲜红色潮湿、颗粒状组织，之后数周伤口痊愈。

思考

1. 该患者骶尾部溃烂的原因是什么？

2. 新长出的鲜红色组织为什么组织？

机体在受到有害因素刺激时，会根据有害因素的强弱、持续时间长短等不同情况做出不同的反应，若有害因素作用轻微，持续短暂，细胞和组织表现为适应状态；若有害因素的刺激超过了机体的适应能力，则表现为损伤。分为可逆性损伤和不可逆性损伤；前者称为变性，后者称为坏死。

第一节　细胞和组织的适应

适应是指细胞、组织或器官对内外环境变化所做出的非损伤性应答反应。依据形态的特点分为萎缩、肥大、增生和化生。

一、萎缩

发育正常的细胞、组织或器官体积缩小称为萎缩。组织器官发育不全或未发育不属于萎缩的范畴。

（一）原因和分类

萎缩分为生理性萎缩和病理性萎缩。生理性萎缩是指人体随着年龄增长而发生的萎缩，属于自然发生的过程，如：女性绝经后卵巢、子宫萎缩，老年人的器官萎缩等。病理性萎缩按原因不同主要分为以下几种类型：

1. 营养不良性萎缩　分为全身性和局部性。全身性营养不良性萎缩的常见原因有：长期不能正常进食、恶性肿瘤、糖尿病等慢性消耗性疾病。全身性营养不良性萎缩首先发生于脂肪组织，其次是肌肉、肝、脾、肾，最后是心、脑。局部性营养不良性萎缩的原因常见于局部血管受压阻塞等，如：脑动脉粥样硬化因动脉管腔狭窄，血流减少而引起脑萎缩等。

2. 去神经性萎缩　运动神经或者轴突受到损伤后可引起相应的组织器官发生萎缩，如：脊髓灰质炎病人发生的肢体萎缩。

3. 失用性萎缩　器官组织因长期不活动，功能减退而引起的萎缩。如：骨折病人的相应部位肌肉萎缩。

4. 压迫性萎缩　组织、器官因长期受到外力压迫而引起的萎缩。如：肾盂积水的病人在肾盂肾盏部位可发生萎缩；脑积水或脑内占位性病变可引起脑实质萎缩（图 2-1）。

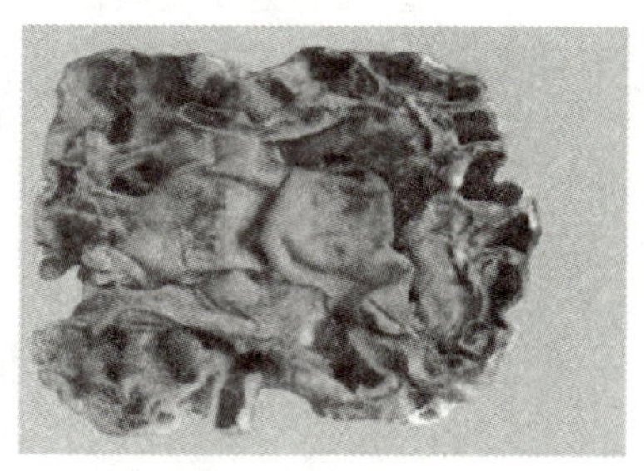

图 2-1　脑萎缩

5. 内分泌性萎缩　内分泌腺功能下降而引起的靶器官的萎缩。如：垂体损伤引起的西蒙综合征（Simmond disease），由于垂体促激素分泌减少，患者甲状腺、肾上腺、性腺均发生萎缩和功能下降。

（二）病理变化

肉眼观：萎缩的器官体积缩小，重量减轻，色泽加深，包膜皱缩。萎缩的大脑脑回变窄，脑沟变深，脑的重量减轻。镜下观：萎缩的细胞体积减小，实质细胞的数量减少，部分胞质内可见棕褐色颗粒状的脂褐素沉积。

（三）后果

萎缩的器官或组织功能下降，萎缩是一种可逆性的改变，但是如果原因持续存在，萎缩的器官和组织会进一步发生损伤甚至死亡。

二、肥大

细胞、组织或器官体积增大称为肥大。

（一）原因和分类

分为生理性肥大和病理性肥大。生理性肥大如：妊娠期的子宫肥大、运动员及健身达人的肌肉肥大、哺乳期女性乳腺肥大等。肥大可按原因分为以下几类：

1. 代偿性肥大　为了适应逐渐增加的负荷而提升功能的改变。最常见于高血压晚期左心室的代偿性肥大，可以一定程度上增加心排血量（图 2-2）。

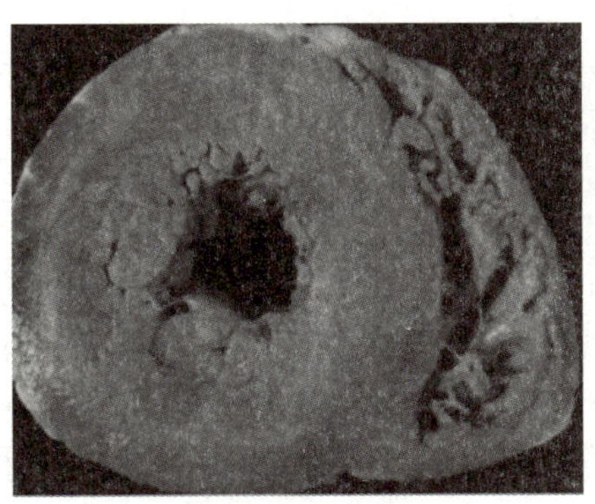

图 2-2　心肌肥大

2. 内分泌性肥大　由于内分泌激素水平增高而引起靶器官的肥大。

（二）后果

肥大的器官一般功能都会增强，去除原因后也可以恢复，但是长时间的代偿性肥大，功能会下降，导致失代偿，如：高血压的心肌肥大后期可以导致心力衰竭。

三、增生

组织或器官内细胞数目增多称为增生。常同时伴有体积的增大，所以增生与肥大往

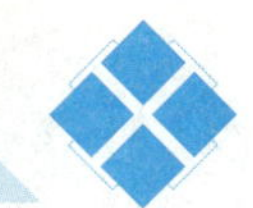

往是同时存在的。多见于再生能力强的组织，可分为生理性增生和病理性增生。前者如：青春期女性的乳腺发育；月经周期中子宫内膜的周期性增生等；后者常见于损伤后的修复过程，如肝脏移植术后的再生，创伤愈合后的组织修复以及雌激素增高引起的乳腺过度增生等。

四、化生

一种分化成熟的组织类型转化为另一种分化成熟组织类型的过程称为化生。化生并不是在分化成熟的细胞之间直接转化形成，而是由组织中具有分裂能力的未分化细胞向另一种细胞类型分化而成，因此化生通常发生在同源细胞之间，主要为再生能力强的上皮细胞或间叶细胞之间。

（一）原因和分类

1. 鳞状上皮化生　如：慢性宫颈炎时宫颈黏膜的单层柱状上皮转化为鳞状上皮；慢性支气管炎时支气管黏膜的假复层纤毛柱状上皮转化为鳞状上皮（图 2-3）。

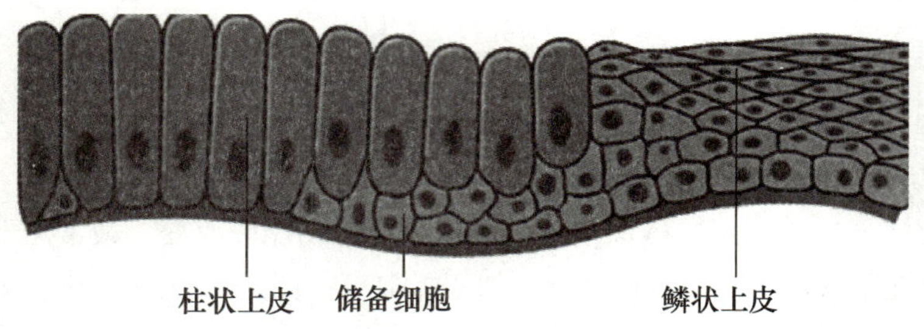

图 2-3　鳞状上皮化生

2. 肠上皮化生　如：慢性萎缩性胃炎时，胃黏膜上皮转化为肠黏膜上皮。

3. 结缔组织化生　如：骨化性肌炎时肌肉组织转化为骨组织。

（二）后果

化生能在一定程度上抵御外界环境的刺激，具有一定的保护意义，但是发生化生的组织失去了原有组织的正常结构和功能，如支气管的纤毛柱状上皮，纤毛具有净化气道的作用，化生为鳞状上皮后增加了感染的风险。某些化生持续存在，可以发展为癌，如慢性萎缩性胃炎可以发展为胃癌，因此很多化生是一种癌前病变。

第二节　细胞和组织的损伤

细胞和组织的损伤分为变性和坏死。

一、变性

由于细胞代谢障碍，在细胞内或细胞间质中出现异常物质或者原有的正常物质增多

的现象称为变性。变性是一种可逆性损伤，在有害因素去除之后可以恢复。

（一）细胞水肿

指细胞内的水钠积聚过多的现象，又称为水变性。好发于心、肝、肾等的实质细胞。

1. 原因　缺氧、感染、中毒等因素损伤线粒体，使能量（ATP）生成不足，从而影响细胞膜上钠离子泵的功能，导致水钠无法正常代谢而积聚过多。

2. 病理变化　肉眼观：病变器官或组织体积增大，颜色暗淡无光，似沸水煮过。镜下观：细胞体积增大，细胞质内可见很多细小颗粒（电镜显示为肿胀的线粒体和内质网），随着细胞内水分进一步增多，胞浆淡染，细胞逐渐膨胀如吹起的气球，又称为气球样变。

3. 后果　细胞水肿后组织器官的功能降低，病因去除之后可恢复，病因持续可引起坏死。

（二）脂肪变性

指在脂肪细胞以外的细胞质内出现脂质或脂质增多的现象。沉积的脂质主要是甘油三酯，脂肪变性常见于心、肝、肾等实质器官，以肝脏最为常见。

1. 原因　由于营养障碍、中毒、感染、缺氧等原因使得脂肪在细胞的转化、利用、转运中发生障碍，从而造成脂肪在细胞内堆积。

2. 病理变化　肉眼观：发生脂肪变性的肝脏，体积增大，重量增加，包膜紧张，边缘钝圆，切面隆起，质地变软，颜色发黄，有油腻感（图 2-4）。镜下观：肝细胞可见大小不等的圆形空泡，细胞核被挤压偏于一侧（图 2-5）。

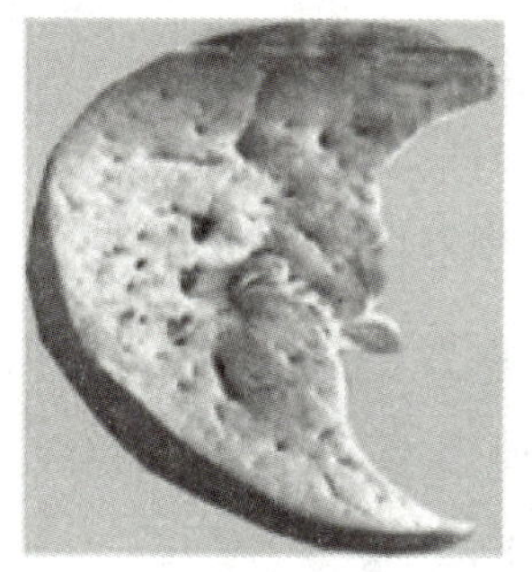

图 2-4　脂肪肝（肉眼观）

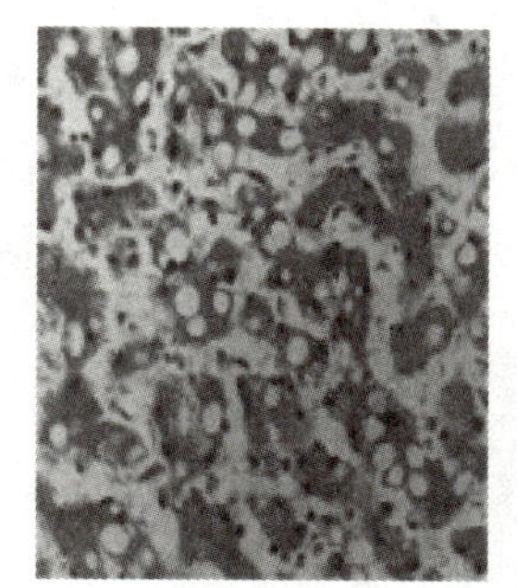

图 2-5　脂肪肝（镜下观）

脂肪肝

3. 后果　轻度的脂肪变性在去除原因之后可以恢复，重度脂肪变性可以使器官发生纤维化，从而导致硬化。

（三）玻璃样变性

细胞内或细胞间质中出现蛋白类物质，镜下显示为均匀一致的淡粉色半透明状物质，似毛玻璃，因而称为玻璃样变性。常见类型有以下三种：

1. 血管壁的玻璃样变性　由于动脉持续痉挛，使血管内膜受损，血浆蛋白深入血管内膜下并凝固成半透明状物质，进而引起血管壁增厚变硬，甚至管腔狭窄，血流减少，

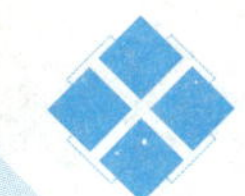

组织器官缺血。常发生于高血压患者的细动脉，如肾、脑、视网膜等。

2. 结缔组织的玻璃样变性　发生的机理尚不清楚。常见于瘢痕组织、动脉粥样硬化斑块、血栓或坏死组织机化等。肉眼观：灰白色，皱缩干燥，无弹性。镜下观：淡粉色均匀，成片状或条状。

脾中央动脉玻璃样变性

3. 细胞内的玻璃样变性　细胞内积聚异常蛋白质，在胞质中形成均匀红染、大小不等的圆形玻璃样小体，如：肾炎时肾小管上皮细胞内的玻璃样小体，酒精中毒时肝细胞内的玻璃样小体（mallory）。

二、细胞死亡

细胞死亡分为坏死和凋亡。

（一）坏死

机体局部组织细胞的死亡称为坏死。常见原因有缺氧、中毒、感染等。

1. 坏死的基本病理变化　小范围坏死从外观上看不易辨认，较大范围的坏死组织肉眼观察呈现：黯淡无光泽；无正常组织弹性；无血液循环及血色。此外，局部温度降低，无正常的感觉和运动功能。组织学观察可发现，细胞坏死的主要标志是细胞核的变化，表现为：（1）核固缩；（2）核碎裂；（3）核溶解。细胞坏死后细胞质和细胞间质都呈现不同程度的崩解、液化。

2. 坏死的类型　组织坏死后，依据原因和形态学特点以及坏死后表现可分为以下几类：

（1）凝固性坏死：是指组织坏死后，由于蛋白质发生了凝固，故坏死组织质地变得干燥，颜色呈现灰白色或淡黄色。容易发生于蛋白质含量较为丰富的器官，如心、脾、肾等。镜下观：坏死组织呈现均匀淡染的无结构形态（图 2-6）。

干酪样坏死是凝固性坏死中的一种特殊类型。见于结核杆菌感染引起的坏死病灶，干酪样坏死局部呈现淡黄色外观，质地松软，形似奶酪，故称为干酪样坏死（图 2-7）。

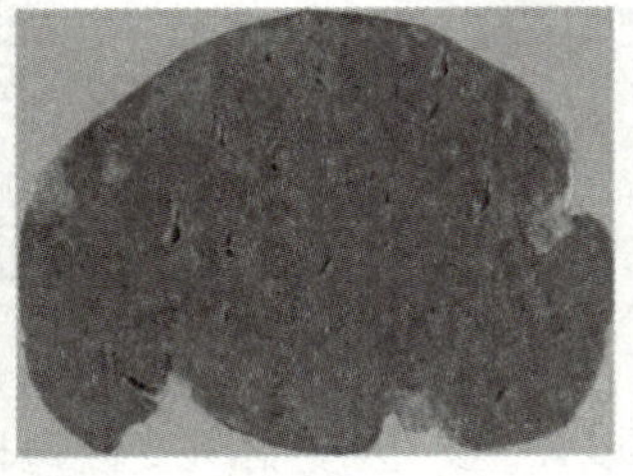

图 2-6　脾凝固性坏死

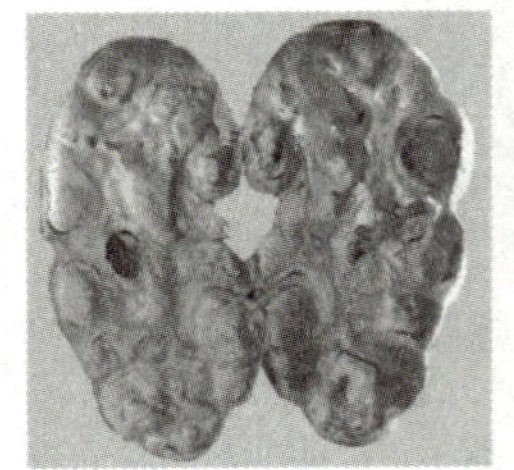

图 2-7　肾干酪样坏死

（2）液化性坏死：是指组织坏死后释放蛋白水解酶，溶解、液化，并形成空腔。容易发生于脂肪含量比较高的器官，如脑、脊髓、乳房以及脂肪组织本身的坏死。常见于化脓性炎症，由于中性粒细胞大量渗出，并释放水解酶，坏死组织溶解液化形成脓液，即为液化性坏死。如急性乳腺炎以及乳房外伤等。

（3）坏疽：是指较大范围的组织坏死后，合并腐败菌的感染，而使坏死组织呈黑

褐色外观。坏疽时坏死组织发生颜色上的改变，可能是由于坏死组织中的蛋白质被腐败菌分解生成硫化氢，后与血红蛋白中的铁结合生成硫化亚铁而引起（图 2-8）。坏疽也是一种特殊类型的凝固性坏死。坏疽按照原因的不同一般分为三类（表 2-1）。

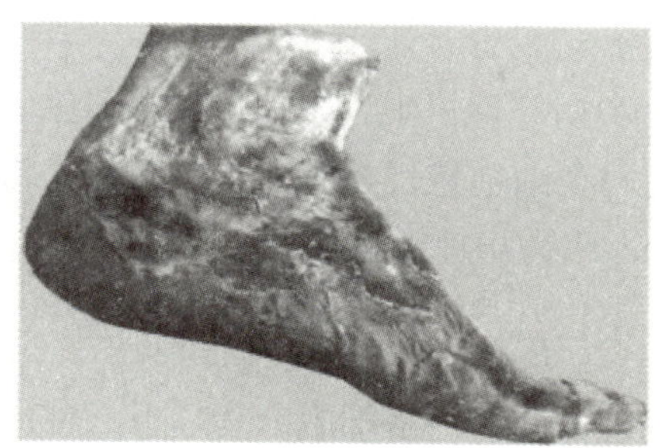

图 2-8　足干性坏疽

表 2-1　三类坏疽的比较

类型	干性坏疽	湿性坏疽	气性坏疽
原因	动脉堵塞，静脉畅通	动脉堵塞，静脉回流受阻	合并厌氧菌感染
部位	四肢末端	与外界相通的脏器	深达肌肉的外伤
病变特点	干燥，皱缩，黑色，与正常组织分界清楚	潮湿，肿胀，污黑有恶臭，与正常组织界限不清	肿胀呈蜂窝状，污黑或墨绿色，与周围组织分界不清
后果	病变较轻，发展慢，一般无全身中毒症状	病变较重，发展快，全身中毒症状重	病变极重，可迅速引起全身中毒症状，重者可引起死亡
举例	肢体冻伤	坏疽性阑尾炎	深部开放性创伤合并污染

（4）纤维素样坏死：常发生于血管壁或纤维结缔组织。病变部位在镜下呈现无结构均匀细颗粒状物质，染色呈淡粉色，形似纤维蛋白，因而称为纤维素样坏死。如：新月体性肾小球肾炎、风湿病等。

3.坏死的结局　机体通常将坏死组织视为异物进行清除，之后进行再生修复，通常处理方式有以下几种：

（1）溶解吸收：小范围组织坏死后，溶酶体释放蛋白水解酶，将坏死组织溶解液化，并被周围的小血管吸收，残余的组织碎片由巨噬细胞吞噬。

（2）分离排出：指坏死区域周围溶解后，坏死组织从正常组织中分解脱离的过程。皮肤和黏膜的浅表性坏死组织分离后在局部形成糜烂。如坏死组织分离后形成较深的组织缺损为溃疡。发生在肺部的组织缺损通常称为空洞。

（3）机化、包裹：坏死组织不能被溶解或排出，由肉芽组织取代的过程称为机化。范围较大的坏死组织不能被完全机化，周围结缔组织增生将其包绕，称为包裹。

（4）钙化：坏死组织有钙盐沉积而变硬，称为钙化。

（二）凋亡

细胞凋亡是一种程序性细胞自主死亡。通常为体内外因素触发细胞内的死亡程序而引起细胞的主动性死亡。多发生在正常的生理代谢过程中，凋亡的原因尚不明确。

第三节　损伤的修复

一、再生

再生可分为生理性再生和病理性再生。生理性再生指细胞和组织在生理过程中不断地衰老、消耗，再由新生的同类细胞替代补充，从而保证正常的结构和功能。组织损伤后进行修复的方式即为再生，称为病理性再生。

（一）细胞的再生

按不同类型细胞再生能力的强弱，将细胞分为以下三种：

1. 不稳定细胞　又称持续分裂细胞。这些细胞的再生能力非常强，总是不断地增殖，以替代衰亡或坏死的细胞。如：表皮细胞、胃肠道黏膜上皮细胞、子宫内膜细胞等。

2. 稳定细胞　又称静止细胞。这类细胞在生理情况下再生能力并不强，但当它受到损伤后，可以表现出较强的再生能力。如：肝脏在切除 70% 后，仍可快速再生。

3. 永久性细胞　又称非分裂细胞。这类细胞包括：神经细胞、心肌细胞、骨骼肌细胞等。神经细胞几乎没有再生能力，出生后便不能分裂增殖，一旦遭受破坏则永久性缺失，但是神经纤维具有很强的再生能力，在神经节细胞完好未受损的情况下，受损的神经纤维有着活跃的再生能力。

（二）各种组织的再生

1. 上皮的再生　鳞状上皮破损后，创缘处或底层的细胞分裂增生，先形成单层上皮，以后逐渐分化为鳞状上皮。

2. 血管的再生　毛细血管受损后，血管内皮细胞开始分裂增生，形成小幼芽，之后形成实心细胞索，数小时后出现管腔，最终形成新的毛细血管并且彼此吻合成网。

3. 纤维组织的再生　成纤维细胞可由周围静止的纤维细胞演变而来，也可由未分化的间叶细胞分化而成；成纤维细胞逐渐成熟后开始分泌胶原蛋白，在细胞周围形成胶原纤维，最终完成修复后称为纤维细胞。

【知识拓展】

肝部分切除术后的再生修复

肝脏是人体再生能力最强的器官。正常的成人肝脏重达 1500 g 左右，血供非常丰富。正常情况下肝细胞的更新很慢。但当肝脏受到损伤或部分手术切除时，成熟的肝细胞可迅速进入细胞周期，通过再生以代偿肝功能。2/3 肝切除术后肝功能可在 2 周后完全恢复，其体积和重量最后也能恢复到与术前相仿的程度。但是，已经发生肝硬化的肝脏不能再生出完全正常的肝细胞。

二、肉芽组织和创伤愈合

（一）肉芽组织

肉芽组织是由新生的毛细血管、成纤维细胞和炎细胞构成的幼稚的结缔组织。肉眼观：肉芽组织表面鲜红湿润，表面呈细颗粒状，质地鲜嫩，触之易出血。镜下观：新生的毛细血管互相吻合呈弓形，垂直于创面分布，大量的成纤维细胞和炎细胞浸润（图2-9）。

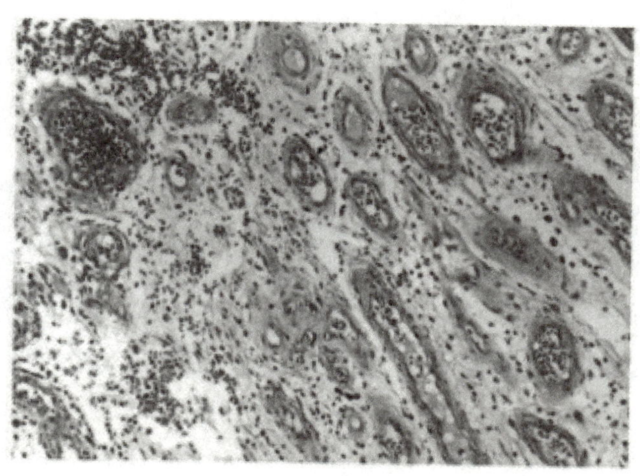

图 2-9　肉芽组织

肉芽组织逐渐成熟，新生的毛细血管和炎细胞逐渐减少，成纤维细胞逐渐成熟，分泌胶原蛋白并最终转化为纤维细胞，肉芽组织转化为灰白色的瘢痕组织（镜下的瘢痕组织主要为结缔组织玻璃样变性）。瘢痕组织韧性下降，可发生挛缩，如：皮肤挛缩和心瓣膜变性等。

肉芽组织在组织修复过程中发挥了非常重要的作用。主要功能如下：

肉芽组织

（1）抗感染，保护创面；

（2）机化血凝块和坏死组织；

（3）填补缺损，连接创缘。

（二）创伤愈合

是指机体局部组织缺损或离断后，由周围的细胞再生或纤维组织增生进行修复的过程。

1. 皮肤创伤愈合　皮肤创伤愈合过程包括三个阶段：早期炎症反应、细胞和组织的再生和肉芽组织修复和瘢痕形成。皮肤创伤愈合可根据有无感染和异物、创缘是否整齐等分为三类：

（1）一期愈合：主要见于无菌手术切口。组织缺损小、创缘整齐，能完整对接，创口无异物，仅含少量血凝块，炎症反应轻微。1～2天后表皮可以再生并覆盖伤口，肉芽组织从伤口表面开始生长并填满伤口，一周左右即可愈合，两周左右瘢痕形成。

（2）二期愈合：常见于外伤。组织缺损较大，创缘不整齐，创口表面无法对接，通常为伴有感染的伤口。此类伤口应先行清创术，及时清洗并去除伤口处异物和坏死组织，控制感染，之后肉芽组织开始从底部生长，直至将伤口填满，所需时间也相对较长，瘢痕组织大。

（3）痂下愈合：一般见于皮肤浅表伤口，创伤处血液、坏死组织、渗出物等会在伤口表面形成黑褐色硬痂，创伤随后在痂下逐渐愈合。由于伤口位置表浅，所以一般表面痂皮脱落，修复完成后无明显瘢痕（表 2-2）。

表 2-2 三类愈合方式比较

愈合类型	一期愈合	二期愈合	痂下愈合
创口情况	组织缺损较小，创缘整齐，对合严密，无感染	组织缺损较大，创缘不整齐，无法对合，或伴有感染	浅表皮肤创伤并伴有少量血凝块和坏死组织
愈合特点	炎症反应轻，少量肉芽组织增生，愈合时间短，瘢痕形成小	炎症反应较重，大量肉芽组织增生，愈合时间长，瘢痕形成大	伤口表面的渗出液和坏死组织干燥后形成硬痂，创口在痂下愈合

2. 骨折愈合　骨具有很强的再生能力，所以骨折愈合一般只需几个月即可完成修复，愈合后的骨可以恢复正常的结构和功能。骨折的愈合可分为以下四个阶段：

（1）血肿形成：当骨折刚发生时，断端通常伴随大量出血并在周围形成血肿，数小时后凝固，局部可有轻微的炎症反应。

（2）纤维性骨痂：在骨折后的 2 ～ 3 天，肉芽组织开始长入替代血肿，肉芽组织逐渐成熟并发生纤维化，从而形成纤维性骨痂，一周左右形成透明软骨。

（3）骨性骨痂：纤维性骨痂内的成纤维细胞逐渐分化出骨母细胞，分泌大量骨基质后形成类骨细胞，之后有钙盐沉积变为编织骨。纤维性骨痂中的软骨也变为骨组织，骨性骨痂形成。编织骨结构较为疏松，不够致密，达不到正常功能。

（4）骨架重塑：编织骨进一步改建形成板层骨，逐步适应骨活动时所承受的应力，重新恢复骨小梁的正常排列结构以及皮质骨和骨髓腔的正常关系。

三、影响创伤愈合的因素

（一）全身因素

1. 年龄　婴幼儿和青少年由于代谢旺盛，一般愈合能力强。老年人由于机体代谢下降，血管硬化，营养状况变差等原因影响创伤愈合。

2. 营养　伤口在愈合过程中，如缺乏一些必需的营养物质则会影响愈合。

3. 激素　糖皮质激素和肾上腺皮质激素均可抑制炎症早期的渗出和炎症后期毛细血管和成纤维细胞的增生，抑制胶原蛋白和肉芽组织的增生，不利于组织修复，从而延缓伤口愈合。

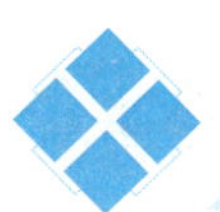

（二）局部因素

1. *感染和异物*　伤口局部有感染时，细菌毒素可进一步引起组织坏死；异物和坏死组织均对伤口局部有刺激作用，易引起感染，所以应先行清创术，清洗和清除局部坏死组织和异物，肉芽组织才能及时健康地生长，促进伤口的早期愈合。

2. *局部血液循环状况*　局部血供丰富有利于伤口早期愈合，如果局部血液循环不好，则伤口愈合缓慢。如静脉曲张、动脉粥样硬化等。

3. *神经支配*　局部神经受损，该神经所支配的区域组织再生修复能力降低，组织愈合缓慢。自主神经受损可影响局部血管的舒缩功能，对再生不利。因此，行清创术时一定要避免损伤神经，对有神经损伤的伤口进行缝合，促进神经纤维的再生和伤口的愈合。

第四节　组织损伤与临床护理联系

一、病情观察

观察患者损伤的基本情况，判断损伤的类型和严重程度，密切观察患者意识、情绪变化、对外界反应，定期测量生命体征。

二、对症护理

对损伤较轻的患者及时去除引起损伤的原因，并对局部进行护理，如局部制动，抬高患肢，早期可冷敷减轻渗出，根据病情应用活血化瘀药物或者止血药物，应合理配合理疗、按摩及功能锻炼等，对损伤较重的患者，积极配合医生进行抢救和手术治疗。

三、生活护理

鼓励患者进食高蛋白、高热量、高维生素食物，适量饮水，注意体液平衡。

四、心理护理

鼓励患者乐观、坚强，稳定患者情绪，以语言安慰，帮助患者尽早恢复健康。

五、术后护理

对清创患者进行伤口护理，观察伤口情况，定期换药，鼓励患者加强营养和康复性锻炼，促进伤口早期愈合。

学习检测

【A2 型题】

1. 某右侧股骨骨折患者，石膏固定 3 个月，拆除石膏后发现右侧腿肌肉明显萎缩，这属于哪一类型的萎缩？ ( )

A. 营养不良性萎缩　B. 压迫性萎缩　C. 内分泌性萎缩

D. 失用性萎缩　E. 失神经性萎缩

2. 某患者，化脓性乳腺炎，经切开排出大量血脓性物质，该患者的坏死病变属于什么类型的坏死？ ( )

A. 凝固性坏死　B. 液化性坏死　C. 脂肪坏死

D. 湿性坏疽　E. 干酪样坏死

3. 某患者，化脓性阑尾炎，术后伤口感染，一个月才愈合，该患者的愈合方式属于 ( )

A. 一期愈合　B. 二期愈合　C. 延期愈合

D. 痂下愈合　E. 三期愈合

4. 某患者，下肢肿胀，污黑有恶臭，坏死组织与正常组织分界不清，体温 38.8 ℃，该患者的下肢病变属于 ( )

A. 凝固性坏死　B. 干性坏疽　C. 湿性坏疽

D. 液化性坏死　E. 干酪样坏死

5. 患儿，男，7 岁，食欲差，挑食，经常感冒，临床诊断为营养不良Ⅰ度，判断营养不良程度的最主要指标是 ( )

A. 身高　B. 体重　C. 皮肤弹性

D. 肌张力　E. 腹部皮下脂肪厚度

【A3 型题】

（6、7 题共用题干）

患者男性，9 岁，因车祸致左侧小腿横断型断裂，经及时抢救行断肢再植术后恢复良好。

6. 该患者手术后，能够完全再生的组织是 ( )

A. 神经　B. 皮肤　C. 肌肉

D. 大静脉　E. 大动脉

7. 左侧下肢不可能出现以下哪种类型的萎缩？ ( )

A. 生理性萎缩　B. 营养不良性萎缩　C. 失用性萎缩

D. 神经性萎缩　E. 压迫性萎缩

第三章
局部血液循环障碍

学习目标

1. 掌握瘀血的概念、血栓形成的条件及梗死的分类。
2. 熟悉血栓形成的过程及类型。
3. 了解瘀血的原因及梗死对机体的影响。

学习导入

一女性，25 岁，自然破膜，约 10 min 后，出现寒战及呼吸困难，因病情恶化，抢救无效死亡。尸检发现双肺明显水肿、瘀血及出血，部分区域实变，切面红褐色，多数血管内可见数量不等的羊水成分，如胎粪、角化物及角化细胞等。病理诊断双肺羊水栓塞，肺水肿。

思考

1. 羊水栓塞的发生机制是什么？
2. 试分析产妇死亡的原因。

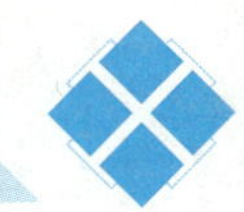

血液循环障碍包括全身血液循环障碍和局部血液循环障碍，本章重点讲授瘀血、血栓形成、栓塞、梗死。

第一节 充血

充血（hyperemia）是指机体局部组织或器官的血管内血液含量超出正常。充血分为动脉性充血和静脉性充血两种，静脉性充血也叫瘀血。

一、动脉性充血

局部器官或组织由于动脉扩张导致输入血量的增多称为动脉性充血（arterial hyperemia）。

（一）病因

凡是能够引起动脉血管扩张的原因均属于病因，主要包括生理性和病理性原因。

1. 生理性原因　主要由于生理功能及代谢增强所引起，如：怀孕后子宫的充血；活动后面部的皮肤及肌肉充血；进食后胃肠道黏膜充血等。

2. 病理性原因

（1）炎性充血：主要发生于炎症早期，由致炎因子刺激引起血管扩张充血。

（2）减压后充血：因器官或局部组织长期受压，当压力突然解除，血管发生反射性扩张，引起充血，称减压后充血。临床上多见于肝硬化后放腹水时，一次大量放腹水，腹腔压力突然下降，导致血管发生反射性扩张，造成回心血量减少，有效循环血量不足，引起脑缺血和晕厥，故抽放腹水一次不宜过多。

（二）病理变化

肉眼观：充血的组织或器官体积增大，重量增加，颜色鲜红，因代谢增加导致体温增高。镜下观：局部血管扩张充盈。

（三）结局

动脉性充血原因去除后可恢复，对机体影响较小。在少数情况下会引起脑血管破裂出血。

二、静脉性充血（venous hyperemia）

器官或局部组织由于静脉回流受阻导致血液淤积在小静脉和毛细血管内而发生的瘀血，称静脉性充血，也叫瘀血（congestion）。

（一）病因

1. 静脉受压　各种原因导致的静脉受压，固体、气体、液体均可压迫静脉血管，如肿瘤压迫静脉管腔、妊娠子宫压迫髂静脉、骨折绷带过紧压迫回流静脉等。

2. 静脉管腔阻塞　多见静脉管腔内的血栓形成及血栓栓塞。

3. 心力衰竭　左心衰导致肺循环瘀血；右心衰导致体循环瘀血。

（二）病理变化

肉眼观：瘀血的器官或组织体积增大，重量增加，包膜紧张，颜色暗红，温度降低。镜下观：瘀血的脏器内小静脉和毛细血管扩张充血。

（三）结局

瘀血的结局取决于瘀血的程度和持续时间的长短等。由于瘀血造成组织、器官缺氧，实质细胞会出现变性坏死；血管因缺氧会造成血管壁通透性增高，导致瘀血性水肿；因缺氧机体的有氧代谢受到影响，无氧代谢增强，乳酸堆积导致酸中毒。

（四）临床常见的器官瘀血

1. 肺瘀血　左心衰竭引起肺瘀血。肉眼观：肺脏体积增大，重量增加，颜色暗红，在急性肺瘀血时切面流出泡沫状血性液体（图 3-1）。慢性肺瘀血时，肺内有增生的纤维组织。镜下观：肺泡壁增厚，壁内血管扩张，肺泡腔内可见水肿液、红细胞及心衰细胞（图 3-2、图 3-3）。临床患者主要表现为气促、发绀、咳粉红色泡沫痰、咳铁锈色痰。

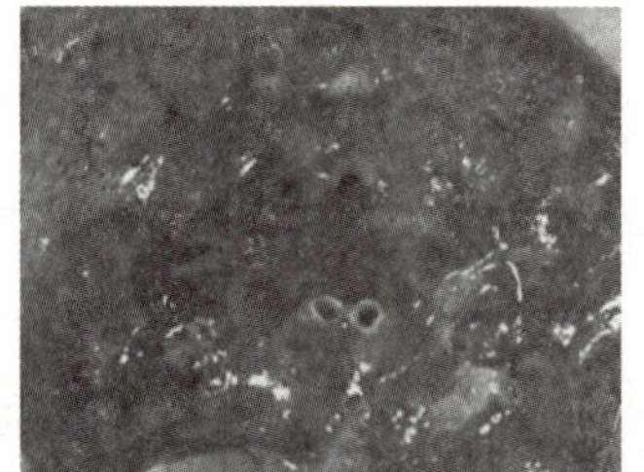

图 3-1　急性肺水肿

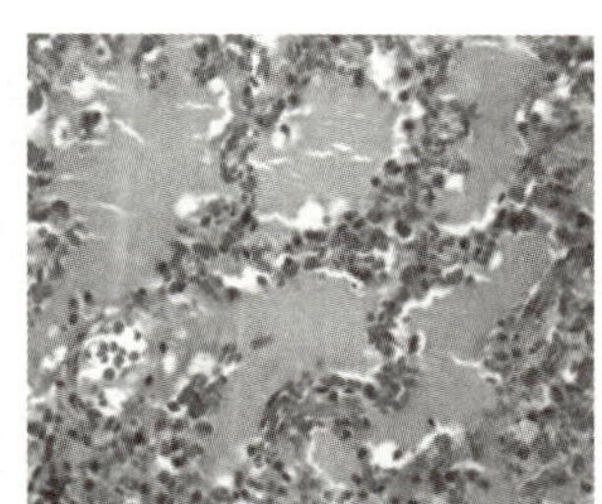

图 3-2　急性肺瘀血

慢性肺瘀血

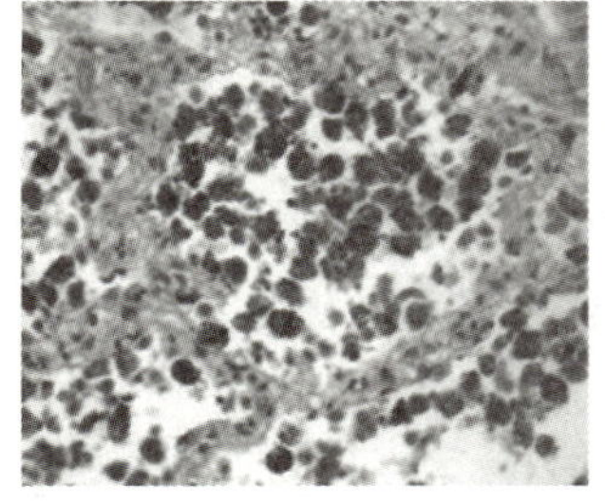

图 3-3　慢性肺瘀血

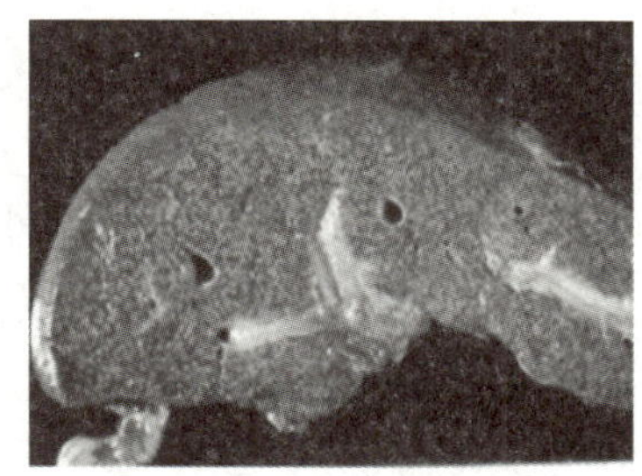

图 3-4　肝脂肪变性

慢性肝瘀血

2. 肝瘀血　右心衰竭引起全身性瘀血，多见于肝瘀血。肉眼观：肝脏体积增大，重量增加，包膜紧张，颜色暗红色，切面红（红为瘀血）黄（黄为脂肪变性）相间形似槟榔，故以槟榔肝为名（图 3-4）。镜下观：肝静脉、中央静脉、肝血窦扩张瘀血；肝小叶中央区肝细胞萎缩；肝小叶周边区肝细胞脂肪变性。长期瘀血会导致瘀血性肝硬化的发生。

第二节　出血

出血（hemorrhage）是指机体内的红细胞从血管或心脏内流出到体表或组织间隙的过程。出血分为内出血和外出血。

一、病因

生理性出血多见于女性月经；病理性出血见于创伤、血管病变等。除此之外，机械性的创伤、心脑血管疾病、血小板功能减弱或凝血因子缺乏均能导致出血。

二、病理变化

皮肤黏膜的出血较多见，当出血量少时称为瘀点，出血范围直径 3 ～ 5 mm 称为紫癜，出血直径大于 1 ～ 2 cm 称为瘀斑。

三、对机体的影响

与出血量多少有关，出血量小机体可以自行吸收；出血量大可形成机化或纤维包裹。除了出血量以外，出血的速度、部位、时间等也有很大影响，如心脑出血即使出血量不多也会引起严重后果。

第三节　血栓形成

血栓形成（thrombosis）是指在活体心血管腔内，血液中某些有形成分析出、凝集或血液发生凝固，形成固体质块的过程。形成的固体质块被称为血栓。

一、血栓形成条件和机制

（一）心血管内皮细胞受损

1. 心血管内皮细胞受损释放组织因子Ⅲ，激活外源性凝血途径引起血栓形成。

2. 心血管内皮细胞受损后暴露胶原纤维激活凝血因子Ⅻ，启动内源性凝血致血栓形成。

3. 心血管内皮细胞受损释放 ADP，促使血小板黏附和聚集，促进血液凝固利于血栓形成。

（二）血流状态的改变

正常情况下，血液的流动分为轴流和边流，轴流主要是血细胞，边流主要是血浆。血流变慢及涡流形成时，轴流的血细胞会进入边流，尤其是血小板，血小板进入边流并在边流聚集，为血栓的形成创造有利条件。血流缓慢，是静脉血栓形成的重要原因。

临床上静脉血栓的形成是动脉血栓的约 4 倍；下肢血栓的形成是上肢血栓形成的约

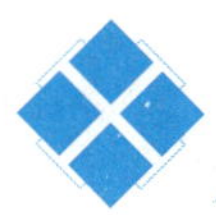

3倍，这与静脉血流缓慢和旋涡形成有直接关系，同时与静脉管壁薄易受压，静脉血黏度高和静脉瓣等均有关。

（三）血液凝固性增高

血液凝固性增高是由于促凝物质、血小板过多进入血液系统或纤维蛋白溶解功能下降引起。如外科手术、创伤、妊娠、分娩前后、高脂血症等均可引起血小板增多、黏性增高；另外当发生DIC时，促凝物质大量进入血循环，广泛内皮损伤，血小板大量活化、聚集也会引起血液凝固性增高；慢性缺氧时红细胞增多、血黏度增高、血小板聚集性增高也会引起血液凝固性增高。

以上三个条件，常有两个条件同时存在并先后起作用，第一条件最重要。

二、血栓形成的过程及血栓的形态

血栓形成的过程主要是血管内皮细胞受到损伤，促进血小板聚集并黏附，同时黏附的血小板又会释放出ADP，从而使更多的血小板沉积成支架丘，支架丘的形成引起旋涡即导致更多血小板堆积形成珊瑚小梁，加之纤维蛋白网的形成使大量的血细胞被网入其中，形成红白相间的血栓（图3-5）。

血栓类型可分为以下几种：

（1）白色血栓（头）：见于血栓的起始部分，主要成分是血小板和纤维蛋白（图3-6、图3-7）。

（2）混合血栓（体）：即在白色血栓基础上构成的血栓体。主要包括血小板梁，网眼中红细胞、白细胞和纤维素。

（3）红色血栓（尾）：红色血栓是血栓的尾部。主要由大量的红细胞构成。

（4）透明血栓（微血栓）：常见于DIC，多发生在微循环的小血管内。

三、血栓的结局

1. 溶解吸收　纤维溶解系统激活，中性粒细胞释放溶蛋白酶，将小血栓完全溶解、吸收，大血栓可软化、脱落引起栓塞。

2. 机化、再通　机化是指肉芽组织代替血栓的过程。较大、较久的血栓，1～2天肉芽组织向血栓内形成机化。3～4天牢固附着，血栓干燥收缩出现裂隙，由血管内皮细胞覆盖形成新血管腔，并相互吻合沟通，使部分血流通过称为再通。

四、血栓对机体的影响

不利方面：主要是阻塞，包括不完全阻塞和完全阻塞。不完全阻塞在动脉里主要表现为组织缺血、萎缩、坏死；在静脉中主要表现为瘀血、水肿、出血。完全阻塞在静脉和动脉中均会表现出组织坏死。

有利方面：血栓可以止血，防止病原微生物的扩散如结核空洞、胃溃疡出血等。

A.内皮损伤胶原暴露

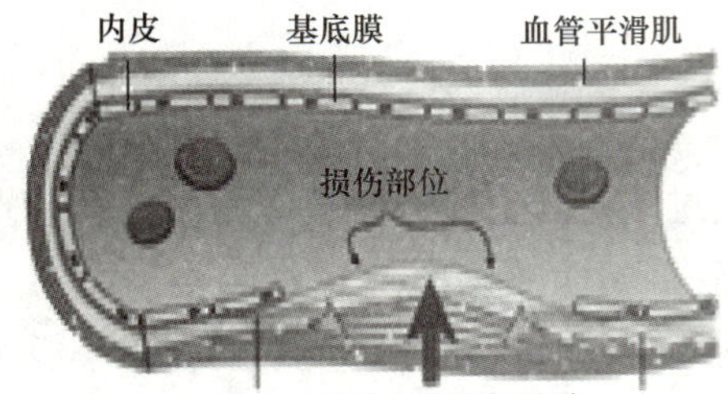

B.血小板黏附

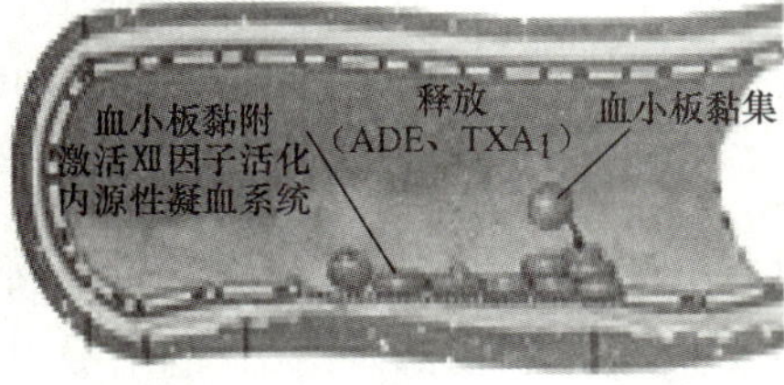

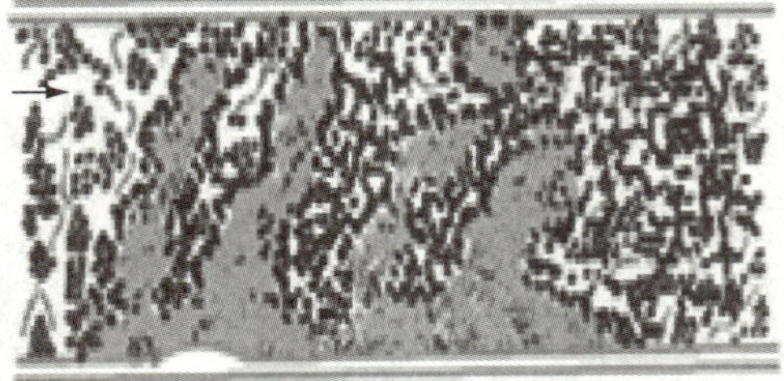

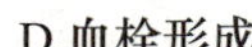
C.血小板黏集

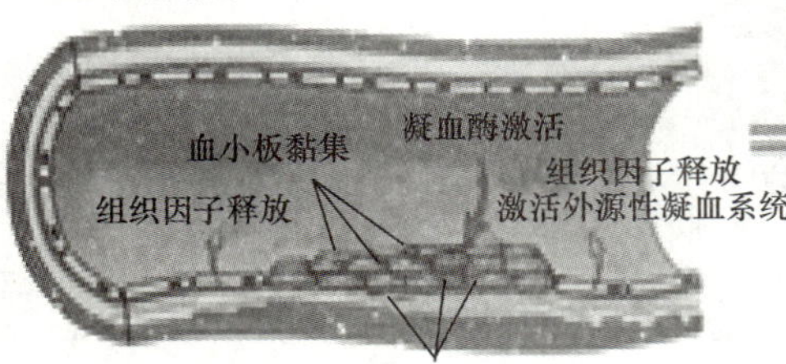

D.血栓形成

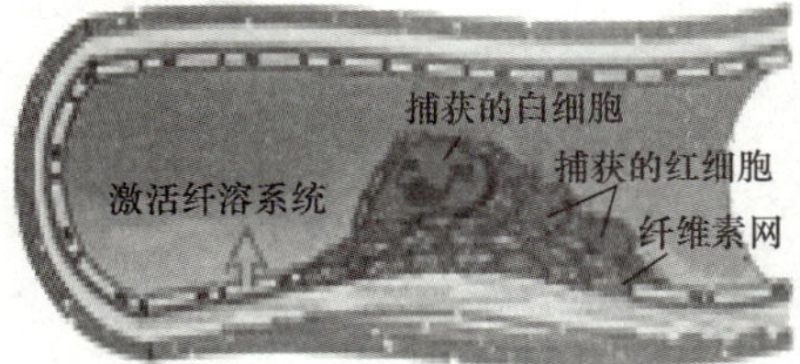

图 3-5　血栓形成过程

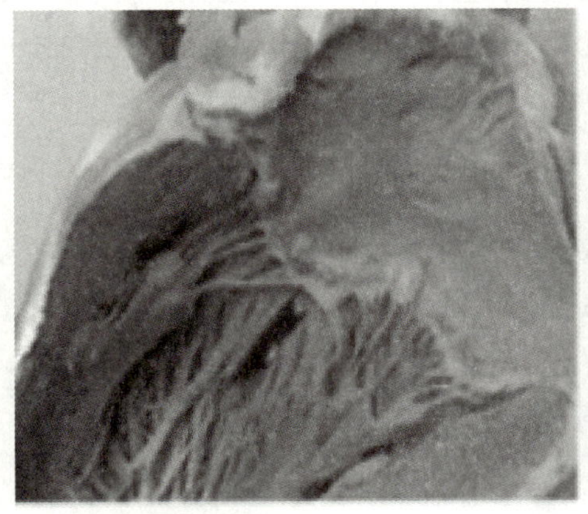

图 3-6　白色血栓

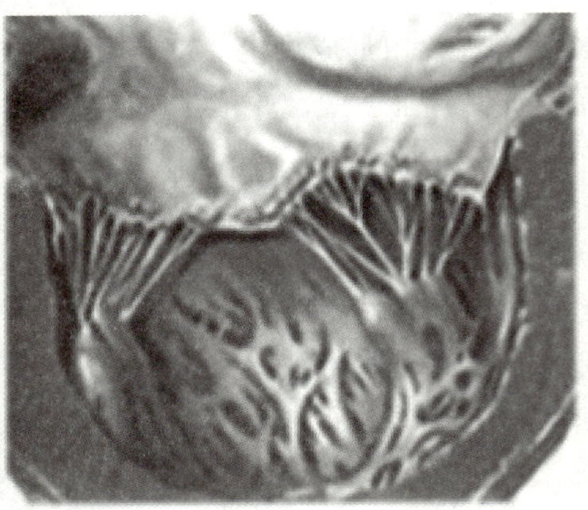

图 3-7　白色血栓模式图

第四节　栓塞

栓塞（embolism）是指在循环血液中出现的不溶于血液的异常物质，随血流运行至远处阻塞血管腔的现象。阻塞血管的物质称为栓子。

一、栓子运行的途径

栓子运行的途径一般与血流运行方向一致（图 3-8）。

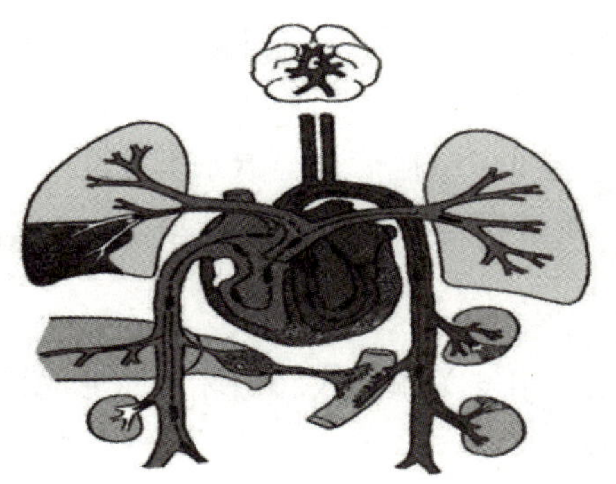

图 3-8　栓子运行途径

1. 来自静脉系统及右心（附壁血栓）的栓子　来自静脉系统及右心（附壁血栓）的栓子，随血流进入肺动脉，最终栓塞的部位是肺。

2. 来自左心或主动脉系统的栓子　来自左心或主动脉系统的栓子，随血流进入全身各器官的小动脉内，最多见的栓塞部位是脑。

3. 来自门静脉系统的栓子　来自门静脉系统的栓子如肠系膜等，栓塞的部位是肝内门静脉分支。

4. 交叉性栓塞　来自右心或腔静脉系统的栓子流入房、室间隔缺损时，右心栓子会流入左心，左心栓子会流入右心。

5. 逆行性栓塞　逆行性栓塞较为少见，下腔静脉内的血栓在胸腹腔压力突然升高时，可以使血栓逆行流入肝、肾、髂静脉分支引起栓塞。

二、栓塞类型和对机体的影响

（一）血栓栓塞

1. 肺动脉栓塞　下肢深静脉（腘静脉、股静脉、髂静脉）、盆腔静脉或右心附壁血栓 90% 来自下肢深静脉栓子，其影响取决于栓子大小、数量，瘀血程度。小栓子栓塞中小动脉分支，一般无梗死，因为肺是双重血液循环器官（肺动脉与支气管动脉吻合支），瘀血时会引起肺出血性梗死。 大栓子主要引起肺动脉主干栓塞又称肺动脉栓塞症，表现为突然呼吸困难、发绀、休克、猝死。

2. 体循环动脉栓塞　来自左心或动脉系统的栓子，极少数来自腔静脉的栓子引起局

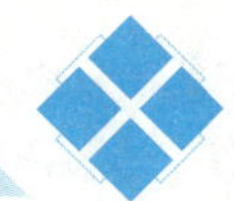

部组织的梗死。

（二）脂肪栓塞

脂肪栓塞是指在循环的血流中出现脂肪滴阻塞小血管。多由长骨骨折、脂肪组织挫伤、脂肪肝挤压伤、血脂过高、强烈精神刺激、过度紧张等引起。脂肪栓塞多见于肺、脑等器官。临床出现瘀斑、瘀点、兴奋、烦躁不安、谵妄和昏迷等神经性症状。

（三）气体栓塞

1. 空气栓塞　外界空气进入静脉循环引起的栓塞，多见于颈部、胸部等受损静脉，由于静脉腔内是负压，外界大气压为正压，当外伤引起静脉损伤时，空气立刻被吸入静脉引起栓塞。

2. 氮气栓塞　氮气栓塞多见于减压病，当潜水员从深水到水面，飞行员从地面到高空，由于气压的迅速转变，溶解在血液中的气体游离，在血管内形成栓塞。

（四）羊水栓塞

分娩时子宫壁静脉窦破裂引起羊水流入肺循环从而形成栓塞，临床主要表现为突然呼吸困难，发绀、休克及死亡。

羊水栓塞（amniotic fluid embolism，AFE）主要指产妇在分娩过程中，羊水内容物如角化上皮细胞、胎脂、毳毛、胎粪等进入母体血液循环，形成栓子堵塞肺血管，从而导致母体出现过敏性休克、肺栓塞、肾衰竭、弥散性血管内凝血（DIC）、猝死等严重分娩并发症。虽然羊水栓塞发病率低，但其致死率高达 61% 以上，是导致孕产妇死亡的主要因素之一。羊水栓塞的病理过程为羊膜腔内压力增高，使得胎膜破裂（或人工破膜），羊水经宫颈或宫体上开放性损伤进入血液。羊水栓塞患者大多在发病后数分钟至数小时内死亡，而且其具有隐蔽性，导致早期不容易确诊，尸检时也易被遗漏，因此，常引起医疗纠纷而需要进行法医学鉴定，其死亡后的法医病理学诊断也成为近年来解决妇产科医疗纠纷的焦点。

栓塞的类型和对机体的影响

（五）其他栓塞

恶性肿瘤细胞栓塞，血行播散转移、寄生虫虫卵、细菌、真菌及其他异物等引起的栓塞。

第五节　梗死

梗死（infarction）是指任何原因导致局部组织缺血引起的坏死。

一、原因和条件

1. 血管阻塞　血栓形成是血管阻塞最为常见的原因。尤其是脑动脉粥样硬化引起的脑梗和冠状动脉粥样硬化引起的心肌梗死。

2. 血管受压闭塞　血管受压闭塞多见于肿瘤的压迫、肠系膜扭转、肠套叠、嵌顿疝等，因血管受压而引起坏死。

3. 动脉痉挛　动脉痉挛是指在管腔狭窄的基础上出现的持续性痉挛，如在冠状动脉粥样硬化基础上发生持续性痉挛引起的心肌梗死。

二、梗死的病变及类型

（一）梗死的一般形态特征

梗死的形状取决于该器官的血管分布方式，一般情况下脾、肾、肺梗死呈锥体形、楔形或三角形，其尖端位于血管阻塞处，常常指向门部，底部位于器官的表面。心脏梗死形状呈不规则形，肠梗死则为节段状。心、肾、脾、肝等梗死为凝固性坏死。脑梗死为液化性坏死。

（二）梗死的类型

根据梗死灶内含血量的多少，分为：

1. 贫血性梗死（anemic infarct）　贫血性梗死多发生在组织结构致密，侧支循环不丰富的实质脏器，如肾、脾、心、脑。病理变化，肉眼观呈灰白色、表面干燥、质地较硬，周边有明显的充血及出血带。病灶形状：肾和脾多为三角形、锥体形或扇形，心、脑则为不规则形。镜下观，多为凝固性坏死（图 3-9）。

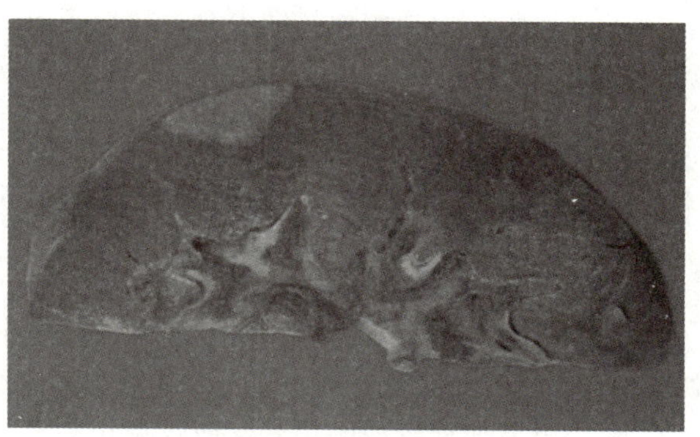

图 3-9　贫血性梗死

2. 出血性梗死（hemorrhagic infarct）　出血性梗死多发于组织结构疏松、有双重血液循环的空腔脏器如肺、肠。病理变化，肉眼观呈红或黑褐色、表面湿润、质地柔软。病灶形状：肺为三角形、锥体形或扇形；肠呈节段状。镜下观多为凝固性坏死伴有大量红细胞（图 3-10、表 3-1）。

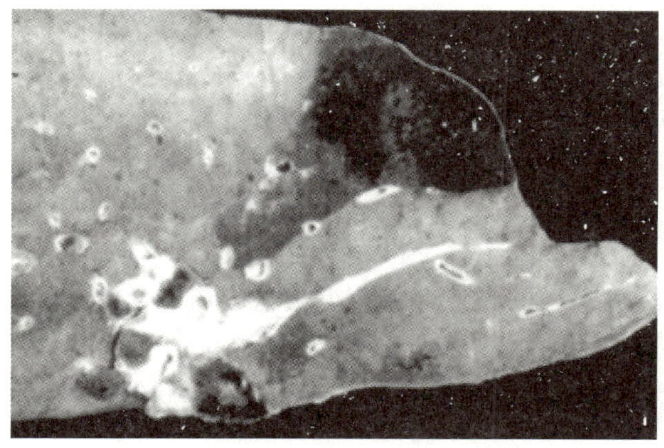

图 3-10　出血性梗死

表 3-1　贫血性梗死与出血性梗死的区别

	贫血性梗死	出血性梗死
好发部位	实质脏器（心、脑、脾、肾）	空腔脏器（肺、肠）
病变颜色	苍白	暗红
与周围组织界限	清晰	浑浊
病灶形状	锥形、扇形、不规则形	锥形、扇形、节段形

三、梗死对机体的影响和结局

1. 梗死对机体的影响　梗死对机体的影响主要依据梗死的器官、部位、大小、有无感染而定。一般情况下脾脏梗死影响不大；肾脏梗死会导致腰痛和血尿；肺脏梗死会导致胸疼和咯血；肠梗死会导致腹膜刺激征；心肌梗死则导致心力衰竭，严重会引起休克死亡；脑梗死，不同部位会出现不同的功能障碍。

2. 梗死的结局　梗死早期会有炎症反应出现，接着肉芽组织进行修复，晚期会形成瘢痕组织。

第六节　局部血液循环障碍与临床护理联系

一、病情观察

对于下肢血栓形成的患者，应收集相关资料；密切观察患者的疼痛部位、程度、皮肤温度、颜色和感受，每日测量患肢不同平面的周径。监测生命体征，测血压、血脂，如有异常及时向医生报告并做相应处理。

二、对症治疗

对于下肢血栓形成患者，应抬高患肢，适当应用利尿剂减轻肿胀，对于确诊脏器梗死者，应嘱其休息吸氧。

三、生活护理

对于下肢血栓形成患者，嘱其卧床休息，进食低脂、富含纤维素的食物，保持大便通畅，术后患肢抬高 30°，鼓励患者尽早活动，以免再次形成血栓。

四、心理护理

对于血栓形成患者，应加强巡视。告知患者及家属配合要点及注意事项，分散患者注意力，减轻其疼痛，进行恰当的言语安慰，稳定患者情绪。

学习检测

【A2 型题】

1. 一妇女分娩死亡，尸体解剖发现肺小动脉内有角化的上皮细胞、胎毛等物质，其死亡原因为 ( )

A. 脂肪栓塞 B. 气体栓塞 C. 血栓栓塞

D. 羊水栓塞 E. 肿瘤细胞栓塞

2. 一个大隐静脉曲张的患者，下肢静脉血栓脱落后易引起下列哪个器官的栓塞？( )

A. 脾 B. 肝 C. 肾

D. 肺 E. 脑

3. 有一老人被打后，入院检查过程中出现口唇发绀，四肢凉，血压下降而死亡，尸检发现，冠状动脉Ⅳ级狭窄，心肌变软。其死亡原因最可能是下列哪一项？ ( )

A. 心肌梗死 B. 脑出血 C. 动脉瘤破裂

D. 肺动脉栓塞 E. 心力衰竭

4. 某风湿性心脏病病人，卧床4个月余，每天需要做下肢被动活动和按摩，目的是( )

A. 促进末梢循环，减少回心血量 B. 防止肢体肌肉萎缩

C. 防止下肢静脉血栓形成 D. 防止足部发生压疮

E. 使病人舒适，促进睡眠

5. 有一病人患风湿性心脏病，二尖瓣狭窄合并关闭不全 5 年。如果对该病人做肺脏活检，在光镜下可能出现下列哪项病变？ ( )

A. 肺泡壁毛细血管扩张充血 B. 肺泡腔内有红细胞

C. 肺泡腔内有心力衰竭细胞 D. 肺泡腔内有蛋白性液体

E. 以上各项病变都可出现

6. 有一位女教师，下肢静脉曲张，术中见静脉腔内有多个褐色物堵塞管腔，该褐色物最可能是下列哪种病变？ ( )

A. 静脉内血凝块 B. 静脉内血栓 C. 静脉内血栓栓子

D. 静脉内瘤栓 E. 静脉石

7. 患者，女性，56 岁，因车祸致右膝关节严重损伤，5 天后在手术过程中，病人突然呼吸困难，血压下降，经积极抢救无效，病人呼吸心跳停止，死亡。尸检发现右侧腘静脉及深部大隐静脉内有残留血栓，其死因是

（ ）

A. 肺动脉血栓栓塞　　B. 急性心肌梗死　　C. 麻醉意外

D. 大叶性肺炎　　E. 败血症

8. 患者，男性，44 岁，车祸时发生右大腿骨粉碎性及开放性骨折，在送往医院途中，该患者出现面部青紫，呼吸困难，口吐白沫而亡，其最可能的死因是　　（ ）

A. 心肌梗死　　B. 气体栓塞　　C. 脂肪栓塞　　D. 脑出血　　E. 气胸

【A3 型题】

（9、10 题共用题干）

患者，女性，78 岁。因间断胸闷 1 周，1 天前于夜间突然被迫坐起，频繁咳嗽，严重气急，咳大量粉红色泡沫样痰。既往患冠心病十年。

9. 该患者发生了　　（ ）

A. 左心衰　　B. 右心衰　　C. 慢性肺瘀血

D. 心肌梗死　　E. 呼吸衰竭

10. 为减轻呼吸困难首先应采取的护理措施为　　（ ）

A. 高流量吸氧　　B. 利尿，低盐饮食

C. 端坐，双腿下垂　　D. 平卧，抬高双腿

E. 皮下注射吗啡

第四章

炎症

学习目标

1. 掌握炎症的概念；炎症的基本病理变化，局部表现和全身反应；炎症的类型。

2. 熟悉炎症的病因，炎症的意义，急性炎症的结局，各类炎细胞渗出的意义。

3. 了解炎症的发病机制，炎症介质作用，炎症与临床护理之间的联系。

学习导入

男性，42 岁。慢性阑尾炎患者，突发性右下腹部疼痛，行阑尾切除术。病理学检查：阑尾肿胀，浆膜面充血，可见黄白色渗出物，阑尾腔内充满脓液。

思考

1. 请问该阑尾发生了什么性质的炎症？

2. 其镜下的病理变化是什么？

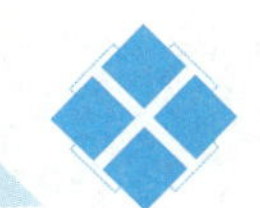

炎症（inflammation）是一种十分常见而又重要的病理过程。它是机体的一种防御反应，是损伤、抗损伤与修复三位一体的统一过程。

第一节　炎症概述

一、炎症的概念

炎症（inflammation）是指具有血管系统的活体对各种致炎因子所致损伤的防御反应。

二、炎症的原因

凡是能引起机体细胞和组织损伤的因子都能引起炎症，引起炎症的损伤因子称为致炎因子，包括：

1. 生物性因素　如细菌、病毒、立克次体、支原体、真菌、螺旋体和寄生虫等，是炎症最常见的原因。由生物性因素引起的炎症又称感染。

2. 物理性因素　如高温、低温、放射线、紫外线和机械损伤等。

3. 化学性因素　包括外源性化学物质和内源性化学物质。外源性化学物质如强酸、强碱、强氧化剂等；内源性化学物质指堆积于体内的代谢产物如尿素、尿酸等。

4. 变态反应　异常免疫反应所造成的组织损伤可以引起各种类型的变态反应性炎症，如过敏性鼻炎、荨麻疹、肾小球肾炎等。

致炎因子作用于机体后是否引起炎症以及炎症反应的强弱，除与致炎因子的性质、强度和作用时间等有关外，还与机体对致炎因子的敏感性有关。

第二节　炎症的基本病理变化

炎症局部组织的基本病理变化表现为变质、渗出和增生。

一、变质

变质（alteration）是指炎症局部组织发生的变性和坏死。变质主要由致炎因子直接损伤所致，也可由局部血液循环障碍和炎症反应产物的间接作用引起。

二、渗出

渗出（exudation）是指炎症局部组织血管内的液体成分、蛋白质和白细胞通过血管壁进入组织间隙、体腔、黏膜表面和体表的过程。以血管反应为中心的渗出反应是炎症的重要形态学标志。炎症时渗出的液体和细胞成分，称为渗出物或渗出液（exudate）。渗出液积聚在组织间隙，称为炎性水肿；渗出液积聚在体腔（胸腔、腹腔、心包腔）或关节腔，称为炎性积液。

积液有渗出液和漏出液之分，渗出液和漏出液的主要区别见表 4-1。

表 4-1　渗出液和漏出液的比较

	渗出液	漏出液
外观	浑浊	澄清
比重	>1.018	<1.018
凝固性	自凝	不自凝
细胞数	$>0.5\times10^9/L$	$<0.5\times10^9/L$
Rivalta 实验	阳性（+）	阴性（-）
蛋白含量	>30 g/L	<30 g/L

渗出液具有重要的防御作用：渗出液能稀释毒素和有害物质，减轻对局部的损伤作用。渗出液中含有抗体、补体等，可消灭病原体。渗出液可给炎症灶带来葡萄糖、氧等营养物质，同时带走代谢产物；渗出的纤维蛋白原转变成纤维蛋白，交织成网，能限制病原菌扩散，使病灶局限，有利于吞噬细胞发挥吞噬作用。纤维网在炎症后期还可作为组织修复的支架。若渗出的液体过多，也可对机体造成不利的影响：压迫和阻塞器官，影响其正常功能；渗出液中大量纤维蛋白不能完全被吸收时，最终发生机化、粘连，影响器官功能。

渗出液与漏出液的比较

三、增生

增生（proliferation）是指在致炎因子的作用下，炎症局部的实质细胞和间质细胞发生增生。实质细胞的增生如慢性宫颈炎是宫颈上皮细胞的增生，慢性肝炎是肝细胞的增生。间质细胞增生主要包括成纤维细胞、血管内皮细胞、巨噬细胞等的增生。

增生反应一般在慢性炎症中较明显，但少数疾病在炎症初期即见明显增生，如伤寒初期有大量巨噬细胞增生；急性肾小球肾炎可见肾小球毛细血管内皮细胞及系膜明显增生。

增生也是炎症过程中的防御反应，可限制炎症扩散、增强对病原体吞噬和异物清除的能力、促进组织结构和功能的修复。但过度增生，也会造成对原有组织的破坏，影响器官的功能，如慢性肝炎时结缔组织过度增生形成肝硬化。

第三节　炎症的临床表现和临床类型

一、炎症的局部表现

1. 红　主要由于炎性充血所致。初期血液中氧合血红蛋白增多，局部呈鲜红色；后期可能会出现静脉性充血，转为暗红色。

2. 肿　主要由于组织充血、炎性水肿所致。

3. 热　主要由于动脉性充血，血流加快，组织代谢增强，产热增多所致。

4. 痛　主要是炎症局部肿胀，组织张力增加，压迫或牵拉神经末梢引起。另外，炎

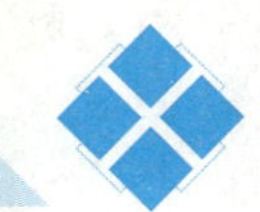

症局部分解代谢增强，造成 H^+、K^+ 等增多刺激神经末梢；炎症介质如前列腺素的刺激等也可引起疼痛。

5. 功能障碍　实质细胞变性、坏死，代谢障碍，渗出物压迫、阻塞，局部疼痛等，均可导致组织器官功能障碍。

二、炎症的全身反应

炎症引起的全身反应主要有发热、末梢血白细胞计数改变、单核－巨噬细胞系统增生和实质器官病变。通过对患者上述表现的检查可为临床提供诊断依据和帮助。

1. 发热（fever）　是由于急性炎症过程中 IL-1 和 TNF 作用于下丘脑的体温调节中枢，改变中枢发热介质，使体温调节中枢调定点上移，从而引起产热增多，散热减少，导致体温升高。一定程度的发热，能使机体代谢增强，促进抗体形成，增强单核－巨噬细胞系统的吞噬功能以及促进肝脏解毒功能，故而对机体具有积极的防御意义。但是当发热过高或时间过长可引起各系统，尤其是中枢神经系统功能紊乱，从而导致危害。在临床上，一些炎症病变严重时，若出现机体体温不升高反而降低的现象，说明机体反应差，抵抗力低，预后不良。

2. 末梢血白细胞计数的变化　末梢血白细胞的计数增加是炎症反应的最常见临床表现。急性炎症，尤其是细菌感染所致的炎症，末梢血白细胞计数可明显增高，可达（15～20）$\times 10^9$/L 或以上。在严重感染时，末梢血液中常常出现幼稚的杆状核中性粒细胞比例增加的现象（>5%），即临床上所称的“核左移”。这反映了病人对感染的抵抗力较强和感染程度较重。急性化脓性炎症以中性粒细胞升高为主；寄生虫感染或某些变态反应性疾病以嗜酸性细胞增多为主；慢性炎症和一些病毒感染以淋巴细胞增多为主；肉芽肿性炎症则以单核细胞增多为主。但也有一些疾病，如伤寒、流感，血中白细胞数目反而减少。因此，外周血白细胞的计数和分类检查有助于疾病的诊断，具有重要的临床意义。

3. 单核－巨噬细胞系统增生　有些炎症（如伤寒），因为细菌或毒素进入血液，可刺激全身单核－巨噬细胞系统的增生，导致肝、脾和淋巴结肿大。

4. 实质器官的病变　较严重的炎症，由于病原微生物、毒素、局部血液循环障碍和发热等因素的影响，使患者的心、肝、肾等实质细胞出现不同程度的变性、坏死和功能障碍。如白喉患者可出现心肌坏死，高热患者可出现肾近曲小管上皮细胞的水肿等。

三、炎症的临床类型

1. 超急性炎症　是指炎症起病急、呈爆发性经过，病程为数小时到数天。该类型炎症反应急剧，如临床上青霉素过敏反应和器官移植超急性排斥反应，短时间内组织器官严重损伤，甚至导致机体死亡。

2. 急性炎症　起病急，症状明显，病程一般数天至一个月，局部病变以变质和渗出为主，灶内常有大量的中性粒细胞浸润，而增生相对较轻。

3. 亚急性炎症　病程为一个月至数月，介于急慢性炎症之间，常由急性炎症迁延所致。

4. 慢性炎症 起病缓慢，病程一般数月或数年以上，病变多以增生为主，而变质和渗出较轻。炎症灶局部浸润的炎细胞主要是淋巴细胞、单核细胞和浆细胞。慢性炎症主要是因为致炎因子长期存在，不能彻底清除所致。一般多为急性炎症迁延而致，亦可无明显的急性炎症病史。

第四节 炎症的病理类型

任何炎症都有变质、渗出和增生性变化，但由于致炎因子与机体状态不同，使局部病变以其中一种为主，因而将炎症分为变质性炎、渗出性炎和增生性炎三种类型。

一、变质性炎

变质性炎（alterative inflammation）是指以组织细胞的变质为主，而渗出和增生性病变比较轻微的炎症。常见于心、肝、肾、脑等实质性器官，多由某些严重感染、中毒引起。例如，急性重症型肝炎时，主要病变为肝细胞广泛坏死，病毒性心肌炎是心肌纤维的变性、坏死。

变质性炎大多数为急性炎症，也可以迁延经久不愈。因病变以变性、坏死为主，所以常常引起不同程度器官功能障碍。严重时因器官功能衰竭而导致患者死亡。

二、渗出性炎

渗出性炎（exudative inflammation）是指以渗出性变化为主、炎症病灶内形成大量渗出物为特征的炎症，是最常见的炎症类型。由于致炎因子、组织反应性及炎症部位的不同，渗出物的主要成分也不同，因此将渗出性炎又分为以下几种：

（一）浆液性炎

浆液性炎（serous inflammation）是指以大量浆液渗出为特征的炎症。渗出物主要为清蛋白，其中可混有少量中性粒细胞和纤维素。浆液性炎常发生于黏膜、浆膜、滑膜、皮肤和疏松结缔组织等。黏膜表面的渗出物沿着黏膜顺势向下流称为卡他（catarrh），黏膜的渗出性炎称为卡他性炎，故发生于黏膜的浆液性炎又称浆液性卡他性炎。如感冒初期，鼻黏膜排出大量的浆液性分泌物，沿鼻黏膜表面向下流形成“鼻涕”。发生于浆膜或滑膜的浆液性炎，可在浆膜腔内或滑膜腔内积聚，形成积液，如胸腔积液、关节腔积液。发生于皮肤或黏膜内的浆液性炎，可在表皮内、表皮下或黏膜下积聚，形成水疱，如皮肤II度烧伤时引起的水疱。浆液性渗出物如发生在疏松结缔组织则弥漫浸润引起局部组织炎性水肿，如脚扭伤时发生的局部炎性水肿性肿胀。

（二）纤维素性炎

纤维素性炎（fibrinous inflammation）是指以大量纤维蛋白原渗出为特征的炎症。炎

症渗出物主要是纤维蛋白原，继而在凝血酶的作用下变成纤维蛋白，即纤维素，可混有少量浆液和中性粒细胞。纤维蛋白原大量渗出，说明血管壁损伤严重和通透性明显增加，多由某些细菌毒素，如白喉杆菌、痢疾杆菌和肺炎球菌的毒素或各种内、外源性毒物，如尿毒症的尿素和汞中毒的汞引起。纤维素性炎常发生于黏膜、浆膜和肺组织。

纤维素性炎常见类型：

1. 黏膜的纤维素性炎　渗出的纤维素、白细胞、坏死的黏膜组织和病原菌等，形成一层灰白色的膜状物，称为假膜，此炎症又称为假膜性炎症（pseudomembranous inflammation），如白喉、细菌性痢疾等（图 4-1）。对于白喉的假膜性炎，由于咽喉部黏膜与深部组织结合较牢固，故咽喉部的假膜不易脱落，称为固膜性炎；而因气管黏膜与其下组织结合较疏松，故气管的假膜较易脱落，称为浮膜性炎，可引起窒息。

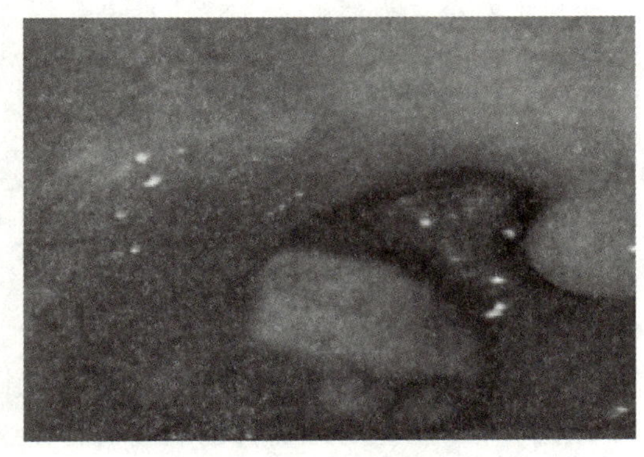

图 4-1　假膜性炎症（白喉）

2. 浆膜的纤维素性炎　常见于胸膜、腹膜和心包腔，主要表现为在浆膜表面有大量的纤维素。发生在心包的纤维素性炎，在心包脏壁两层之间渗出的纤维素随着心脏舒缩的牵拉搏动而呈绒毛状物覆盖在心脏表面，称为绒毛心（cor villosum）。

3. 肺的纤维素性炎　常见于大叶性肺炎。主要表现为在大叶性肺炎的红色肝样变期和灰色肝样变期，肺泡腔内有大量的纤维素。

大叶性肺炎（灰肝期）

（三）化脓性炎

以大量中性粒细胞渗出为主，并伴有不同程度的组织坏死和脓液形成为主要特征的炎症称为化脓性炎（suppurative or puprulent inflammation）。主要由葡萄球菌、链球菌、脑膜炎球菌和大肠杆菌等化脓菌引起。脓性渗出物即脓液（pus），是一种浑浊的浓稠液体，呈黄绿色或灰黄色。脓液中大量变性、坏死的中性粒细胞称为脓细胞。脓液中还含有大量的细菌、坏死组织碎屑。化脓性炎有三种主要的病理类型：

1. 表面化脓和积脓　表面化脓是指浆膜或黏膜的化脓性炎，又称脓性卡他（purulent catarrh）。中性粒细胞主要向黏膜或浆膜的表面渗出，深部组织的炎症不明显，如化脓性尿道炎、化脓性支气管炎等。如果渗出的脓液在浆膜腔或空腔脏器（如胆囊、输卵管）内积聚，则称为积脓（empyema）。

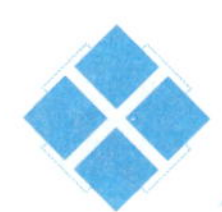

2. 蜂窝织炎（phlegmonous inflammation）　是指疏松组织中的弥漫性化脓性炎，常见于皮下组织、肌肉和阑尾。蜂窝织炎主要由溶血性链球菌引起，溶血性链球菌分泌的透明质酸酶可以降解细胞外间质中的基质成分，因此细菌很容易通过组织间隙蔓延扩散（图 4-2）。病变组织高度肿胀，与正常组织分界不清，大量中性粒细胞弥漫浸润，但脓液形成不明显。

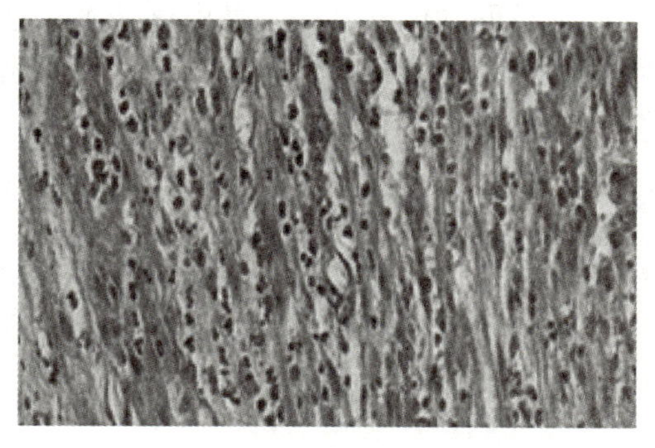

图 4-2　蜂窝织炎性阑尾炎

急性蜂窝织炎性阑尾炎

3. 脓肿（abscess）　是指组织或器官内的局限性化脓性炎症。病变特点：组织发生溶解、液化、坏死，形成充满脓液的腔。常见于皮下和内脏等实质器官，如肺、肝、肾、脑等。原因：脓肿主要由金黄色葡萄球菌感染引起。因为：金黄色葡萄球菌产生毒素，使局部组织坏死，继而大量中性粒细胞浸润，之后中性粒细胞坏死形成脓细胞，并释放蛋白溶解酶溶解、液化坏死组织，形成充满脓液的腔；金黄色葡萄球菌产生血浆凝固酶，使渗出的纤维蛋白原转变为纤维素，因而使病变局限。感染金黄色葡萄球菌后，因其具有层粘连蛋白受体，使其容易通过血管壁而在远部再次生长繁殖，故可引起迁徙性脓肿，如脑脓肿（图 4-3）。发生发展：脓肿早期，脓肿周围有充血、水肿和大量炎细胞浸润；经过一段时间后，脓肿周围逐渐有肉芽组织增生，形成脓肿膜，其具有吸收脓液，限制炎症扩散的作用。

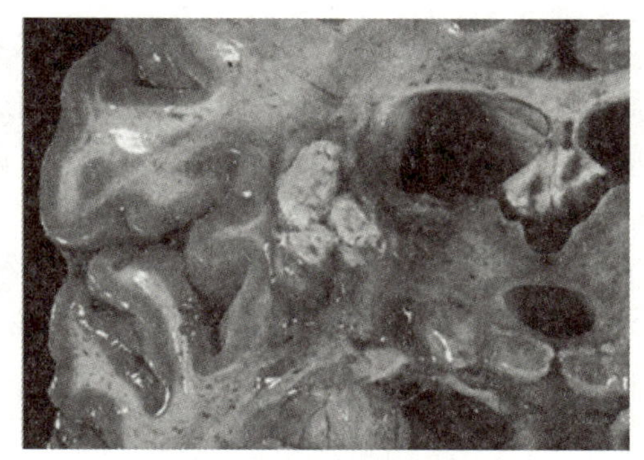

图 4-3　脑脓肿

疖和痈是脓肿的特殊表现形式，好发于颈、背部等毛囊及皮脂腺丰富的部位。疖（furuncle）是指单个毛囊、皮脂腺及其周围组织的脓肿。脓疱性痤疮亦属疖的范畴。痈（carbuncle）是指多个疖的融合，在皮下脂肪、筋膜组织中形成许多相互沟通的脓腔，表面可见多个“脓头”。

（四）出血性炎

出血性炎并非独立的一种炎症类型。炎症过程中当血管壁损伤严重时，可导致大量红细胞的漏出，称出血性炎（hemorrhagic inflammation）。出血性炎常见于流行性出血热、钩端螺旋体病和鼠疫等急性传染病。

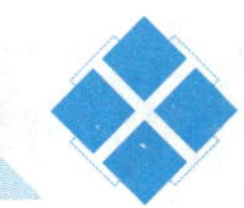

三、增生性炎

增生性炎（hyperplastic inflammation）是指在炎症病变中，以增生性变化为主，而变质和渗出性变化比较轻微的炎症。多呈慢性炎症。根据病变特点，分为以下几种：

（一）一般非特异性增生性炎

炎症病灶主要增生的成分是成纤维细胞、血管内皮细胞、巨噬细胞、淋巴细胞、浆细胞和组织细胞，也可伴有炎症病灶的被覆上皮、腺上皮及其他实质细胞的增生。例如慢性扁桃体炎、慢性淋巴结炎使扁桃体和淋巴结肿大等。

（二）肉芽肿性炎

1. 感染性肉芽肿　由微生物引起的肉芽肿，如伤寒肉芽肿、结核结节、风湿小体等。
2. 异物肉芽肿　是由手术缝线、滑石粉、矽尘、寄生虫等异物引起的肉芽肿。

（三）炎性息肉

在致炎因子的长期刺激下，局部黏膜上皮、腺体和肉芽组织局限性增生，形成突出于黏膜表面、根部带蒂的肿物，称为炎性息肉（inflammatory polyp）。

第五节　炎症的结局

急性炎症的结局主要取决于致炎因子的强弱、机体的免疫状态、防御功能和治疗措施等因素。大多数急性炎症能够痊愈，少数迁延为慢性炎症，极少数可蔓延扩散到全身。

一、痊愈

1. 完全痊愈　是指致炎因子被消除，炎性渗出物及坏死组织完全被溶解吸收或排出，局部损伤再生修复，完全恢复原组织的形态结构及功能。如大叶性肺炎，肺泡腔内的渗出物可完全溶解吸收或咳出，肺组织完全恢复正常。

2. 不完全痊愈　是指损伤较严重，组织坏死范围较大，渗出物及坏死组织不能完全被溶解吸收，由肉芽组织进行修复，最终形成瘢痕组织，未能完全恢复原组织的形态结构及功能。

二、迁延不愈，转为慢性

急性炎症治疗不彻底或机体抵抗力时高时低，致炎因子不能在短期内消除，炎症过程可迁延不愈，转为慢性炎症。临床表现时轻时重。慢性炎症可出现急性发作的现象。

三、蔓延和扩散

细菌等病原体感染造成的炎症，当机体抵抗力下降，或病原体毒力强、数量多时，病原微生物可不断繁殖，使病灶不断扩大并沿组织间隙向周围组织蔓延，或通过血管、

淋巴管向其他部位扩散。

1. 局部蔓延　炎症病灶区的病原微生物沿组织间隙或器官的自然管道向周围组织蔓延扩散。如肾结核时，结核杆菌可随液化的干酪样坏死物沿泌尿道下行扩散，引起结核性的输尿管炎和膀胱炎。

2. 淋巴管扩散　病变局部的病原体进入淋巴管，引起相应的淋巴管和所属回流淋巴结的炎症。感染严重时，病原体也可以通过淋巴液入血。

3. 血行扩散　很多感染性炎症的早期，局部感染灶中常有少量细菌进入血液，此时血培养细菌检查常呈阳性反应，但全身中毒症状不明显，称菌血症（bacteremia）。细菌的毒性代谢产物或毒素被吸收入血称为毒血症（toxemia），临床上出现寒战、高热等中毒症状，同时出现心、肝、肾等的实质细胞变性、坏死，严重时可出现中毒性休克。毒力强的细菌入血并大量繁殖产生毒素，引起高热、皮疹、肝、脾及全身淋巴结肿大等全身中毒表现并累及多系统多脏器的病理变化称为败血症（septicemia）。如果引起败血症的细菌是金黄色葡萄球菌等化脓菌，则临床除了有败血症的表现以外，栓塞于毛细血管的细菌栓子可引起全身多脏器出现多发性脓肿，此时称脓毒败血症（pyemia）。

第六节　炎症与临床护理联系

炎症是临床上最常见的病理过程，在临床上有不同的症状和体征。急性炎症的局部会出现红、肿、热、痛等功能障碍，并伴全身发热和外周血白细胞改变。护理工作人员见到这些临床症状和体征时应懂得其病理学变化，并了解这些病理变化的分子机制，有针对性地正确开展护理工作。

一、局部病变的对症护理

对局部红、肿、热、痛的病理学基础的认识，有利于正确处理炎症病人的局部病灶。如急性关节炎发作，局部红肿，应注意多休息少运动，减少关节损伤。慢性肌肉损伤、瘀血可用热敷、理疗。尿道炎、肾盂肾炎等应嘱患者多饮水排尿。慢性支气管炎患者，天冷应注意保暖，避免受凉感冒，应戒烟，避免接触灰尘及刺激性气体。患者痰多时应采取体位引流，每日 2 ～ 3 次，每次约 15 分钟。

二、注意全身状态变化

应随时注意观察患者神志与感觉，鼓励患者加强身体锻炼，注意生活规律及合理营养，保持好的心态，以增强全身抵抗力。对全身发热的防御作用的深入了解有助于临床上对炎症发热病人的护理，如儿童高热，应增加冰袋，头部局部降温。对炎症渗出成分的观察和认识将有助于对疾病的性质、发生、发展和转归的判断，如注意观察尿道炎病人的尿液颜色和浑浊度等。对急性炎症的蔓延和扩散规律的认识有助于正确护理炎症局部病变，早期发现炎症的扩散等。

学习检测

【A2 型题】

1. 某患者进食不洁食物后腹泻，经输液对症治疗，3 天后痊愈，按炎症的病程分，该炎症属于哪种类型的炎症？ ( )

A. 急性炎症　B. 慢性炎症　C. 亚急性炎症　D. 超急性炎症　E. 渗出性炎症

2. 某患者患腮腺炎后，右前臂内侧有红丝一条，该红丝的性质是 ( )

A. 淋巴腺炎　B. 脉管炎　C. 淋巴管炎　D. 淋巴结炎　E. 神经炎

【A3 型题】

（3、4 共用题干）

患者，男性，38 岁，5 天前病理活检诊断为“慢性浅表性胃炎”。

3. 该疾病最好发的部位是 ( )

A. 贲门　B. 胃体部　C. 胃窦部　D. 幽门部　E. 胃大弯侧

4. 该疾病最主要的炎症细胞类型是 ( )

A. 嗜酸性粒细胞　B. 中性粒细胞　C. 淋巴细胞　D. 巨噬细胞

第五章 肿瘤

学习目标

1. 掌握肿瘤、肿瘤的异型性、转移等基本概念。
2. 熟悉常见肿瘤的形态学特征及肉眼形态学特点。
3. 了解肿瘤的病因及发病机制。

学习导入

患者，陈某，女，57 岁。育有一子，绝经 3 年。1 年前右乳外上象限发现一无痛性肿块，质地硬，活动度差，直径 2.0 cm。2 月前出现局部皮肤红、肿、热、痛，右乳头可挤出褐色分泌物。肿物表面皮肤呈现橘皮样改变，乳头略有下陷，右腋窝可扪及蚕豆大硬淋巴结一个。

思考

1. 该患者可能患有何种疾病?
2. 诊断依据是什么?

肿瘤（tumor，neoplasm）是常见病、多发病，其中恶性肿瘤是目前危害人类健康最严重的一类疾病。在欧美一些国家，恶性肿瘤的病死率仅次于心血管系统疾病，居第二位。在我国，恶性肿瘤已经成为城市居民的首位死因和农村居民的第二位死因。我国最常见和危害最严重的肿瘤为肺癌、食管癌、胃癌、大肠癌、肝癌、乳腺癌、鼻咽癌、宫颈癌和淋巴瘤、白血病。

第一节　肿瘤的概念

肿瘤是机体在各种致瘤因素的作用下，局部组织细胞发生基因突变，异常增生所形成的新生物，常形成局部肿块。非肿瘤性增生与肿瘤性增生具有本质的区别（表 5-1）。

表 5-1　非肿瘤性增生与肿瘤性增生的区别

	非肿瘤性增生	肿瘤性增生
细胞增殖	正常调节，多克隆性增殖	基因突变，单克隆性增殖
分化程度	分化成熟	分化障碍，不同程度地丧失分化成熟能力
生长调节	受机体调控，依赖病因	不受机体调控，不依赖病因
对机体的影响	与机体协调，对机体有益	与机体不协调，有害，甚至危及生命

第二节　肿瘤的特性

一、肿瘤的形态与结构

（一）肿瘤的肉眼形态

肉眼观肿瘤的形态多种多样，并可在一定程度上反映肿瘤的良恶性。

1. 数目　肿瘤数目不等，多为单发，也可多发，如子宫多发性平滑肌瘤、家族性结肠腺瘤病、神经纤维瘤病等。

2. 大小　肿瘤大小不一，大的可达 50 kg 以上，小的只有在显微镜下才能看到，如原位癌。一般来说，肿瘤的大小与肿瘤的性质（良、恶性）、发生部位、生长时间有一定的关系。生长于体表或较大体腔内的肿瘤有时可生长得很大，而生长于密闭的狭小腔道内的肿瘤一般较小。良性肿瘤生长缓慢、对机体影响相对较小，往往能够长成巨大的肿瘤。相反，恶性肿瘤多生长迅速，在肿瘤很小时便可发生早期转移，甚至致死。

3. 形状　肿瘤的形状不一，与其发生部位、组织来源、生长方式和肿瘤的性质密切相关。发生于深部组织的肿瘤多呈结节状、分叶状、哑铃状或囊状。发生于体表或体腔表面的肿瘤常突出于皮肤或黏膜表面，呈乳头状、菜花状、蕈状、绒毛状、息肉状，也可呈溃疡状、弥漫性肥厚状等（图 5-1）。

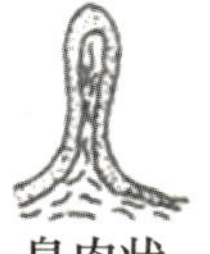

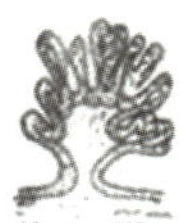

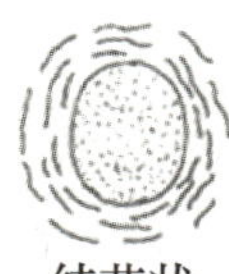

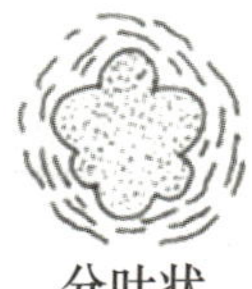

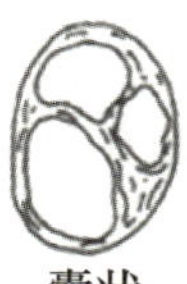

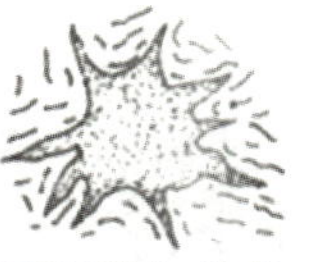

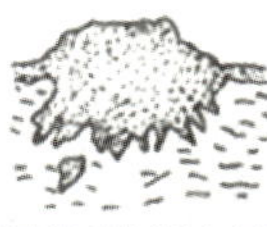

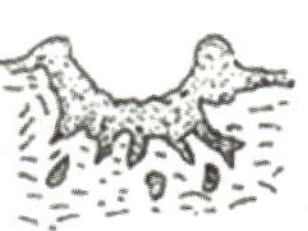

图 5-1　肿瘤生长方式及形状

4. 质地　与肿瘤的种类、肿瘤的实质与间质的比例及有无变性、坏死有关。实质较多的肿瘤一般较软；相反，间质较多的肿瘤一般较硬。瘤组织发生坏死时较软，发生钙化或骨化时则较硬。

5. 颜色　一般肿瘤的切面呈灰白或灰红色，视其含血量的多少、有无出血、变性、坏死等而定。有些肿瘤会因其组织来源或含有色素而呈现不同的颜色。如脂肪瘤呈浅黄色，油腻；血管瘤呈鲜红色或暗红色；黏液瘤呈灰白色；黑色素瘤呈黑色或棕褐色。

（二）肿瘤的组织结构

1. 肿瘤的实质　即肿瘤细胞，是肿瘤的主要成分，通常根据肿瘤的实质形态来识别肿瘤的组织来源，进行肿瘤的分类、命名和组织学诊断，并根据其分化成熟程度和异型性大小来确定肿瘤的良恶性和肿瘤的恶性程度。一般情况下，一种肿瘤只有一种实质成分，少数肿瘤可以含有两种甚至多种实质成分，如畸胎瘤的实质包括内胚层、外胚层等多种组织成分。

2. 肿瘤的间质　肿瘤的间质成分不具特异性，起着支持和营养肿瘤实质的作用。以血管和结缔组织为主，还包括淋巴管、残存的神经以及数量不等的淋巴细胞、浆细胞、巨噬细胞等。其中各种炎细胞起着抑制肿瘤生长的作用，是机体对肿瘤的免疫反应。

二、肿瘤的代谢特点

肿瘤主要通过无氧糖酵解获取能量。因此，肿瘤细胞内的 DNA 和 RNA 含量高于正常组织。肿瘤组织蛋白质合成和分解代谢都增强，但合成代谢超过分解代谢，甚至夺取正常组织的蛋白质分解产物，合成肿瘤本身的蛋白质，结果使患者严重消耗，处于恶病质状态。

肿瘤组织还可以合成肿瘤蛋白，作为肿瘤特异抗原或相关抗原，引起机体的免疫反应。有些肿瘤蛋白与胚胎抗原有共同抗原，称之为肿瘤胚胎抗原，可作为肿瘤标志物。肿瘤标志物（tumor marker）是指肿瘤组织产生的可以反映肿瘤自身存在的化学物质。这些物质可以是大分子的蛋白质，也可以是小分子的脂质。临床上重要的肿瘤标志物见表 5-2。

肿瘤标志物

表 5-2　重要的肿瘤标志物

肿瘤标志物	常见肿瘤
甲胎蛋白	肝细胞癌、内胚窦瘤
癌胚抗原	大肠癌、胃癌、胰腺癌、肺癌
酸性磷酸酶	前列腺癌
碱性磷酸酶	骨肉瘤
CA 19-9	胰腺癌

三、肿瘤的异型性

异型性（atypia）是指肿瘤的组织结构和细胞形态与起源的正常组织或细胞之间的差异性，是诊断肿瘤，确定肿瘤良、恶性的主要组织学依据。肿瘤异型性的大小反映肿瘤组织的成熟程度（即分化程度）。一般来讲，肿瘤的异型性越大，表示肿瘤的分化程度越低，其恶性程度也就越高。肿瘤的异型性表现在细胞形态和组织结构两方面。

（一）肿瘤细胞的异型性

良性肿瘤细胞的异型性小，一般与其来源的正常细胞相似。恶性肿瘤细胞常具有高度的异型性，表现为以下特点（图 5-2）：

1. 细胞的多形性　细胞形态不规则，大小不一致，恶性肿瘤细胞一般比正常细胞大，可出现瘤巨细胞。

2. 细胞核的多形性　细胞核增大，核浆比值增大（正常细胞为 1:4 ～ 1:6，癌细胞接近 1:1），出现巨核、双核、多核或奇异核；核着色深（由于核内 DNA 增多），染色质聚集在核膜下，核膜增厚；核仁清楚，数目增多。

3. 核分裂增多　恶性肿瘤核分裂增多，并可出现病理性核分裂，包括不对称性、三极、四极、多极及顿挫性核分裂。病理性核分裂对诊断恶性肿瘤具有重要意义。

4. 其他　因胞质内核蛋白体增多导致胞质嗜碱性，有的肿瘤细胞内可产生黏液、脂质、糖原和色素等。

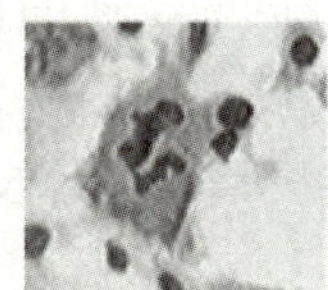 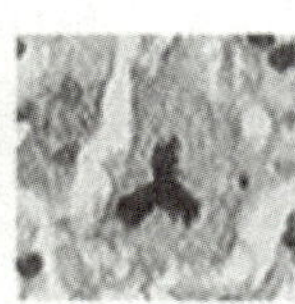 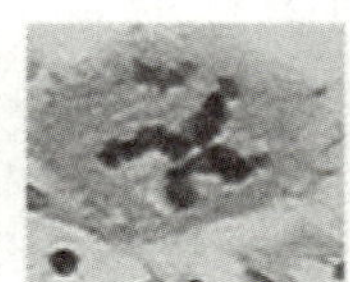 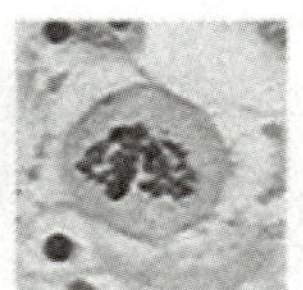 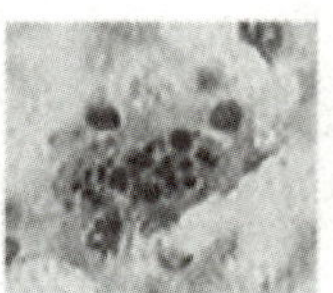

图 5-2　肿瘤细胞异型性

（二）肿瘤组织结构的异型性

肿瘤组织结构的异型性是指肿瘤组织在空间排列方式上（包括极向、器官样结构及其与间质的关系等方面）与其来源的正常组织的差异。良性肿瘤细胞的异型性不明显，但排列与正常组织不同，诊断有赖于组织结构的异型性，如纤维瘤的细胞和正常纤维细胞很相似，但其排列与正常纤维组织不同，呈编织状。恶性肿瘤的组织结构异型性明显，瘤细胞排列更为紊乱，失去正常的组织结构、层次或极向，如纤维肉瘤、腺癌。

四、肿瘤的生长与扩散

肿瘤的生长与扩散

具有局部浸润和远处转移是恶性肿瘤生长最重要的特点，并且是恶性肿瘤致人死亡的主要原因。

（一）肿瘤的生长

1. 肿瘤的生长速度　各种肿瘤的生长速度有很大的差异，主要

取决于肿瘤细胞的分化程度。一般来说，良性肿瘤生长较缓慢，恶性肿瘤生长较快。若良性肿瘤生长速度突然加快，应考虑恶变的可能。

2. 肿瘤的生长方式

（1）膨胀性生长（expansile growth）：主要是良性肿瘤的生长方式。肿瘤生长缓慢，不侵袭周围组织，常呈结节状，逐渐增大，如膨胀的气球推开并挤压周围组织。肿瘤包膜完整，边界清楚，触诊活动度大，手术易切除，不易复发。

（2）浸润性生长（invasive growth）：主要是恶性肿瘤的生长方式。瘤细胞分裂增生，如同树根在泥土里生长一样，侵袭并破坏周围正常组织，因此肿瘤常无包膜，边界不清，触诊活动度小，多固定，手术切除这种肿瘤时，为防止复发，切除范围应该比肉眼所见范围大，因为这些部位也可能有肿瘤细胞的浸润。

（3）外生性生长（exophytic growth）：发生在体表、体腔表面或者消化道、泌尿生殖道表面的肿瘤均可向表面生长，形成突起的息肉状、乳头状、菜花状的肿物为外生性生长。良、恶性肿瘤均可呈外生性生长。但恶性肿瘤常伴有基底部的浸润性生长，由于生长迅速、血供不足，容易发生坏死脱落而形成底部高低不平、边缘隆起的恶性溃疡。

（二）肿瘤的扩散

肿瘤扩散是恶性肿瘤的生物学特性之一。扩散的方式包括直接蔓延和转移。

1. 直接蔓延　恶性肿瘤在生长的过程中，可以沿组织间隙、肌间隙、神经束、淋巴管和血管侵入并破坏邻近的器官和组织，再继续生长，称为直接蔓延（direct spreading）。晚期子宫颈癌可蔓延至宫体、膀胱及直肠；晚期乳腺癌可蔓延至胸肌、胸腔甚至达肺。

2. 转移　是指恶性肿瘤细胞从原发部位侵入淋巴管、血管或体腔，到达其他部位继续生长，形成与原发部位肿瘤相同类型肿瘤的过程。原发部位的肿瘤为原发瘤，其他部位的肿瘤为转移瘤、继发瘤。常见的转移途径有以下几种：

（1）淋巴道转移：是上皮组织来源的恶性肿瘤的主要转移途径。瘤细胞侵入淋巴管后，常首先转移到引流的局部淋巴结，使淋巴结肿大、变硬、粘连。随后，继续转移到下一站淋巴结，最后肿瘤细胞经胸导管进入血流而引起血道转移。当回流淋巴道阻塞时，肿瘤可通过吻合支的开放而逆行转移到其他部位的淋巴结。

（2）血道转移：在各种恶性肿瘤均可发生，尤多见于肉瘤、肾癌、肝癌、甲状腺滤泡性癌及绒毛膜癌。其转移途径与血栓栓子运行途径相似。肿瘤细胞多经毛细血管与小静脉（管壁较薄）直接入血；亦可经淋巴管－胸导管或淋巴－静脉通路入血，恶性瘤细胞侵入血管后可随血流到达远隔器官继续生长，形成转移瘤。恶性肿瘤可以通过血道转移而累及许多器官和组织，最常见的是肺和肝。转移瘤具有弥漫分布、结节大小一致等特点。

（3）种植性转移：当胸腔、腹腔、蛛网膜下腔等体腔内的恶性肿瘤累及器官表面时，肿瘤细胞可脱落并像播种一样种植在体腔其他器官的表面形成转移瘤，这种扩散方式称为种植性转移。通常伴有体腔积液，体液内可查到肿瘤细胞。

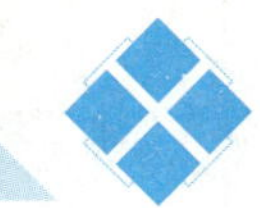

五、恶性肿瘤的分级和分期

1. 分级　根据恶性肿瘤的异型性大小、分化高低、核分裂多少来确定肿瘤的分级。近年来常用的是三级分级法，即Ⅰ级为高分化，属低度恶性；Ⅱ级为中分化，属中度恶性，Ⅲ级为低分化，属于高度恶性。

2. 分期　根据恶性肿瘤的大小及浸润深度（T）、淋巴结转移（N）的情况，以及有无远隔脏器的转移（M），将恶性肿瘤进行TNM分期。T指肿瘤的原发灶，随着肿瘤体积的增加和邻近组织受累范围的增加，依次用T_1～T_4来表示；N指局部淋巴结受累情况，淋巴结未受累时，用N_0表示，随着淋巴结受累程度和范围的加大，依次用N_1～N_3表示；M指远处转移。无远处转移者用M_0表示，有远处转移者用M_1～M_2表示。

恶性肿瘤的分级和分期对于肿瘤临床治疗和护理非常重要，是制定治疗方案和估计预后的重要参考。临床上，常使用“五年生存率”“十年生存率”等统计指标来衡量肿瘤恶性程度，这些指标与肿瘤的分期有密切关系。总之，分期越低，生存率越高；分期越高，生存率越低。

第三节　肿瘤对机体的影响

大多数良性肿瘤生长缓慢，不浸润，不转移，对机体影响较小。主要危害表现为局部压迫和阻塞。其影响与发生部位有密切关系，体表良性肿瘤很少引起症状，但发生在重要器官的良性肿瘤亦可引起严重后果。

恶性肿瘤分化差，生长快，浸润破坏组织器官，发生转移，严重危害患者的健康。主要表现为：①局部压迫和阻塞症状比良性肿瘤严重。②肿瘤易发生坏死、溃疡、穿孔、出血和感染。③浸润和压迫神经引起的顽固性疼痛，严重折磨患者。④引起恶病质。表现为严重消瘦、无力、贫血、全身衰竭，多见于癌症晚期。⑤引起转移，85%以上的恶性肿瘤患者死于转移。⑥引起副肿瘤综合征，是指那些不是由肿瘤及其转移灶所在部位直接破坏而引起的，而是由肿瘤间接引起的一系列临床表现。包括肿瘤引起的内分泌紊乱，神经系统、消化系统、造血系统、骨关节系统和泌尿系统异常。

第四节　良性肿瘤与恶性肿瘤的区别

良性肿瘤与恶性肿瘤在组织分化、形态特点、生物学行为以及对机体的影响方面有着本质的不同，因此正确鉴别肿瘤的性质，对于肿瘤的诊断、治疗与护理，以及判断预后具有重要意义。

从表5-3中可以看出，区别良性肿瘤和恶性肿瘤还要考虑各种因素的影响，综合分析判断。首先，良、恶性肿瘤从本质上讲，是指其生物学行为的良、恶性，即对机体危

害性的大小。如血管瘤为良性肿瘤，但多呈侵袭性生长，无包膜，界限不清，切除后容易复发；发生在某些重要器官的良性肿瘤也可引起严重后果，例如颅内良性肿瘤（脑膜瘤、星形胶质细胞瘤）可压迫脑组织，阻塞脑室系统，导致极大的危害，甚至危及生命。其次，良性肿瘤与恶性肿瘤之间并无绝对界限，有些肿瘤的组织形态和生物学行为介于良性肿瘤与恶性肿瘤之间，称之为交界性肿瘤。例如膀胱的乳头状瘤具有良性细胞形态，但容易复发，甚至转变成恶性肿瘤。

表 5-3 良性肿瘤与恶性肿瘤的区别

	良性肿瘤	恶性肿瘤
组织分化程度	分化好，异型性小，与起源组织的形态相似	分化差，异型性大，与起源组织的形态差别大
核分裂象	核分裂象无或稀少，不见病理核分裂象	核分裂象多见，并可见病理核分裂象
生长速度	缓慢	较快
生长方式	多为膨胀性或外生性生长，常有包膜形成，与周围组织一般分界清楚	多为浸润性或外生性生长，无包膜形成，与周围组织一般分界不清楚
继发改变	很少发生坏死和出血	常发生坏死、出血和溃疡
转移	不转移	常有转移
复发	手术后很少复发	经常复发
对机体影响	影响较小，主要引起局部压迫或阻塞	影响较大，除压迫、阻塞外，还破坏浸润其他组织

第五节 肿瘤的命名

人体几乎所有的组织和器官都可以发生肿瘤。因此肿瘤种类繁多，命名复杂。

一、良性肿瘤的命名

大多数良性肿瘤的命名是在起源组织名称之后加“瘤”（-oma）。命名原则是：部位 + 起源组织 + 瘤，如甲状腺腺瘤、子宫平滑肌瘤、肝血管瘤等。部分良性肿瘤是结合肿瘤形态特点命名的，如卵巢囊腺瘤、结肠息肉状腺瘤等。

二、恶性肿瘤的命名

1. 癌　由上皮组织起源的恶性肿瘤称为癌（carcinoma）。命名原则是：部位 + 起源组织 + 癌，如肺鳞状细胞癌、膀胱移行细胞癌等。也可结合形态命名，如形成乳头状及囊状结构的腺癌，则称为乳头状囊腺癌。

2. 肉瘤　由间叶组织起源的恶性肿瘤称为肉瘤（sarcoma）。命名原则是：部位 + 起源组织 + 肉瘤，如纤维肉瘤、脂肪肉瘤、骨肉瘤等。

三、其他命名方式

1. 母细胞瘤（blastoma）　是起源于幼稚组织的肿瘤，大多为恶性，常发生于儿童。

如视网膜母细胞瘤、肝母细胞瘤及肾母细胞瘤（又称韦尔姆斯瘤 Wilms’ tumor）。也有少数为良性的，如肌母细胞瘤、骨母细胞瘤、软骨母细胞瘤等。

2. 以“人名”命名恶性肿瘤　如霍杰金病（Hodgkin’s disease）是恶性淋巴瘤的一种；伯基特淋巴瘤（Burkitt’s lymphoma）为B淋巴细胞发生的恶性淋巴肿瘤；韦尔姆斯瘤（Wilms’ tumor）为原始肾组织发生的恶性肿瘤；尤文肉瘤（Ewing’s sarcoma）是骨组织内未分化细胞发生的恶性肿瘤。

3. 以“病”命名恶性肿瘤　如白血病是造血组织的恶性肿瘤；蕈样真菌病（mycosis fungoides）为皮肤的T细胞淋巴瘤。

4. 在肿瘤名称前加“恶性”　如恶性畸胎瘤，恶性淋巴瘤。

5. 有些肿瘤虽然以“瘤”命名，但实际上是恶性肿瘤　如黑色素瘤（melanoma）为黑色素细胞发生的恶性肿瘤；精原细胞瘤（seminoma）为睾丸生殖细胞恶性肿瘤的一种；骨髓瘤（myeloma）为浆细胞来源的恶性肿瘤。

6. 癌肉瘤（carcinosarcoma）　是指肿瘤内既有癌的成分，又有肉瘤的成分。

7. 交界性肿瘤（borderline tumor）　是指介于良性和恶性之间的肿瘤，多见于卵巢。如交界性黏液性乳头状囊腺瘤、交界性浆液性囊腺瘤。这些肿瘤在组织学上介于囊腺瘤与囊腺癌之间，但本质上是低度恶性的，同样可以发生转移。

第六节　癌前病变、非典型性增生和原位癌

一、癌前病变

癌前病变是指某些具有癌变潜在可能性的病变，如长期存在不及时治疗就有可能转变为癌。常见的癌前病变有：

1. 黏膜白斑　常见于口腔、外阴等处黏膜。为鳞状上皮的过度增生和过度角化并有一定异型性，长期不愈可转变为鳞状细胞癌。

2. 慢性子宫颈炎伴宫颈糜烂　这是妇科常见疾患，是在慢性宫颈炎基础上，宫颈阴道部的鳞状上皮被来自子宫颈管内膜的单层柱状上皮取代，可以转变为宫颈鳞状细胞癌。

3. 直肠、结肠的腺瘤性息肉　单发、多发均可发生癌变，有家族史的多发者，更易发生癌变。

4. 乳腺增生性纤维囊性变　内分泌失调引起，伴有导管内乳头状增生者易发生癌变。

5. 慢性萎缩性胃炎及胃溃疡　慢性萎缩性胃炎伴胃黏膜上皮的肠上皮化生可发生癌变。慢性胃溃疡长期不愈，也可发生癌变，其癌变率大约为1%。

6. 慢性溃疡性结肠炎　在反复溃疡和黏膜增生的基础上可发生结肠腺癌。

7. 皮肤慢性溃疡　经久不愈的皮肤溃疡和瘘管，特别是小腿慢性溃疡可发生鳞状上皮增生，易癌变。

8. 肝硬化　病毒性肝炎进展为肝硬化，相当一部分可进一步发展为肝细胞性肝癌。

二、非典型增生

近年来，学术界已基本转向使用异型增生来描述与肿瘤相关的非典型增生。非典型增生是上皮细胞异乎常态的增生，形态呈现一定程度的异型性，但不足以诊断为癌，多发生于皮肤或黏膜表面的鳞状上皮，也可发生于腺上皮。这种非典型增生如累及 2/3 以上尚未达到全层的为重度非典型增生，很难逆转而发生癌变。癌前病变常通过这种形式转变为癌。

三、原位癌

原位癌是指癌细胞占据上皮全层，但尚未突破基底膜向下浸润生长者称为原位癌。如子宫颈、食管及皮肤的原位癌。

第七节　常见肿瘤

一、上皮组织肿瘤

（一）良性上皮性肿瘤

1. 乳头状瘤（papilloma）　由被覆上皮发生，并向表面呈乳头状生长的良性肿瘤。

（1）好发部位：皮肤及黏膜表面。

（2）肉眼特点：肿瘤呈细指状或乳头状突起于表面，基底部可宽广，亦可纤细。

（3）镜下特点：乳头中央为肿瘤间质构成的纤维血管轴，表面被覆分化良好的鳞状上皮（皮肤、外阴、口腔等）、腺上皮（胃肠道）或移行上皮（膀胱、肾盂）（图 5-3）。

2. 腺瘤（adenoma）　为腺上皮发生的良性肿瘤。

（1）好发部位：体内任何腺体均可发生。多见于甲状腺、卵巢、胃肠道黏膜等处。

（2）肉眼特点：黏膜腺瘤多呈息肉状；腺器官内的腺瘤多呈结节状，包膜完整；腺瘤内腺上皮浆液或黏液分泌多时，则形成单房或多房的囊腔，囊腔内面可形成乳头。

（3）镜下特点：根据腺瘤的组成成分或形态特点可将之分为息肉状腺瘤、囊腺瘤（如卵巢黏液性囊腺瘤、浆液性囊腺瘤）、纤维腺瘤、多形性腺瘤等类型。

（二）恶性上皮组织肿瘤

起源于上皮组织的恶性肿瘤统称为癌，多见于 40 岁以上人群，常以浸润性生长为主，与周围分界不清。发生于皮肤、黏膜表面者呈息肉状或菜花状，表面常有坏死及溃疡形成。癌早期一般经淋巴道转移，晚期才发生血道转移。常见类型有：

1. 鳞状细胞癌（squamous cell carcinoma）　简称鳞癌，是鳞状上皮发生的恶性肿瘤。

（1）好发部位：鳞状上皮被覆的部位均可发生鳞癌。如皮肤、口腔、子宫颈、阴道、食管、阴茎等；支气管、胆囊、肾盂等非鳞状上皮被覆的部位可通过鳞状上皮化生发生鳞癌。

（2）镜下特点：癌细胞形成巢状，外周细胞与基底细胞相似，中间细胞与棘细胞相似，中央为环状红染的角化物，称为角化珠（keratin pearl）或癌珠。高分化鳞癌可见大量角化珠（图 5-4），中分化鳞癌有少量角化珠，低分化鳞癌无角化珠，且细胞异型性显著，核分裂多见。

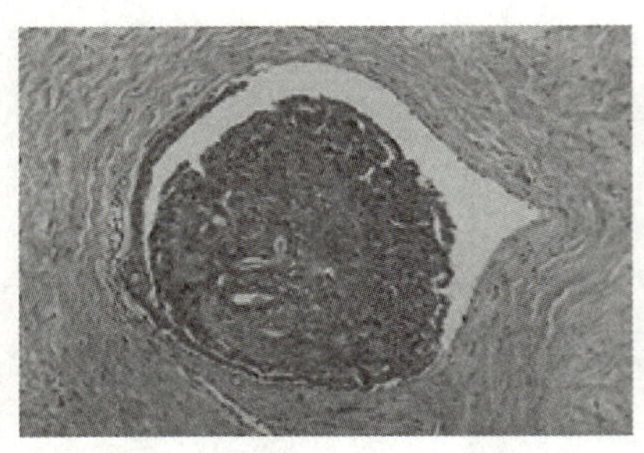
图 5-3　乳腺管内乳头状瘤

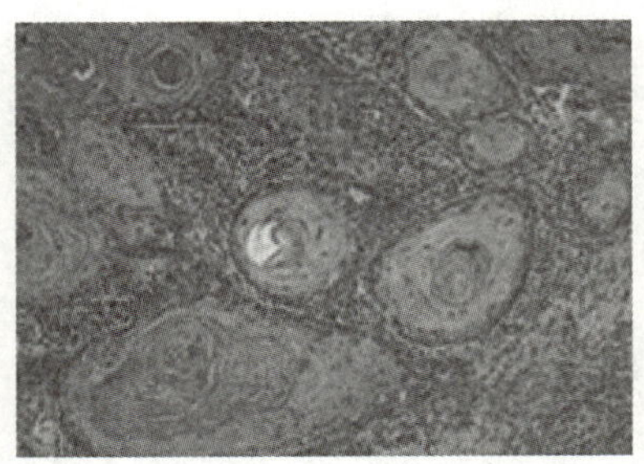
图 5-4　鳞状细胞癌

2. 腺癌（adenocarcinoma）　由腺上皮发生的恶性肿瘤。

肠腺癌

（1）好发部位：有腺体的部位均可发生腺癌。多见于胃肠道、子宫内膜、乳腺、甲状腺和胰腺等处。

（2）肉眼特点：肿瘤可呈息肉状、菜花状、结节状。切面灰白，质硬，边界不清。

（3）镜下特点：癌细胞形成腺体，腺体排列密集，大小、形态不一，腺上皮细胞异型性显著，排列紊乱。

高分化腺癌：形成大量腺体结构；

中分化腺癌：大部分形成腺体结构，少部分形成实性细胞团；

低分化腺癌：少部分形成腺体结构，大部分形成实性细胞团；

实性癌：分化很差，癌细胞不形成腺体，而形成实性细胞团或条索；

硬癌：有大量的纤维组织，少量的癌细胞条索，因而质地硬韧，故名硬癌；

髓样癌：有大量癌细胞，少量的纤维组织，因而质地如脑髓样软，故名髓样癌；

黏液腺癌：癌细胞分泌大量的黏液，形成黏液湖，癌细胞飘浮在黏液中，肉眼下，肿瘤是半透明的胶冻状，因而又称胶样癌；

印戒细胞癌：癌细胞内黏液将细胞核推向一侧，使细胞呈戒指样。

二、间叶组织肿瘤

（一）良性间叶组织肿瘤

这类肿瘤的分化成熟程度高，其组织结构、细胞形态、硬度、颜色等均与其起源的正常组织相似。肿瘤生长慢，一般具有包膜。常见有以下几种：

1. 纤维瘤（fibroma）　由纤维组织发生的良性肿瘤，此瘤生长慢，手术摘除后不再复发。

（1）好发部位：皮下、筋膜间。

（2）肉眼特点：外观呈结节状，与周围组织分界明显，有包膜，切面呈灰白色。

（3）镜下特点：瘤组织内的胶原纤维排成束状，互相编织，纤维间含有纤维细胞，两者交织在一起形成肿瘤实质。

2. 脂肪瘤（lipoma）　由脂肪组织发生的良性肿瘤，脂肪瘤一般无明显症状，但也有引起局部疼痛症状者，很少恶变，手术易切除。

（1）好发部位：躯干、四肢皮下。

（2）肉眼特点：外观为扁圆形或分叶状，有包膜，质地柔软，色淡黄，有正常的脂肪组织的油腻感（图 5-5）。

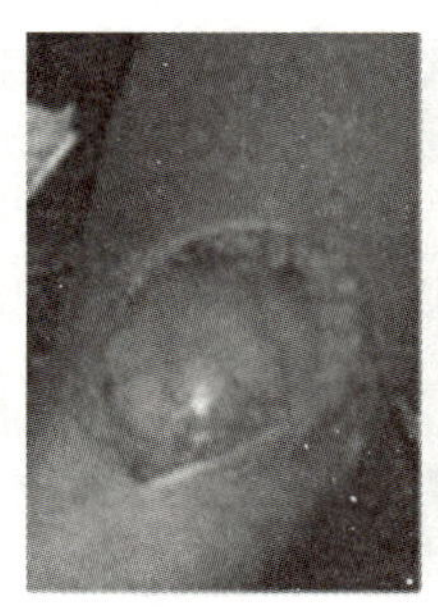
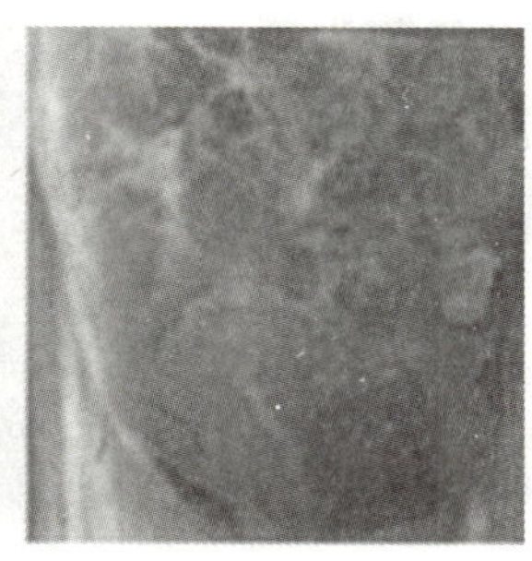

图 5-5　脂肪瘤

（3）镜下特点：与正常脂肪组织的区别在于脂肪瘤有包膜。瘤组织分叶大小不规则，并有不均等的纤维组织间隔存在。

3. 平滑肌瘤（leiomyoma）　由平滑肌细胞发生的良性肿瘤。

（1）好发部位：子宫和胃肠道。

（2）肉眼特点：可单发，亦可多发。结节状，边界清楚，灰红色，可见编织状条纹。

（3）镜下特点：细胞排列成束状、互相编织，核呈长杆状，两端钝圆，核分裂少见。

4. 血管瘤（hemangioma）　由血管发生的良性肿瘤，多为先天发生，所以常见于儿童。

（1）好发部位：任何部位，以皮肤多见。

（2）肉眼特点：在皮肤黏膜呈突起的鲜红肿块，或呈暗红色或紫红色肿块，压之退色。

（3）镜下特点：组织学上分为毛细血管瘤、海绵状血管瘤和混合型血管瘤。毛细血管瘤由成团的毛细血管构成。海绵状血管瘤由大小不等的血窦构成，肉眼下呈海绵状，故名海绵状血管瘤。混合型血管瘤内既有毛细血管成分，又有海绵状血管瘤成分。

（二）恶性间叶组织肿瘤

1. 纤维肉瘤（fibrosarcoma）　由纤维组织发生的恶性肿瘤，是肉瘤中常见的一种。

（1）好发部位：四肢皮下及深部组织。

（2）肉眼特点：结节状，粉红色，质较软，鱼肉状，可有假包膜。

（3）镜下特点：由异型性明显的纤维母细胞样的细胞构成，产生胶原纤维，呈编织状排列（图 5-6）。

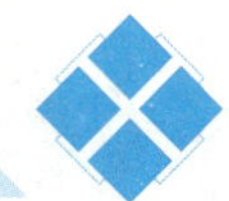

2. 骨肉瘤（osteosarcoma） 由骨母细胞发生的恶性肿瘤。为最常见的骨恶性肿瘤。

（1）好发年龄与部位：青少年多见。好发于四肢长骨的干骺端，尤其是股骨下端和胫骨上端。恶性度高，早期即可经血道转移至肺。

（2）肉眼特点：肿瘤破坏干骺端皮质及骨髓腔，并可侵犯周围的软组织，还可穿过骺板侵犯骨骺。X 线可见特征性的 Codman 三角和日光放射状影像（图 5-7）。

（3）镜下特点：肿瘤细胞可呈梭形、三角形、多边形，异型性明显。肿瘤细胞产生骨基质，并形成骨小梁样结构。

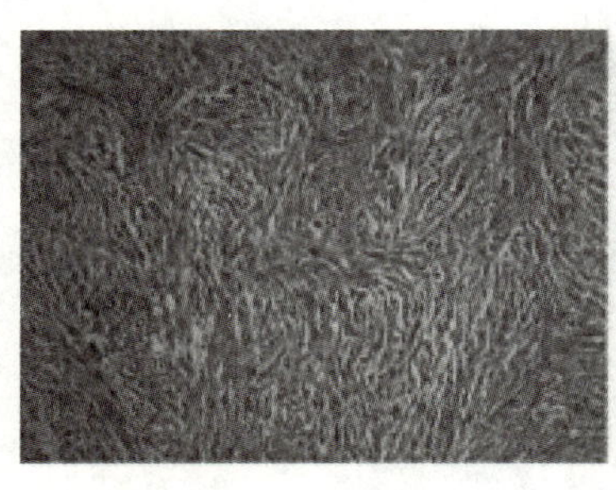
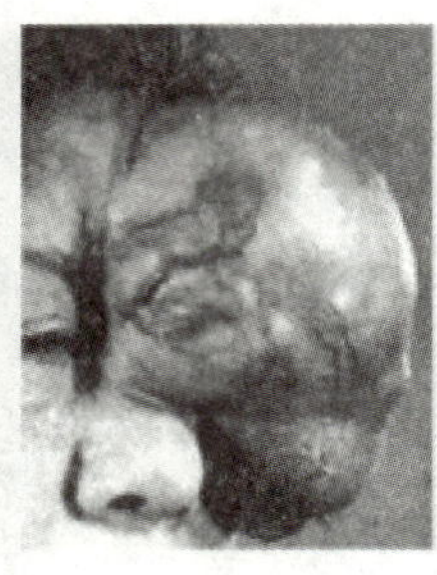

图 5-6 纤维肉瘤

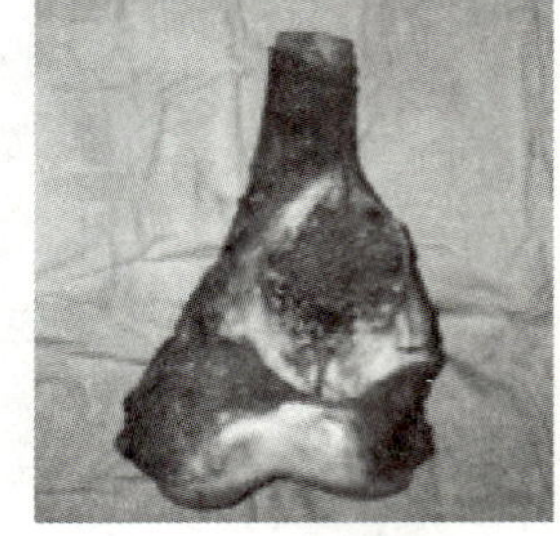

图 5-7 骨肉瘤

三、癌和肉瘤的区别

癌和肉瘤的区别见表 5-4。

表 5-4 癌和肉瘤的区别

	肉瘤	癌
组织来源	间叶组织	上皮组织
发病率	较低	较高，约为肉瘤的 9 倍
发病年龄	大多见于青少年	多见于 40 岁以上的成人
肉眼特点	灰红、质软、湿润、鱼肉状	灰白、质硬、干燥
组织特点	瘤细胞弥漫分布，实质与间质分界不清	巢状结构，实质与间质分界清楚
转移途径	多经血道转移	多经淋巴道转移

第八节 肿瘤的病理学检查

肿瘤的病理学检查是肿瘤诊断的重要方法之一，可明确肿瘤的性质（良性或恶性）、组织来源、累及范围，也是临床治疗的重要依据。常用的病理学检查方法如下：

1. 脱落细胞学检查 常用的阴道涂片、痰涂片、胸水和腹水涂片、尿液离心涂片、食管拉网涂片、鼻咽癌脱落细胞涂片、胃冲洗液离心涂片及各种内窥镜细胞涂片等，均可用来筛查患者，提高肿瘤的阳性诊断率。

2. 针吸细胞学检查 细针穿刺吸取肿块内少量细胞，进行细胞涂片检查，进一步

确定肿块性质。这一方法首先用于乳腺肿块的诊断，可达到 80% 的确诊率。近年来，B 型超声、CT 诊断、磁共振等新技术的使用，使得对体内深部器官（甲状腺、肝、前列腺、骨等）的肿块定位精确，实施细针穿刺活检更准确，取得了创伤小、确诊率高的效果。

3. 活体组织检查　经内窥镜（纤维胃镜、纤维结肠镜、纤维支气管镜、膀胱镜、阴道镜、腹腔镜等）取出或手术切除病变组织送病理检查，以确定诊断。在紧急情况下，如手术过程中，可进行冰冻切片检查，1 小时内即可获得准确的诊断，及时为治疗方案的确定提供依据。

第九节　肿瘤与临床护理联系

随着对肿瘤研究的不断深入，已形成了专门的学科——肿瘤学。要做好肿瘤患者的护理工作，首先应掌握肿瘤病理学的相关理论知识，了解肿瘤的生物学特性、肿瘤对机体的影响、肿瘤的病因和发病特点等，这样才能做好肿瘤患者的护理诊断和实施良好的护理。同时开展防癌普查、健康咨询和科普宣传。

1. 病情观察　密切观察肿瘤的局部表现和患者的全身反应。

2. 医疗护理　对肿瘤手术患者和放、化疗患者既要做好术前、术中和术后的护理，预防并发症，又要用各种方法缓解患者疼痛，提高患者的生存质量。

3. 生活护理　肿瘤是一种严重的慢性消耗性疾病，绝大多数病人经过住院治疗后，需要回到家中修养并继续门诊治疗。采取各种措施，促进合理的营养摄入，提高机体抵抗力。

4. 疼痛护理　世界卫生组织（WHO）推荐的三阶梯止痛方案，可根据具体情况用于疼痛病人。三阶梯止痛法是指在止痛药选用过程中由弱到强，按阶梯逐级增加。一级止痛应用非阿片类药物，其代表药是阿司匹林、对乙酰氨基酚等；二级止痛是在使用非阿片药物不能解除疼痛时加入弱阿片类药物，其代表药是可待因、右旋丙氧芬等；三级止痛是以上联合用药仍不能解除疼痛时可使用强阿片类药物，如吗啡、哌替啶等。对每一阶梯均可根据病人的情况加用辅助药物，辅助药物可改善患者症状，与止痛药物联合使用可取得更好的止痛效果。

5. 心理护理及健康指导　患者对恶性肿瘤常产生恐惧心理，包括对疾病未知的恐惧、对孤独的恐惧、对疼痛的恐惧、对与亲人分离的恐惧，这些心理因素常常使患者产生消极的情绪，应积极与患者沟通，根据患者文化、认知水平的不同，采取不同的心理疏导工作，对患者进行心理上的教育和治疗，以达到稳定情绪、改善症状、适应环境，促进全面康复为目的的治疗方法，使其树立战胜肿瘤的信心，积极配合各种治疗，提高治疗效果和生存质量。

学习检测

【A2 型题】

1. 患者男性，45 岁，几年前曾患肺结核，给予正规抗结核治疗，最近胸片发现病灶无诱因明显增大成团块状，应高度怀疑为 ( )

A. 肺结核恶化　　B. 结核球
C. 肺结核合并感染　　D. 肺结核后纤维化
E. 疤痕癌

2. 一患者胸片发现肺内巨大肿块，内有厚壁偏心空洞，内缘凹凸不平，肺门淋巴结肿大，直径为 3 cm，最可能的诊断是 ( )

A. 肺鳞癌　　B. 肺脓肿　　C. 干酪性肺结核
D. 肺腺癌　　E. 肺转移瘤

3. 患者男性，50 岁，直肠癌病人，发现血尿，经检查诊断为肿瘤转移，该种转移属于 ( )

A. 血行转移　　B. 淋巴道转移　　C. 直接浸润
D. 种植性转移　　E. 多种渠道转移

4. 患者女性，12 岁，自幼发现右眼睑外侧肿块，圆形，质较硬，基底部不能移动，诊断最可能为 ( )

A. 皮样囊肿　　B. 表皮样囊肿　　C. 纤维瘤
D. 皮脂腺囊肿　　E. 畸胎瘤

5. 患者男性，45 岁，体检发现前上纵隔有 4 cm×5 cm 肿块，紧贴胸骨后，密度均无钙化，与周围器官有脂肪线分开，最可能的诊断为 ( )

A. 甲状腺肿瘤　　B. 胸腺瘤　　C. 畸胎类肿瘤
D. 淋巴瘤　　E. 心包囊肿

6. 患者女性，26 岁，右乳外上象限有一直径约 2 cm 的圆形肿块，边界清楚，表面光滑，可移动，不疼。此肿块最可能是 ( )

A. 乳腺癌　　B. 乳腺增生症　　C. 乳腺纤维瘤
D. 乳腺纤维腺瘤　　E. 乳腺炎症性肿块

【A3 型题】

（7~9 题共用题干）

患者女性，55 岁，发现右乳肿块 10 天。检查：右乳外上象限可扪及直径约 5 cm 肿块，质硬，与皮肤广泛粘连，固定；腋窝可扪及成串肿大淋巴结，固定。

7. 病人可能的诊断为（　）

A. 乳房纤维腺瘤　B. 乳腺癌　C. 乳腺炎
D. 乳腺囊性增生　E. 乳房结核

8. 如诊断明确，治疗采用（　）

A. 放射治疗　B. 单纯乳房切除术
C. 单纯乳房切除术＋放射治疗　D. 乳癌根治切除术
E. 扩大乳癌根治切除术

9. 肿瘤放疗时易损伤皮肤，护理时应（　）

A. 热敷理疗　B. 保持皮肤清洁干燥
C. 按摩　D. 肥皂水清洗
E. 外敷消肿药膏

第六章

发热

学习目标

1. 掌握发热的概念，发热时机体代谢与功能的改变。
2. 熟悉发热的病因、发生机制以及发热时相。
3. 了解发热热型，发热防治和护理的病理生理基础。

学习导入

患者，女性，65 岁。间断尿频、尿急、尿痛、腰痛和发热 5 天。经抗炎和对症治疗后好转。入院前 2 天无明显诱因发热达到 38 ℃，无寒战，伴腰痛、尿频、尿急、尿痛，无肉眼血尿，无浮肿，自服药无效，为进一步诊治入院。发病来饮食可，大便正常，睡眠好，体重无明显变化。查体：T：38.9 ℃，P：120 次 /min，R:26 次 /min，BP：120/80 mmHg。化验：血 WBC：28.9 × 10^9/L，尿蛋白（+）。

思考

1. 分析患者发热的原因。
2. 患者出现了哪些病理过程？

发热（fever）是指在疾病过程中，由于致热原的作用，使体温调节中枢调定点（set point）上移而引起的调节性体温升高，超过正常值 0.5 ℃，并伴有全身代谢和功能变化的病理过程。发热是临床上常见的疾病症状，也是一种很多疾病所共有的病理过程。正常情况下，人体体温能维持相对恒定，一般腋下温度为 36.5 ℃，口腔温度为 37.0 ℃，昼夜波动不超过 1.0 ℃。但在某些生理状态下，如剧烈运动、妇女月经前期、妊娠期等体温可上升高于正常值的 0.5 ℃，则属于生理性体温升高，不称为发热。此外，少数病理性体温升高是因为体温调节失控或障碍而产生的被动性体温升高，其本质不同于发热，称之为过热（hyperthermia）。

第一节　发热的原因和分类

能引起发热的原因有很多，根据原因不同，可将发热分为感染性发热与非感染性发热。

一、感染性发热

病原微生物及寄生虫等侵入机体引起相应病变的同时所伴发的发热称为感染性发热，在所有发热中，感染性发热占 50% ～ 60%，其中细菌感染引起的发热约占 43%，是感染性发热的重要致热物质。

二、非感染性发热

除生物病原体以外的病因引起的发热都属于非感染性发热。包括：

1. 无菌性炎症　见于大手术后、大面积烧伤、严重创伤、心肌梗死、放射损伤等引起组织大片坏死，导致组织蛋白分解以及坏死产物被吸收从而引起发热。

2. 恶性肿瘤　某些恶性肿瘤常伴有发热，如急性白血病、恶性淋巴瘤、肉瘤等，可能与肿瘤组织坏死物的致热作用有关。

3. 变态反应　抗原抗体复合物形成及致敏淋巴细胞产生淋巴因子而导致的发热。见于血清病、风湿热或某些药物引起的变态反应。

4. 类固醇物质　体内某些类固醇产物对人体有明显的致热性，如睾酮的中间代谢产物——本胆烷醇酮。

第二节　发热的发生机制

传统上把能引起发热的物质，统称为致热原（pyrogen），包括发热激活物和内生致热原。

一、发热激活物

发热激活物指能够激活机体产内生致热原细胞，使其产生和释放内生致热原（endogenous pyronen，EP）的物质，包括外源性致热原和体内某些产物。下列几种为常见的发热激活物：

1. 细菌及其毒素　革兰阴性菌（大肠杆菌、伤寒杆菌、淋球菌、脑膜炎球菌等）的内毒素（endotoxin，ET）是最常见的细菌致热原（bacterial progen，BP）。其活性成分是脂多糖，它由三个部分组成：O－特异侧链、核心多糖和脂质 A。其中脂质 A 是致热的主要成分。

某些革兰阳性细菌，如肺炎球菌、白色葡萄球菌、溶血性链球菌等感染同样能引起机体发热。

2. 其他微生物　病毒、螺旋体及真菌等微生物进入体内也可以引起发热。实验证明，这些微生物也可能通过激活产内生致热原细胞产生和释放白细胞致热原而引起发热。

二、内生致热原

内生致热原（endogenous pyrogen，EP）是指在发热激活物的作用下，机体产内生致热原细胞产生并释放的一种致热物质。白细胞中的单核细胞是产生内生致热原的主要细胞。

三、内生致热原引起发热的机制

正常机体体温的相对恒定是依赖体温调节中枢使机体产热和散热保持动态平衡来维持的。当各种因素导致内生致热原产生后，内生致热原可通过血液循环到达下丘脑体温调节中枢，通过各种方式使中枢发热介质发生改变（前列腺素和磷酸腺苷增高，Na^{+}/Ca^{2+}比值上升），导致体温调节中枢调定点上移，此时机体中心温度低于体温调定点的新水平，因此从体温调节中枢发出“调温指令”到产热器官和散热器官，一方面通过运动神经引起骨骼肌活动加强，使产热增多；另一方面通过交感神经反射引起皮肤血管收缩，使散热减少；由于产热大于散热，体温上升引起发热（图 6-1）。

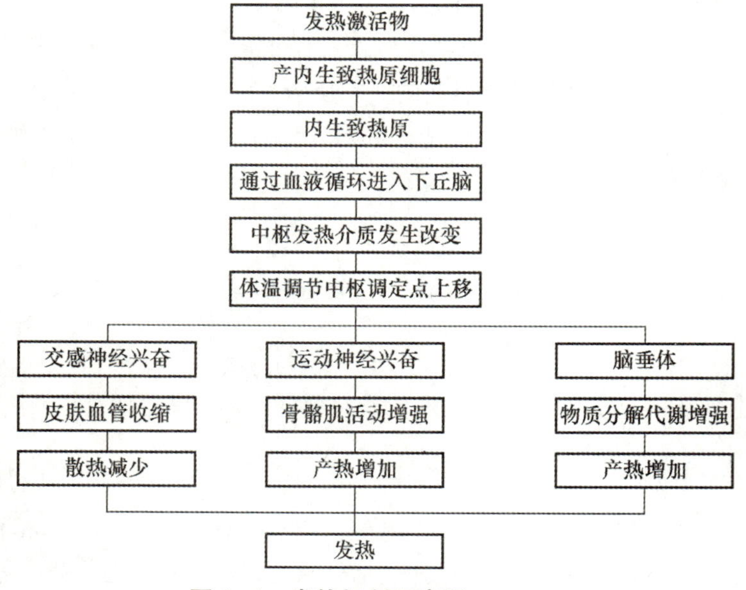

图 6-1　发热机制示意图

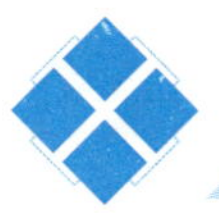

第三节　发热的分期与热型

一、分期

1. 体温上升期（stadium incrementi）　为发热初期，此期热代谢特点为：散热减少，产热增多，产热大于散热，体温逐渐上升，临床表现为畏寒、皮肤苍白、寒战和“鸡皮疙瘩”。皮肤苍白是由于皮肤血管收缩导致血流减少所致。由于皮肤血液减少，皮温下降刺激冷感受器，信息传入中枢时引起畏寒。同时，交感神经传出的冲动引起皮肤竖毛肌收缩而出现“鸡皮疙瘩”。寒战是骨骼肌的不随意周期性收缩，是下丘脑发出的冲动传递到运动终板而致。

2. 高峰期（fastigium）　当体温上升到与新的调定点水平相适应的高度后，就波动于较高的水平上，称为高峰期或高热稽留期。该期持续时间长短不一，从几个小时（如疟疾）、几天（如大叶性肺炎）至一周以上（如伤寒）。此期热代谢特点为产热和散热在较高的水平上趋于新的平衡。由于皮肤血管舒张，患者皮肤发红，皮温增高，热感受器将信息传入中枢，可产生酷热感，高热使皮肤水分蒸发较多导致皮肤和口唇干燥。

3. 体温下降期（stadium decrementi）　此期发热激活物、EP 及发热介质在体内得到控制或清除，上升的体温调定点逐渐回降到正常水平，使机体散热多于产热，体温下降，皮肤血管舒张，汗腺分泌增加引起大量出汗。此期体温可在数天内降到正常，称渐降，也可在几小时内迅速降至正常，称为骤降，此种情况伴有大汗淋漓，个别患者可因此发生失液性休克。

发热的分期与热型

二、热型

将发热患者在不同时间所测的体温数值分别记录在体温表上，将各数值点连接起来形成体温曲线，则该曲线的不同形状称为热型（fever type），不同的疾病有不同的热型。了解各种疾病的热型，在临床上有助于鉴别诊断，判断病情变化，疗效评估以及判断预后等。

热型简介（1）

1. 稽留热　体温恒定持续在 39 ℃以上，24 h 内波动幅度不超过 1 ℃。常见于大叶性肺炎、伤寒等。

2. 弛张热　患者持续高热，体温常在 39 ℃以上，波动幅度大，可达 2～3 ℃或以上。常见于化脓性炎症、败血症、渗出性胸膜炎等。

3. 间歇热　体温骤然升高后迅速下降至正常，每天或隔天复发一次，常见于疟疾。

热型简介（2）

4. 不规则热　发热持续时间不定，体温波动不规则，常见于流行性感冒、风湿热等。

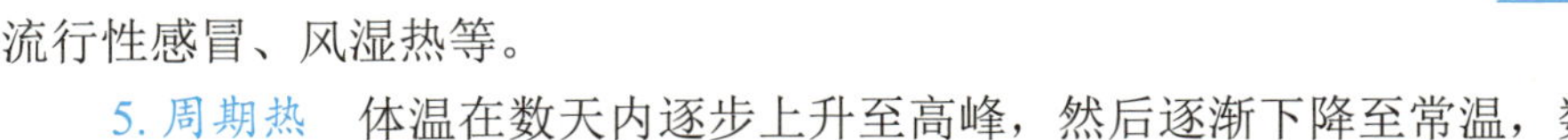

5. 周期热　体温在数天内逐步上升至高峰，然后逐渐下降至常温，数天后又复发，呈现波浪起伏状态，又称波浪热。

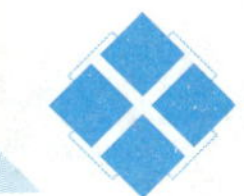

【知识拓展】

输液反应的防治

临床上输液或输血过程中所产生的发热反应，多数都是因为污染 ET 所致，且因其耐热性很高，需干热 160 ℃ 2 h 才能灭活，所以一般灭菌方法不能将其清除。请讨论：怎样在临床上防治输液反应？

第四节　发热时机体的代谢和功能变化

发热是多种疾病的重要病理过程，也是机体抵抗致病因子的防御反应之一，一方面发热可唤起机体的各种防御反应，有利于机体抵御致病因子，但另一方面，持续高热也可以引起机体代谢障碍和各组织器官功能障碍。

一、代谢变化

一般情况下，体温升高 1 ℃，基础代谢率提高 13%，因此发热时，体内物质的消耗明显增多。持久发热的患者如不能得到相应的营养物质的补充会导致消瘦和体重下降。发热时蛋白质分解代谢增强，患者血浆蛋白及白蛋白明显减少，可出现负氮平衡，氮质血症和尿氮排泄增加。发热时糖代谢加强，肝和肌肉中的糖原分解增多，引起血糖增高。由于葡萄糖的无氧酵解也随之增强，组织内乳酸产量增加，患者可出现肌肉酸痛。发热时脂肪分解也会显著加强，大量脂肪分解且氧化不全，有的患者可出现酮血症和酮尿。发热时，患者维生素的摄入和吸收减少，且长期发热又使维生素的消耗增多，故患者易出现维生素缺乏，尤其是维生素 C 和 B 族维生素的缺乏，应适当地补充维生素。发热时水盐代谢在不同时期会出现不同的变化。在体温上升期和高热持续期，患者尿量减少，可导致钠水潴留；在体温下降期，随着大量排汗及皮肤和呼吸道水分蒸发的增加，钠盐的排出也相应增多，又可导致脱水。

二、机体功能改变

1. 心血管系统功能改变　发热时，由于体温升高刺激窦房结以及交感神经－肾上腺髓质系统活动增强，心率也随之加快。一般体温上升 1 ℃，心率平均每分钟增加约 18 次，加之血管收缩，患者血压可略有升高，体温下降时，由于出汗及血管扩张，血压可轻度下降。此外，要注意当体温骤退时，特别是用解热药引起体温骤退时，患者可因大量出汗而致休克。

2. 呼吸系统功能改变　发热时体温升高以及酸性代谢产物的增加可刺激呼吸中枢，使呼吸中枢兴奋性增高并提高呼吸中枢对 CO_2 的敏感性，患者可出现呼吸加深加快，这

一方面可有助于机体散热及增加供氧，但另一方面，也可导致患者发生呼吸性碱中毒。

3. 消化系统功能改变　发热时交感神经兴奋可使机体胃肠蠕动减弱和唾液分泌减少，患者出现食欲不振、口干舌燥等表现，由于肠胃蠕动减弱，幽门括约肌收缩，食物滞留在胃内腐败发酵，分解物刺激胃壁，加之产气增多，患者可出现恶心、呕吐、便秘、腹胀等。

4. 中枢神经系统功能改变　随体温升高程度不同，发热患者可表现出不同程度的中枢神经系统功能障碍。患者常有烦躁不安、头晕、头痛、失眠等症状，当体温上升达到40～41 ℃时，患者可出现谵语和幻觉，持续高热可抑制大脑皮层，患者可出现嗜睡甚至昏迷，小儿在高热时易出现肌肉抽搐，常见于6个月到6岁之间的儿童，称热惊厥，这可能与小儿的中枢神经系统发育不成熟有关。

5. 泌尿系统功能改变　早期，因交感神经兴奋，醛固酮和抗利尿激素分泌增加，使肾小球滤过率降低及肾小管对水的重吸收增强，使患者尿量减少，尿色变深，尿比重增加，持续高热可导致肾小管上皮细胞变性，尿中出现蛋白和管型。体温下降期，尿量可逐步增加，尿比重也相对下降。

第五节　发热与临床护理联系

一、病因学治疗

治疗原发病，清除致热原。

二、选用适宜的解热措施

针对发热发病环节，运用某些解热药干扰或阻止EP的合成和释放；阻断发热介质的合成，妨碍EP对体温调节中枢的作用。这些措施均可使上升的调定点下降而退热。

三、对发热患者的护理

1. 病情观察　对发热患者每4个小时测量体温一次，体温恢复正常3天后可减至每日2次。密切观察患者其他生命体征，如有异常情况立即通知医生。

2. 降温　采取物理方法或药物降温，可根据医嘱及时给予适当的退热药物。

3. 补充营养和水分　高热时迷走神经兴奋性下降，胃肠蠕动及消化、吸收功能减弱，而机体的分解代谢增加使营养物质大量消耗，患者出现消瘦、衰弱和营养不良。因此，应供给高热量、高蛋白的流质或半流质易消化饮食，同时鼓励患者多饮水，必要时，由静脉补充液体、营养物质和电解质等。

4. 做好生活护理及口腔护理　高热患者应卧床休息，减少活动，在退热过程中大量出汗时，应加强皮肤护理，及时擦干汗液并更衣。长期发热患者唾液分泌减少，口腔内食物残渣容易发酵、促进细菌繁殖，发热时机体抵抗力低下、维生素缺乏，容易引起口腔溃疡，应加强口腔护理。

学习检测

【A2 型题】

1. 某患者，出现畏寒、皮肤苍白、寒战和“鸡皮疙瘩”，该患者处于发热的（　）

A. 体温上升期　　B. 体温下降期　　C. 高温持续期
D. 退热期　　E. 发热期

2. 某肺炎患儿，体温恒定在 39 ℃以上，24 h 内波动幅度不超过 1 ℃，该患儿的热型为（　）

A. 稽留热　　B. 弛张热　　C. 间歇热
D. 不规则热　　E. 周期热

3. 某男性患者，35 岁。术后持续发热，下列哪项变化是可能的？（　）

A. 心率减慢　　B. 呼吸减慢　　C. 胃肠蠕动加快
D. 神经系统兴奋性下降　　E. 尿色深

4. 某患者，持续高热，体温在 39 ℃以上，其机体的功能会出现哪种改变？（　）

A. 呼吸减慢　　B. 心率加快　　C. 胃肠蠕动加快
D. 尿色变浅　　E. 正氮平衡

【A3 型题】

（5~8 题共用题干）

某患者，男性，63 岁，工人，发热、咳嗽五天入院。五天前洗澡受凉后，出现寒战，体温高达 40 ℃，伴咳嗽、咳痰，痰量不多，为白色黏痰。无胸痛，无痰中带血，无咽痛及关节痛。门诊给双黄连及退热止咳药后，体温仍高，在 38 ℃到 40 ℃之间波动。病后食欲缺乏，睡眠差，大小便正常，体重无变化。既往体健，个人史、家族史无特殊。

5. 该患者可能出现了（　）

A. 代谢性酸中毒　　B. 呼吸性酸中毒　　C. 混合性酸中毒
D. 代谢性碱中毒　　E. 混合性碱中毒

6. 引起患者发热的最可能的病因是（　）

A. 变态反应　　B. 病毒感染　　C. 细菌感染
D. 恶性肿瘤　　E. 无菌性炎症

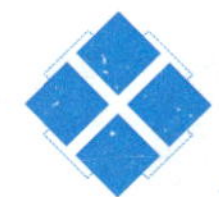

7. 该患者不会出现　（　）

A. 物质代谢率增高　　B. 糖原分解代谢加强

C. 脂肪分解代谢加强　　D. 正氮平衡　　E. 心率加快

8. 该患者发热的机制是体温调定点　（　）

A. 上移引起的调节性体温升高

B. 下移引起的调节性体温升高

C. 上移引起的被动性体温升高

D. 下移引起的被动性体温升高

E. 不变引起的调节性体温升高

第七章

水、电解质代谢紊乱

学习目标

1. 掌握脱水、水中毒、水肿、高钾血症、低钾血症的概念；高渗性脱水、低渗性脱水、水中毒时机体的变化；水肿的发生机制；高、低钾血症时机体的变化。

2. 熟悉脱水、水中毒、水肿、高钾血症、低钾血症发生的原因。

3. 了解脱水、水中毒、水肿、高钾血症、低钾血症的防治原则及护理的病理生理基础。

学习导入

男性患儿，5 岁。腹泻 3 天，每天 7~8 次，水样便；呕吐 3 次，不能进食。伴有口渴、腹胀、少尿。查体：精神萎靡，两眼凹陷，皮肤弹性减退，心跳快而弱，腹胀，肠鸣音减弱，膝跳反射迟钝，四肢发凉。实验室检查：血钾 3.2 mmol/L，血钠 125 mmol/L。

1. 请分析是哪种类型的水、电解质平衡紊乱？

2. 请说明诊断的依据。

水和电解质广泛分布于机体细胞内外，在机体生命活动中起着极其重要的作用。许多疾病，由于内外环境的变化可引起水、电解质代谢紊乱，破坏机体内环境的相对稳定，使全身各器官系统的功能和代谢发生相应的障碍，最终导致原发病变得更为复杂难治，甚至死亡。

本章主要介绍水、钠代谢障碍及钾代谢紊乱。通过本章的学习，使学生掌握水、电解质代谢紊乱的病理生理变化，具备防治和护理水、电解质代谢紊乱相关疾病的病理生理学知识。

第一节　人体体液的含量、分布和组成

一、体液

水是机体内含量最多的重要构成物质，具有重要的生理功能：①水既是体内一切生化反应进行的场所，又是良好的溶剂，有利于营养物质及代谢产物的运输；②水的比热容和流动性较大，有利于维持产热与散热的平衡，对体温调节起重要作用；③泪液、唾液、黏液、关节液等以水为溶剂而具有润滑作用；④体内相当大的一部分水与蛋白质、黏多糖和磷脂等结合，以结合水的形式存在。各组织器官含自由水和结合水的比例不同，因而坚实程度不同。

体内并无纯水，体内的水与溶解在其中的物质共称为体液，其化学组成类似于海水，反映人类进化上的起源。体液不仅构成细胞的环境，同时也是构成细胞本身必不可少的成分，所有细胞的正常活动要求体液的容量及组成相对恒定。

1. 体液容积及其分布　体液占体重的百分比因年龄、性别和胖瘦而异。新生儿，水占体重的百分比最高，可达 80%，婴幼儿约占 70%，学龄儿童约占 65%。青春期以前，水占体重的百分比无性别差异，年轻人及成年人性别差异明显。一般成年男性，水约占体重的 60%，女性因皮下脂肪比较丰富，水仅约占体重的 50%。同样，肥胖者，水占体重的百分比较小，极度肥胖者仅占体重的不到 40%。老年人，水占体重的百分比也仅为 45% 左右。极度肥胖和老年患者较难耐受失水性疾病。

体内各种各样的膜将体液分隔成两大部分。在成人，占体重 40% 的水在细胞内，称为细胞内液，与细胞的代谢和生理功能密切相关。其余约占体重 20% 的水在细胞外，称为细胞外液，是沟通组织细胞之间和机体与外环境之间的媒介。细胞外液又可进一步划分为分布在细胞之间，约占体重 15% 的间质—淋巴液，以及位于血管内，约占体重 5% 的血管内液，即血浆。细胞外液中还有一些特殊的分泌液，如脑脊液、关节囊液及胃肠分泌液等，由上皮细胞分泌，统称为跨细胞液，它们虽然仅占体重的 1% ～ 2%，占细胞外液的极小一部分，若大量丢失也会引起细胞外液容量减少。此外，存在于结缔组织、软骨和骨质中的水虽然也属于细胞外液，但它们与细胞内液的交换十分缓慢，生理情况下变化不大，临床意义相对较小。

2. 体液中主要的电解质及其分布　体液中的溶质包括电解质与非电解质两大类。非电解质为在溶液中不解离，因而不带电荷的溶质，包括蛋白质、尿素、葡萄糖、氧、二氧化碳和有机酸等。各种盐在水中解离为带一个或多个电荷的颗粒（离子），称之为电解质。体液中主要的电解质有 Na^+、K^+、Ca^{2+}、Mg^{2+}、Cl^-、HCO_3^- 等。不同部位体液中电解质的组成及其浓度各不相同，但正常情况下，均处于动态平衡，保持相对稳定。

体内电解质的主要功能为：①维持体液的渗透压和酸碱平衡；②维持神经、肌肉、心肌细胞的静息电位，参与其动作电位的形成；③参与新陈代谢等生理活动。

3. 体液的渗透压　无论是晶体液还是胶体液，其渗透压的大小仅取决于溶液中渗透活性颗粒的数目，而与颗粒的大小、电荷与质量无关。体液中起渗透作用的溶质主要是电解质。由 Na^+、K^+ 等晶体颗粒形成的渗透压称为晶体渗透压（crystalloid osmotic pressure）；而由蛋白质等大分子胶体颗粒形成的渗透压称为胶体渗透压（colloid osmotic pressure）。血浆总的渗透压是由血浆中所有电解质与非电解质溶质颗粒加在一起所表现出来的渗透效应。血浆渗透压的正常范围为 280 ～ 310 mmol/L，称为等渗。低于 280 mmol/L 为低渗，高于 310 mmol/L 为高渗。

二、体液中水与电解质的运动

体液中的水及溶解于其中的物质处于不停流动的状态。这种运动发生于机体与外环境以及体内血管内液—间质淋巴液—细胞内液之间，涉及主动转运与被动转运两种不同的机制。主动转运逆浓度或电荷、压力梯度进行，需要消耗能量；而被动转运则以弥散与渗透等形式顺浓度或电荷、压力梯度进行。

（一）溶质在各部位体液之间的运动

血管内液与间质—淋巴液之间有毛细血管壁相隔，水、葡萄糖、氨基酸、尿素及电解质等小分子溶质均可自由通过，其浓度基本相同。因此，通常以血浆电解质浓度代表细胞外液电解质的浓度。

（二）水在各部位体液之间的运动

水可以弥散的形式自由通过体内所有的膜，水在各部位体液之间的运动由渗透压（osmotic pressure）与静水压（hydrostatic pressure）两种力量控制。

1. 细胞内、外水的交换　水在细胞外液与细胞内液之间的运动主要取决于细胞内、外渗透压的高低。Na^+ 与 K^+ 分别是细胞外液和细胞内液主要的阳离子，在决定细胞外液与细胞内液的渗透压，并决定细胞外液与细胞内液的容量中起重要作用。正常情况下，细胞内液与细胞外液渗透压相等。出现渗透压差时，主要依靠水的移动来维持细胞内、外液渗透压的平衡。细胞外液渗透压升高，水从渗透压相对较低的细胞内液流向细胞外液；反之，水从细胞外液转移至细胞内。

2. 水在血管内、外（血浆与淋巴—间质液之间）的运动　血浆与淋巴—间质液中 Na^+ 等的浓度几乎相同，晶体渗透压对水在血浆与间质液之间的运动不起重要作用。而由胶体渗透压与心脏的泵血作用产生的毛细血管静水压一起，左右着水在血管内外的分

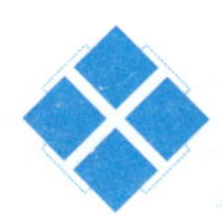

布，并在水肿的发生中起重要作用。

三、水、电解质平衡及其调节

体液的容量、电解质浓度、渗透压能经常维持在一定的范围内，称为水、电解质平衡。水和电解质的动态平衡，主要是通过神经内分泌系统的调节实现的。

1. 血浆渗透压的调节　血浆的渗透压主要取决于钠与水的比例，血浆等渗的维持是通过下丘脑、垂体及肾小管改变水平衡来实现的，主要由渴感及抗利尿激素（antidiuretic hormone，ADH）调节。血浆渗透压增高刺激分布在下丘脑以及颈内动脉的渗透压感受器，引起渴感及 ADH 释放。渴感导致饮水，而 ADH 改变肾集合管的通透性，增加重吸收、排出较少量的高渗尿，结果使体内保留较多的水，血浆渗透压恢复正常。反之，若血浆渗透压降低则抑制渴感和 ADH 的释放。这一机制对血浆渗透压极为敏感，血浆渗透压偏离正常 1% ～ 2% 就能引起明显的 ADH 释放。 血容量变化等非渗透性刺激，虽然也能通过容量感受器及压力感受器而影响 ADH 的分泌，但血容量要有 5% ～ 10% 较大幅度的减少才能刺激渴感和 ADH 释放。

2. 血容量的维持　血容量取决于血浆中钠与水的绝对量。血容量的维持对组织灌流至关重要，健康个体细胞外液的容量与有效循环血量密切相关。所谓有效循环血量，指的是能有效地灌流组织的血容量，通常无法准确测定，但一般和心输出量的大小成正比。有效循环血量的维持有赖于肾脏通过肾素 - 血管紧张素 - 醛固酮系统对钠平衡的调节。有效循环血量减少引起球旁细胞分泌肾素，肾素使血管紧张素原裂解为血管紧张素Ⅰ，后者在肺中转变为血管紧张素Ⅱ，血管紧张素Ⅱ刺激肾上腺皮质球状带细胞分泌醛固酮，醛固酮作用于肾集合管，保钠、保水。此外，血管紧张素Ⅱ还可引起小动脉血管平滑肌收缩。这两种机制均有助于恢复有效循环血量。血容量改变主要调节肾对钠的排出，调控钠的绝对保有量，而不是渗透压。

3. 肾脏在维持水、电解质平衡中的作用　肾脏是在维持内环境稳定中起关键作用的重要器官，通过肾小球滤过，肾小管及集合管选择性重吸收水、电解质、非电解质及泌尿而维持细胞外液的容量与组成于正常范围之内。

4. 影响水、电解质平衡的其他体液因素　近年还发现，心房钠尿肽（atrial natriuretic peptide，ANP）和水通道蛋白（aquaporins，AQP）也是影响水、钠平衡的重要体液因素。心房钠尿肽（ANP）是一组主要由心房肌细胞产生的多肽，主要通过：①减少肾素的分泌；②抑制醛固酮的分泌；③对抗血管紧张素的缩血管效应；④拮抗醛固酮的保钠作用等影响水、钠平衡。 水通道蛋白（AQP）是一组构成水通道、与水通透有关的细胞膜转运蛋白。目前已发现的 AQP 有多种（AQP1 ～ AQP9），每种 AQP 有其特异性的组织分布。不同的 AQP 在肾和其他器官的水吸收和分泌过程中发挥不同的作用。

【知识拓展】

水通道蛋白（AQP）的作用

AQP1 位于红细胞膜上，有利于红细胞在渗透压变化的生理状态下，如通过髓质高渗区时得以生存。AQP1 也存在于近曲小管亨氏袢降支以及降支直小血管的管腔膜和基膜，对水的运输和通透发挥调节作用。AQP2 和 AQP3 位于集合管，在肾浓缩机制中起重要作用。当 AQP2 发生功能缺陷时，将导致尿崩症；拮抗 AQP3 可产生利尿反应。AQP4 位于集合管主细胞基质侧，可能提供水流出通道。AQP4 在脑内也有分布，可能与脑水肿的发生有关。AQP5 分布于泪腺和下颌下腺，可能作用是提供分泌通道。AQP5 在肺泡上皮 I 型细胞也有分布，对肺水肿的发生有一定作用。AQP6 可能是一种小分子的共同通道，除水外，尚可通过 CO_2、NO 等气体分子。AQP7 位于肾脏及脂肪细胞，与水和脂肪代谢有关。AQP8 主要分布于胰腺和结肠，可能参与胰液的分泌和结肠对水的重吸收。AQP9 在肝脏和白细胞有表达，参与嘌呤的转运。随着对 AQP 研究的深入，人们对水代谢的生理过程和水平衡紊乱的机制将会有进一步的认识。

第二节　水、钠代谢紊乱

一、水和钠与外环境的交换

体内水和钠的总量及其比例的相对恒定取决于水和钠摄入与排出之间的动态平衡。

（一）水的摄入与排出

正常人每天摄入和排出的水处于动态平衡，成人每天进出水量为 2000 ～ 2500 mL。

1. 水的主要来源

（1）饮水：每天为 1000 ～ 1500 mL。

（2）食物含水：每天随食物摄入的水为 700 ～ 1200 mL。

（3）食物代谢的内生水：每天约 300 mL。

如不喝水几天就会出现严重的功能紊乱。完全断绝水的供应一周左右生命就会受到威胁。

2. 水排出的主要途径

（1）经肾随尿排出：每天随尿排出水量约 1500 mL。肾脏在调节水平衡中作用最大，可根据体内需要改变水的排出量。

（2）经胃肠道随粪排出：每天约 150 mL。

（3）经肺由呼出气排出：每天约 400 mL。

（4）经皮肤出汗及不感觉失水：每天直接透出皮肤不显出汗约 450 mL；当气温达 28 ℃时，汗腺开始排汗（显性出汗）。出汗多少与活动量有关，变化范围很大。

（二）钠的平衡

正常成人体内含钠总量的 40% 与骨骼的基质结合，是不可交换的；另外 50% 在细胞外液、10% 在细胞内液，是可以交换的。血钠浓度的正常范围为 130 ～ 140 mmol/L。

成人每天所需的钠一般为 4 ～ 6 g。天然食物中含钠甚少，所需的钠主要来自于食盐，摄入的钠几乎全部由小肠吸收。从食物中得到的钠往往超过机体的需要，多余的钠主要经肾脏随尿排出。摄入多，排出亦多，摄入少，排出也少。如果完全进食无钠饮食数天至数十天，则尿钠排出量几乎为零。此外，汗液中的溶质主要是 NaCl，浓度约为 0.15%～0.50%，平均 0.30%，随汗液亦可排出少量的钠，如大量出汗，也可丢失较多的钠。

二、水、钠代谢紊乱的分类

水、钠代谢紊乱是临床上最常见的水、电解质平衡紊乱，常导致体液容量和渗透压改变。患者钠和水得失的量超过一定限度，会影响体液容量平衡，导致细胞外液过量或不足。若患者钠和水的得失比例与血浆基本相当，血钠浓度不会改变；患者钠和水的得失比例与其在血浆中的比例差别较大，血钠浓度会改变，发生低钠血症或高钠血症。由于 Na^{+} 是细胞外液中最重要的渗透活性颗粒，血钠浓度异常可导致渗透压平衡紊乱。

水、钠代谢紊乱有多种分类方法。分类时一般是在以血钠浓度或细胞外液容量的高低为主线进行划分的基础上，再参考另一参数进一步区分。

（一）主要根据血钠浓度分类

1. 低钠血症　参考血容量的高低又分为：①低容量性低钠血症；②等容量性低钠血症；③高容量性低钠血症。

2. 高钠血症　参考血容量的高低又分为：①低容量性高钠血症；②等容量性高钠血症；③高容量性高钠血症。

（二）主要根据体液容量分类

1. 体液容量不足　参考血钠浓度（渗透压）的高低又分为：①低渗性体液容量不足，亦称低渗性缺水；②等渗性体液容量不足，亦称等渗性缺水；③高渗性体液容量不足，亦称高渗性缺水。

2. 体液容量过多　参考血钠浓度（渗透压）的高低又分为：①低渗性体液容量过多，亦称水中毒或稀释性低钠血症；②等渗性体液容量过多，血管内液增多即高容量血症，组织间液增多则为水肿；③高渗性体液容量过多，亦称盐中毒。

三、体液容量不足

（一）等渗性缺水

等渗性缺水，即等渗性体液容量不足，通常称作低容量血症。水与钠按其在正常血浆中的浓度比例丢失，虽然容量有所减少，但血钠浓度仍维持在 130 ～ 150 mmol/L，渗透压仍保持在 280 ～ 310 mmol/L。

1. 病因和发病机制　等渗性缺水主要由短时间内大量等渗体液丢失所引起。常见原因：

（1）经消化道丢失：见于剧烈的呕吐、腹泻，是等渗性缺水最常见的原因。

（2）经体表丢失：见于大面积烧伤、创伤等丢失血浆。

（3）体内大量液体潴留：见于大量胸水、腹水形成及胃肠梗阻时大量体液隔绝在第三腔。

2. 对机体的影响

（1）体液变动：等渗性缺水时，细胞外液容量减少而渗透压在正常范围，细胞内液容量无明显变化。

休克

（2）休克倾向：血容量不足使回心血流减少，心输出量降低。若血容量迅速而严重减少，患者也可发生休克。

（3）尿液改变：血容量减少可相继促进醛固酮和 ADH 分泌增多而使肾对钠、水的重吸收增加，因而细胞外液得到一定的补充，同时尿钠含量减少、尿比重降低。

等渗性缺水时，因细胞外液维持等渗，患者通常不会出现明显渴感。在临床上虽多有发生，但一般不会持久存在。如不及时处理，患者一方面可因血容量减少在代偿调节中通过醛固酮首先保留较多的钠，另一方面又通过呼出气、不感蒸发等继续丢失较多的水而转变为高渗性缺水；如治疗不当，补液时只补充水而不补钠，在容量尚未补足之前，则可转变为低渗性缺水。

（二）高渗性缺水

高渗性缺水，即高渗性体液容量不足。机体缺水、缺钠，而且缺水甚于缺钠，体液容量减少的同时，血钠浓度 >150 mmol/L，血浆渗透压 >310 mmol/L。

1. 病因和发病机制　除一部分可由等渗性缺水转变而来外，主要是由于机体与外环境水、钠交换的动态平衡紊乱，水的入不敷出比钠更为严重。

（1）水的丢失超过钠的丢失：机体丢失低渗体液，可经肾外或肾脏两条途径。

1）肾外丢失：发热、过度换气和暴露于高温环境，经呼吸道和皮肤丢失的低渗性体液（水或汗液）大大增加。此外，严重的呕吐、腹泻，尤其是婴幼儿慢性腹泻排出大量钠浓度低的水样便，亦可经胃肠道丢失大量低渗性体液。

2）经肾丢失：中枢神经系统或头部疾患，如创伤、神经外科手术、感染等可影响 ADH 分泌或其对肾脏的作用，导致肾脏排水多于排钠。另一经肾丢水多于丢钠的主要原因是高蛋白输液、甘露醇、高渗葡萄糖等引起的渗透性利尿。

（2）水摄入不足：丢失大量低渗性体液后若不及时补充，可导致血钠浓度相对升高而发生高渗性缺水。见于：①水源断绝；②进食或饮水困难；③渴感障碍。

临床上高渗性缺水的原因常是综合性的，如婴幼儿腹泻导致高渗性缺水的原因除丢失肠液、饮水不足外，还有发热出汗、呼吸增快等因素引起的失水过多。

2. 对机体的影响

（1）渴感：细胞外液渗透压增高，刺激口渴中枢（渴感障碍者除外），促使患者找水喝。

（2）尿液改变：除尿崩症患者外，细胞外液渗透压增高刺激下丘脑渗透压感受器使 ADH 释放增多，肾重吸收水增多，尿量减少而比重增高。

（3）体液变动：细胞外液渗透压增高可使渗透压相对较低的细胞内液水向细胞外转移。

（4）缺水热：缺水严重病例，尤其是小儿，由于皮肤蒸发减少，散热受到影响，可导致体温升高。

（5）中枢神经系统功能障碍：严重患者由于细胞外液高渗使脑细胞缺水，可导致肌肉抽搐、嗜睡、昏迷，甚至死亡。脑体积因脑细胞缺水而显著缩小，颅骨与脑皮质之间的血管张力增大，可导致静脉破裂而出现局部脑出血和蛛网膜下腔出血。

（三）低渗性缺水

低渗性缺水，即低渗性体液容量不足。机体缺水、缺钠，而且缺钠甚于缺水，体液容量减少的同时，血钠浓度降至 <130 mmol/L，血浆渗透压 <280 mmol/L。

1. 病因和发病机制　主要是机体与外环境水、钠交换的动态平衡紊乱，钠的入不敷出比水更为严重。钠的丢失超过水的丢失，有经肾与肾外两种途径。

（1）肾外失钠：通常随体液丢失而发生，如呕吐、腹泻等。此种类型丢钠导致的低钠血症分两步：首先是钠的丢失降低钠水比例，其次为钠的丢失引起细胞外液容量减少导致 ADH 释放，ADH 防止稀释的低渗尿排出。若饮水则有可能导致低钠血症。等渗性缺水患者，如治疗中只补水不补钠（如只给 5% 葡萄糖），则在容量补足之前会转变为低渗性缺水；如继续大量补水，则进一步发展为稀释性低钠血症（水中毒）。

（2）肾性失钠：多见于长期应用高效利尿药而又低盐饮食者。患者本身因醛固酮分泌不足和慢性间质性肾炎、肾小管酸中毒等丢盐性肾脏疾患引起者较为少见。

2. 对机体的影响

（1）尿液改变：细胞外液渗透压降低，ADH 释放减少，肾重吸收水减少，患者早期可排出较多低渗尿。但血容量显著减少时 ADH 释放增多，肾小管对水的重吸收增多，可出现少尿。

（2）体液变动：细胞外液渗透压降低使细胞外液中的水向细胞内转移，细胞外液容量明显减少，而细胞内液容量则有所增加，甚至发生细胞内水肿。

（3）休克倾向：细胞外液容量明显不足，患者易发生休克。

（4）缺水体征明显：伴随休克倾向的出现，患者往往有静脉塌陷、血压降低、

脉搏细速、四肢厥冷、尿量减少以及皮肤弹性减退、眼窝和婴儿囟门内陷等表现。低渗性缺水时，细胞外液渗透压降低，患者无渴感，一般不思饮水。

表 7-1　三种缺水类型的比较

	高渗性缺水	低渗性缺水	等渗性缺水
发病原因	水摄入不足或丢失过多	体液丢失而单纯补水	水和钠等比例丢失而未予补充
发病机制	细胞外液高渗，细胞内液丢失为主	细胞外液低渗，细胞外液丢失为主	细胞外液等渗，细胞内外液均有丢失
主要表现和影响	口渴、尿少、脱水热、脑细胞脱水	脱水体征、休克、脑细胞水肿	口渴、尿少、脱水体征、休克
血钠（mmol/L）	>150	<130	130 ～ 150
尿氯化钠	有	减少或无	减少
治疗	补充水分为主	补充生理盐水或 3% 氯化钠溶液	补充低渗盐水

（四）缺水的治疗原则

治疗缺水的目的首先是恢复正常血容量，并处理可能并发的酸碱或电解质紊乱。必须积极控制导致血容量减少的基本原因，如出血、呕吐、腹泻等。轻度缺水，若不是由胃肠功能紊乱引起，通过增加盐和水的摄入就足以纠正。若缺水比较明显，则需静脉补液。所需补液的量较难精确决定，可从病史、出入量、体重记录等方面估算体液丢失和需要补充的液体量。

等渗性缺水一般可先给等张盐水扩充血容量，血压一旦恢复应改用半张盐水，以提供较多的水，使之易于进入细胞内，有助于排除代谢废物。高渗性缺水者因血钠浓度较高，应主要给予 5% 葡萄糖溶液。严重者甚至可给半张葡萄糖溶液。应该注意的是，高渗性缺水时血钠浓度虽高，但患者仍有钠的丢失，故还应补充一定量的含钠溶液。低渗性缺水仅伴轻度低钠血症（血钠浓度 120 ～ 130 mmol/L），可口服或静脉滴注生理盐水；低钠血症比较严重（血钠浓度低于 120 mmol/L）可给高渗盐水，使血钠浓度达 120 mmol/L 左右，患者脱离危险。但应用高渗盐水时应特别小心，血钠水平提升不能太快，以免造成心、脑损伤。

四、体液容量过多

（一）水肿

等渗液体由血管内转移至组织间隙而引起水肿（edema）。水肿是由多种原因引起的基本病理过程，是指过多的液体在组织间隙中积聚。过去将过多的液体在体腔内积聚称为积水（hydrops），如胸水、腹水、脑积水、心包积液等，现已将其纳入水肿的范畴。

1. 水肿的分类　水肿可按不同的标准分类：

（1）按水肿波及的范围分为全身性水肿和局部性水肿。全身性水肿多见于充血性心力衰竭、肾病综合征以及肝脏疾病，也见于营养不良和某些内分泌性疾病。局部性水

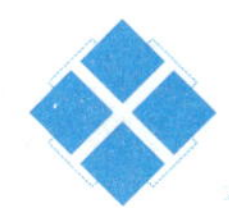

肿常见于器官组织的局部炎症、静脉阻塞及淋巴管阻塞等。

（2）按发病原因分为肾性水肿、肝性水肿、心性水肿、营养不良性水肿、淋巴性水肿等。有的水肿至今原因不明，称“特发性水肿”。

（3）按发生水肿的器官组织分为皮下水肿、脑水肿、肺水肿等。

水肿的发生机制

2. 水肿发生的机制　包括体内外水分交换的异常（钠、水潴留）以及在血管内外分布的异常（组织间液的生成大于回流）两个方面。

（1）体内外水分交换的异常——钠、水潴留：肾对钠与水的潴留源于有效循环血量不足和原发性肾功能不全。主要表现为球-管平衡失调，即肾小球滤过减少时，肾小管重吸收未按一定比例相应减少，甚至反而有所增加（图 7-1）。

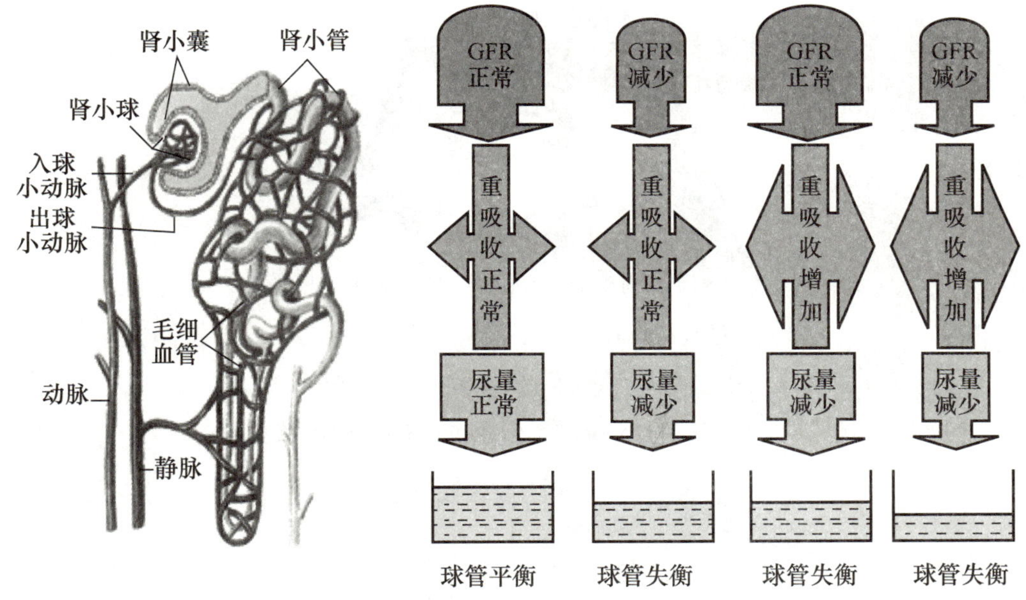

图 7-1　体内外液体交换异常——球管平衡失调

1）肾小球滤过减少，常见原因：①广泛的肾小球病变，如急性肾小球肾炎，炎性渗出物和内皮细胞肿胀或慢性肾小球肾炎肾单位严重破坏，肾小球滤过面积显著减少等；②有效循环血量明显减少，如充血性心力衰竭、肾病综合征等使有效循环血量减少、肾血流量下降以及继发的交感-肾上腺髓质系统、肾素-血管紧张素系统兴奋，使入球小动脉收缩，肾血流量进一步减少，肾小球滤过率下降。

2）肾小管重吸收钠水增多，常见原因：①肾血流量减少时，出球小动脉比入球小动脉收缩明显，肾小球滤过率（GFR）相对增高，滤过分数（filtration fraction，FF）增加，肾小球无蛋白滤液增多，由出球小动脉流入肾小管周围毛细血管的血液中蛋白含量相对增多、血浆胶体渗透压相应增高，同时由于血流量减少、流体静压降低，近曲小管对钠、水的重吸收增加；②调节钠水平衡的激素水平变化：醛固酮及 ADH 分泌增多、灭活减少，而正常情况下起利尿、利钠作用的心房钠尿肽分泌减少；③肾血流重分布：通过皮质肾

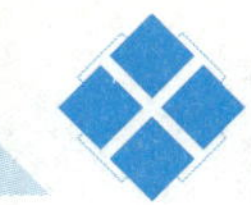

单位的血流明显减少，大量血流转移至近髓肾单位，使肾小管对钠、水的重吸收增多。因为皮质肾单位髓袢短，不能进入髓质高渗区，对钠、水的重吸收较少；近髓肾单位髓袢长，肾小管深入髓质高渗区，对钠、水的重吸收较多。

（2）血管内外液分布的异常——组织间液生成大于回流：血管内外液交换受多种因素调控，以维持组织间液生成与回流的平衡。

驱使血管内液向外滤出的力量是毛细血管内流体静压、组织间隙流体负压和组织间隙胶体渗透压；促使组织间液回流至毛细血管的力量是血浆胶体渗透压。毛细血管动脉端的流体静压高于静脉端，正常时毛细血管动脉端血管内液向外滤出占优势，并稍多于静脉端的组织间液回流。但由于不断生成的少量组织间液随即被毛细淋巴管运走，再进入血液循环，所以血管内外液体交换处于动态平衡（图 7-2）。

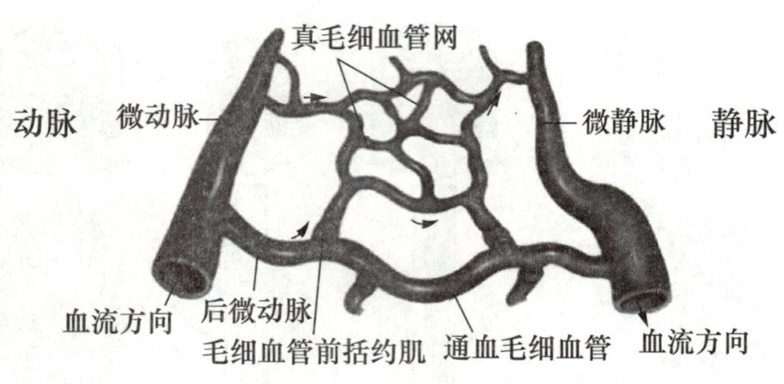

有效流体压-有效胶体渗透压

=（毛细血管平均压-组织间隙流体静压）

-（血浆胶体渗透压-组织间隙胶体渗透压）

=平均有效滤过压

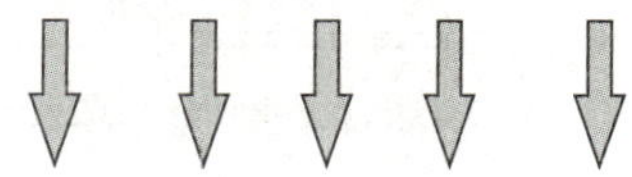

细胞组织

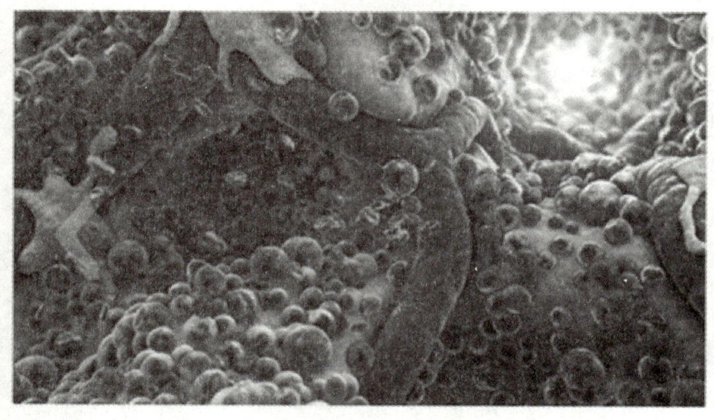

图 7-2　血管与细胞组织间液体交换

控制体液在毛细血管与组织间隙之间转移的几个关键因素发生变化，导致血管内外体液分布异常：

1）毛细血管内流体静压增高，驱使血管内液向外滤出的力量增大。

2）血浆胶体渗透压降低，促使组织间液回流至毛细血管的力量减小。

3）毛细血管通透性增大，血浆蛋白从毛细血管滤出，血浆胶体渗透压降低，而组织间隙胶体渗透压增高。

4）淋巴回流不仅能把组织间液及其所含蛋白质回收到血液循环，而且，在组织间隙生成增多时还能代偿回流，具有重要的抗水肿作用。淋巴回流受阻，含蛋白的水肿液在组织间隙中积聚。

3. 水肿对机体的影响　除炎性水肿有稀释毒素、运送抗体等抗损伤作用外，其他水肿对机体都有不同程度的不利影响。影响大小取决于水肿的部位、程度、发生速度及持续时间。

（1）细胞营养障碍：过量的液体在组织间隙中积聚，使细胞与毛细血管间的距离增大，增加了营养物质在细胞间的弥散距离。而在受骨性颅腔限制的颅内组织和器官急速发生重度水肿时，常压迫微血管使营养血流减少，导致脑细胞发生严重的营养障碍。

（2）组织器官功能障碍，水肿对组织器官功能活动的影响，取决于水肿发生的速度及程度。急速发展的重度水肿因来不及代偿，可能引起比慢性水肿更为严重的功能障碍。若为生命活动的重要器官，如脑、喉头水肿，则可造成严重后果甚至危及生命。

肺水肿、喉头水肿

（二）水中毒

低渗性体液容量过多即水过量、细胞外液容量扩张，血钠浓度因稀释而降低，称为稀释性低钠血症，也称水中毒（water intoxication）。

1. 病因和发病机制　摄入的水过多是发生稀释性低钠血症必要的前提。正常人摄入较多的水时，由于神经－内分泌系统和肾脏的调节作用，可将体内多余的水很快经由肾脏排出。但 ADH 分泌过多或肾脏排水功能低下的患者摄入或输入过多的水时，则可引起水在体内潴留，并导致稀释性低钠血症。此外，精神性多饮者肾功能虽然正常，但短时间内饮水太多，超过肾脏排水的能力，也可导致中等程度的稀释性低钠血症。

2. 对机体的影响　主要表现在低钠血症和血浆低渗导致的细胞内水肿两个方面。

（1）低钠血症：对机体的影响大多是非特异性的，可存在厌食、恶心、呕吐、腹泻、肌无力等表现。重度低钠血症可出现昏迷、反射消失，进展迅速者病死率可达 50%。

（2）细胞内水肿：细胞外液低渗，水向渗透压虽然正常但相对较高的细胞内转移而引起细胞内水肿。急性水中毒时，由于脑细胞水肿和颅内压增高，脑的症状、体征出现最早而且突出，可有视神经盘水肿，严重者可因发生脑疝而致呼吸心搏骤停。

3. 防治原则

（1）防治原发疾患，预防水中毒。

（2）已经发生水中毒者，一旦明确诊断，首先要限制饮水。一般说来，轻症患者限制饮水，使之少于排出尿量，通常就足以纠正稀释性低钠血症。如补钠反而有可能使病情恶化。

（3）重症急性水中毒患者，则应立即静注渗透性利尿剂或速尿等强利尿剂，以减轻脑细胞水肿和促进体内水的排出。在利尿的同时可给少量高渗 NaCl 溶液静脉滴注以较快地缓解体液的低渗状态，但须注意，避免因钠过多使血容量增大而加重心脏负荷。

第三节　钾代谢紊乱

一、正常钾代谢

（一）钾在体内的分布与生理功能

正常成人体内钾总量为 50 ～ 55 mmol/kg，其中 98% 在细胞内液，浓度约 140 ～ 160 mmol/L；其余 2% 在细胞外液，浓度为 3.5 ～ 5.5 mmol/L。

钾是细胞内重要的阳离子，在维持细胞内液的容量、渗透压和酸碱平衡等方面起重要作用，也影响细胞外液的渗透压和酸碱平衡。细胞外液中的钾虽然仅占钾总量的 2%，但对神经肌肉功能的影响极大。细胞内、外 K^+ 浓度梯度高达 35:1，由细胞膜上的 Na^+-K^+-ATP 酶通过耗能的主动转运过程维持。心肌、骨骼肌等可兴奋组织细胞的静息膜电位，主要取决于细胞膜对钾的通透性和膜内外 K^+ 浓度比。安静时细胞膜只对 K^+ 有通透性，随着细胞内 K^+ 向膜外的被动扩散，造成内负外正的极化状态，形成静息电位，对神经肌肉组织的兴奋性及神经肌肉传导，特别是心肌传导至关重要。

此外，钾还参与多种新陈代谢过程，与糖原和蛋白质合成有密切关系。细胞内一些与糖代谢有关的酶类，如磷酸化酶和含巯基酶等必须有高浓度钾存在才具有活性。

（二）钾平衡及其调节

正常膳食中通常含有较丰富的钾，健康成人饮食中钾的摄入量约为 100 mmol/L（波动于 50 ～ 150 mmol/L）。进食后数分钟内几乎全部吸收了的钾均首先转移至细胞内，其后在数小时内主要经由尿排出体外，其余小部分由汗液及粪便排出体外。进食后摄入的钾在主要经肾排出体外之前，及时转移至肌肉、肝、红细胞及骨等内，对防止发生危险的高钾血症至为重要。

血钾浓度的相对恒定由其在细胞内、外液之间的分布及其摄入与排出之间的相对平衡维持，主要通过钾的跨细胞转移和肾调节进行调节。

1. 钾的跨细胞转移　钾跨细胞转移通过泵 - 漏（pump-leak）机制调节。“泵”指钠 - 钾泵，即 Na^+-K^+-ATP 酶，逆浓度差将钾转运入细胞内；“漏”指 K^+ 顺浓度差通过各种 K^+ 通道由细胞内转移至细胞外。

2. 肾对钾排泄的调节　肾是排钾的主要器官。钾的排泄特点是多吃多排、少吃少排、不吃也排。因此，临床上低钾血症比高钾血症更为多见。

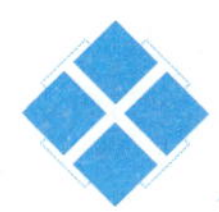

3. 结肠的排钾功能　正常时摄入的钾仅 10% 由肠道排出，主要由结肠上皮细胞以类似于远曲小管上皮主细胞泌钾的方式向肠道分泌，亦受醛固酮调控。在肾功能衰竭、肾小球滤过率明显低下的患者，结肠排钾量可增大到摄入钾量的 33%，而成为重要的排钾途径。

此外，汗液中也含有少量的钾，约为 5 ～ 10 mmol/L，经汗的排钾量通常很少，但在炎热环境、重度体力活动的情况下，因大量出汗也可经皮肤丢失相当数量的钾。

二、钾代谢紊乱

钾代谢紊乱主要是指细胞外液中 K^+ 浓度的异常变化，尤其是血钾浓度的变化。血清钾浓度的正常值为 3.5 ～ 5.5 mmol/L。通常以血清钾浓度的高低分为低钾血症和高钾血症。

（一）低钾血症与缺钾

血清钾浓度低于 3.5 mmol/L 称为低钾血症（hypokalemia），而缺钾（potassium deficit）是指细胞内钾的缺失、体内钾的总量减少。低钾血症患者体内钾的总量并不一定减少，如细胞外钾向细胞内转移。因此，低钾血症时不一定缺钾，二者不一定同时发生。

1. 病因和发病机制

（1）饮食中摄入的钾减少：由于摄入不足导致的低钾血症比较少见，只有在消化道梗阻、昏迷、手术后较长时间禁食的患者，胃肠外营养未同时补钾或补钾不够才会导致缺钾和低钾血症。若摄入不足是唯一原因，则因肾的保钾功能，在一定时间内缺钾程度不会十分严重。

（2）钾排出过多：可经不同途径丢失。

1）经胃肠道丢失：消化液所含钾浓度均高于或接近于血钾浓度，可随消化液丢失钾。这可能是小儿低钾血症最常见的原因之一，见于频繁呕吐、严重腹泻。此外，胃肠功能紊乱，钾的吸收减少；大量消化液丢失导致血容量下降，还可引起醛固酮分泌增加促进肾保钠排钾。

2）经肾丢失：肾排钾增多是成人失钾最重要的原因。见于：①长期过量应用排钾利尿剂，增加远端肾小管流速、抑制肾小管对 Cl^- 和 Na^+ 的重吸收从而加强 Na^+-K^+ 交换而导致失钾；②渗透性利尿伴有尿排钾增多；③盐皮质激素过多，如原发性或继发性高醛固酮血症、Cushing 综合征、皮质激素治疗等，因醛固酮的保钠排钾作用而导致排钾增多；④肾功能障碍：如肾小管性酸中毒时肾小管上皮细胞 H^+-Na^+ 交换减少而 Na^+-K^+ 交换增多、尿排钾增加；⑤镁缺失：影响肾小管上皮细胞中的 Na^+-K^+-ATP 酶激活和髓袢升支对钾的重吸收。

3）经皮肤失钾：持续大量出汗可丢失较多的钾。

（3）钾分布异常：钾向细胞内转移，可导致低钾血症，但体内钾总量并不减少。

2. 对机体的影响　低钾血症可引起多种功能和代谢变化，但经常被原发病和水、钠代谢紊乱所掩盖。低钾血症对机体的影响可表现为膜电位异常、细胞代谢障碍和酸碱平衡紊乱等，在不同个体有很大差异。影响的大小固然与血钾降低的程度有关，但更取决于血钾降低的速率。

（1）对神经肌肉的影响：神经、肌肉等可兴奋组织细胞的兴奋性由静息膜电位（Em）与阈电位（Et）之间的距离决定。主要表现：中枢神经系统：早期精神萎靡、神情淡漠、倦怠，重者反应迟钝、定向力减弱、嗜睡甚至昏迷。骨骼肌：四肢软弱无力，甚至出现软瘫，通常下肢重于上肢。轻者丧失劳动力，重者累及躯干，甚至导致呼吸肌麻痹。后者是低钾血症患者死亡的主要原因，但较为少见。胃肠道：胃肠蠕动减弱，轻者食欲不振、消化不良、恶心呕吐、便秘，严重者可出现麻痹性肠梗阻。

（2）心血管系统：低钾血症患者有明显的心律失常。引起心肌兴奋性增高、自律性增高、传导性降低、收缩性增强。典型的心电图表现除心率增快和异位心律外，有 T 波低平、U 波增高、ST 段下降和 QRS 波增宽等。

应该指出的是，慢性低钾血症发展缓慢，细胞内 K^+ 逐渐外移，使细胞内、外 K^+ 浓度均有所降低，但比值仍在正常范围，静息电位无明显变化，对神经、肌肉的影响不明显。

（3）肾损害：典型的形态学表现为髓质集合管上皮肿胀、增生，胞浆内颗粒形成。长时间严重缺钾可波及各段肾小管，甚至肾小球，出现间质性肾炎的表现。功能上主要表现为尿浓缩功能障碍，出现多尿、低比重尿，与集合管对 ADH 反应性降低和髓袢升支受损对 Na^+、Cl^- 的重吸收减少有关。

（4）对酸碱平衡的影响：缺钾和低钾血症本身往往倾向于诱发代谢性碱中毒，与低钾血症（原因为细胞外 K^+ 向细胞内转移者除外）时机体动员细胞内 K^+、H^+ 向细胞内转移和机体缺钾时远曲小管内 K^+-Na^+ 交换减少、H^+-Na^+ 交换增加因而排 H^+ 增多等有关。

3. 防治原则

（1）防治原发病：去除引起缺钾的原因，如停用某些排钾利尿药。

（2）补钾：如有可能，应以尽早恢复正常饮食来纠正缺钾。低钾血症严重、临床表现明显者应及时补钾，并遵循以下原则：见尿补钾，最宜口服，不能口服或情况紧急可考虑静脉滴注，但应低浓度、慢滴速、在心电图监护下进行。

应该特别强调的是，补钾不能操之过急。因缺钾主要是细胞内缺钾，心衰、缺氧可出现低钾血症，但补入的钾进入细胞内并达到分布平衡，所需时间较正常时长。通常需补钾 4 ～ 6 日后细胞内外的钾才能达到平衡，有时严重慢性缺钾患者需补钾 10 ～ 15 日以上。

（3）纠正水和其他电解质代谢紊乱：引起低钾血症的原因中，有些可同时引起水和其他电解质如钠、镁等的丧失，应及时检查，一经发现须积极处理。如低钾血症是由缺镁引起，不补镁单纯补钾往往很难奏效。

（二）高钾血症

血清钾浓度高于 5.5 mmol/L，称为高钾血症（hyperkalemia）。

1. 病因和发病机制　高钾血症可由钾摄入过多、排出受阻和跨细胞分布异常引起。

（1）钾摄入过多：肾功能正常者因高钾饮食引起高钾血症极为罕见，偶见于肾功能不全有肾性水肿而应用食盐替代品考虑不周者。口服钾过多一般不足以引起威胁生命的高钾血症。临床上高钾血症多见于肾功能不全者静脉输注钾盐或库存血过多、过快，

最危险者为误将钾盐静脉推注。

（2）钾排出减少：是引起高钾血症的主要原因。

1）肾功能障碍，急性肾衰少尿期最为多见，此时肾内尿流速率降低、功能性肾小管数量减少，排钾功能明显障碍；间质性肾炎患者肾小管和肾间质受损，肾小管泌钾功能障碍；全身性红斑狼疮、肾淀粉样变等也可损害肾小管而使其泌钾功能受损。慢性肾功能不全时尿钾排出可很好代偿，但慢性肾衰末期肾小球滤过率过低、患者尿量过少，也可因钾排出过少而发生高钾血症。

2）肾上腺皮质功能不全：如低醛固酮血症、Addison 病等低钠血症最为常见，如果食盐摄入充分，一般不致发生高钾血症；如限制食盐摄入，到达远曲小管的 Na^+ 减少，Na^+-K^+ 交换因而减少，加之醛固酮和皮质醇不足而使肾排钾减少，易导致高钾血症。

3）大量使用保钾利尿剂：因其竞争性阻断醛固酮排钾保钠的作用或抑制远曲小管和集合管对 K^+ 的分泌，可引起钾在体内潴留和高钾血症。

4）洋地黄过量：洋地黄抑制 Na^+-K^+-ATP 酶，导致肾小管泌钾障碍并使组织细胞摄钾减少，而致钾升高。

（3）钾的跨细胞分布异常：细胞内钾大量逸出超过肾脏排出能力导致血钾浓度升高。见于：血型不合输血导致大量细胞破坏、挤压综合征所致组织的严重损伤、组织缺氧、酸中毒、某些药物等引起的细胞内钾排出过多。

2. 对机体的影响　主要与膜电位异常有关，以心肌和骨骼肌的表现最为典型。

（1）对心脏的影响：高血钾时心肌的自律性降低，传导性降低，兴奋性轻度时增高、重度时降低，收缩性降低。由于自律性降低，可出现窦性心动过缓，窦性停搏；由于传导性降低，出现各类型的传导阻滞；因传导性、兴奋性异常的共同影响出现折返激动导致室颤。高钾血症对机体的主要危险就在于可能引起严重的传导阻滞，室颤甚至心搏骤停。

高钾血症典型的心电图改变有 T 波高尖且基底变窄、Q-T 间期缩短、P 波压低增宽、P-R 或 P-Q 间期延长、R 波降低、QRS 综合波增宽等。

（2）骨骼肌：慢性高钾血症进展缓慢，很少出现肌肉表现异常。轻度急性高钾血症肌肉兴奋性增强，可出现肌肉轻度震颤，手足感觉异常，但不明显，常被原发病掩盖而被忽视。重度高钾血症因去极化阻滞，四肢软弱无力，腱反射减弱甚至消失，出现弛缓性麻痹，常先累及四肢，然后向躯干发展，甚至波及呼吸肌。

应该指出的是，高钾血症对骨骼肌的影响较为次要，因骨骼肌麻痹以前，患者往往已因致命性的心律失常或心脏骤停而死亡。但在高钾血症型周期性瘫痪患者，血钾浓度有时不到 5.5 mmol/L 便出现肌无力或肌麻痹，可能与其基本缺陷是肌细胞膜功能异常有关。

（3）对酸碱平衡的影响：高钾血症倾向于诱发代谢性酸中毒，与高钾血症时细胞外液 K^+ 移入细胞内，而细胞内的 H^+ 移向细胞外及肾脏排钾增多而使铵盐排出减少有关。

3. 防治原则　由于高钾血症可导致致命性的心搏骤停，对机体的危害较低钾血症更大，故对钾一般应宁缺毋滥。

（1）防治原发疾病：轻度高钾血症，去除引发高钾血症的原因，积极治疗原发病，并限制高钾饮食，多能自行缓解。

（2）重症高钾血症，应采取紧急措施，降低血钾以保护心脏。主要从两个方面入手：

1）对抗钾的心肌毒性作用：可在心电图监测下缓慢静注葡萄糖酸钙提高血钙，恢复心肌细胞的兴奋性、增强心肌收缩性；亦可静注氯化钠提高血钠，促进去极化时 Na^+ 内流，使心肌传导性恢复正常。

2）降低血钾：最有效的措施为血液透析或腹膜透析排出过多的钾。无透析条件或病情尚不十分紧急者，可用阳离子交换树脂口服或灌肠，促进钾的排出。亦可静注 $NaHCO_3$ 纠正酸中毒，葡萄糖和胰岛素同时静脉注射，促使 K^+ 向细胞内转移。

（3）纠正其他电解质代谢紊乱。

第四节　水、电解质紊乱与临床护理联系

学习检测

【A2 型题】

1. 高渗性脱水病人早期一般存在的表现为（　）

A. 皮肤弹性差　B. 口渴　C. 脉搏细速

D. 血压下降　E. 静脉塌陷

2. 等渗性脱水如未得到任何处理，易转变为（　）

A. 低渗性脱水　B. 高渗性脱水

C. 等容量性高钠血症　D. 水中毒　E. 水肿

3. 水肿首先出现于身体低垂部位，提示发生了（　）

A. 肾性水肿　B. 肝性水肿　C. 阴性水肿

D. 心性水肿　E. 肺水肿

4. 盛暑行军时大量出汗可发生（　）

A. 等渗性脱水　B. 低渗性脱水　C. 高渗性脱水

D. 水中毒　E. 水肿

5. 高钾血症最严重的危害在于（　）

A. 使神经、肌肉兴奋性增高，肌肉震颤

B. 心室纤颤，心脏骤停

C. 引起酸中毒

D. 使呼吸肌麻痹，呼吸停止

E. 使神经、肌肉兴奋性降低，肌肉麻痹

6. 碱中毒患者尿液呈酸性，提示存在（　）

A. 低钠血症　B. 低钾血症　C. 低钙血症

D. 低镁血症　E. 高钾血症

【A3 型题】

（7、8 题共用题干）

某患儿因连续三日腹泻、呕吐伴发热入院，查体：血清 Na^{+}142 mmol/L，体温 39.1 ℃，心率 120 次 / 分，呼吸急促，双眼睑内陷，皮肤弹性差，其他无明显异常。

7. 此患儿存在哪种水电解质代谢紊乱？（ ）

A. 低钠血症　B. 等渗性脱水　C. 低渗性脱水

D. 高渗性脱水　E. 高钾血症

8. 如不及时治疗可能产生哪种不良后果？（ ）

A. 低钠血症　B. 等渗性脱水　C. 低渗性脱水

D. 高渗性脱水　E. 高钾血症

（9~11 题共用题干）

某患者误食青鱼胆一周后出现少尿、无尿，眼睑浮肿的表现，查体：血清肌酐、尿素氮均明显升高；Na^+138 mmol/L，K^+6.0 mmol/L；有肢体抽搐现象；心率 56 次 / 分，心电图示存在房室传导阻滞、室性早搏和 T 波高尖的改变，其他无明显异常。

9. 此患者存在哪种水电解质代谢紊乱？（ ）

A. 低钠血症　B. 低钾血症　C. 低钙血症

D. 低镁血症　E. 高钾血症

10. 此患者存在哪种水肿？（ ）

A. 肾性水肿　B. 肝性水肿　C. 脑性水肿

D. 心性水肿　E. 肺水肿

11. 治疗或护理中首先应注意（ ）

A. 对心脏的影响　B. 对肾脏的影响　C. 对肺脏的影响

D. 对脑的影响　E. 对肝脏的影响

第八章

酸碱平衡紊乱

学习目标

1. 掌握反酸碱平衡的常用指标及其意义。
2. 熟悉四种单纯性酸碱平衡紊乱对机体的影响。
3. 了解四种单纯性酸碱平衡紊乱的防治。

学习导入

患者，女性，46 岁，患糖尿病 10 余年，因昏迷状态入院。体格检查：血压 90/40 mmHg，脉搏 101 次 / 分，呼吸深大，28 次 / 分。实验室检查：血糖 10.1 mmol/L，K^+5.6 mmol/L，Na^+160 mmol/L，Cl^-104 mmol/L；pH7.13，$PaCO_2$30 mmHg，AB9.9 mmol/L，SB10.9 mmol/L，BE18.0 mmol/L，尿酮体（+++）、糖（+++）、酸性。辅助检查：心电图出现传导阻滞。

思考

1. 该患者发生了何种酸碱平衡紊乱？
2. 心电图异常的可能原因是什么？

人体内环境具有适宜的酸碱度，是维持细胞正常代谢和生理功能的基本条件。生理情况下血浆的 pH 为 7.35 ～ 7.45，平均为 7.40，是一个变动范围狭窄的弱碱性环境。虽然机体在新陈代谢过程中不断生成酸性和碱性物质，也经常摄入酸性和碱性食物，但机体通过各种调节活动，如体液缓冲系统、肺的呼吸调节、肾的泌尿调节及细胞内外离子交换，可使血液的 pH 总是维持在正常范围。这种在生理条件下机体处理体内多余的酸碱物质，保持体液酸碱度相对稳定的过程，称为酸碱平衡。

虽然机体对酸碱平衡有很强的调节能力，但在病理情况下，机体出现酸碱超负荷、严重不足或调节机制障碍，导致体液酸、碱浓度改变，或由此而引起的 pH 改变，称为酸碱平衡紊乱。

第一节　酸碱平衡的调节

在化学反应中，凡能释放 H^+ 的化学物质称为酸，凡能接受 H^+ 的化学物质称为碱。机体内酸性物质包括挥发酸和固定酸。挥发酸是指碳酸，碳酸是机体在代谢过程中产生最多的酸性物质，能从肺排出体外。固定酸是指不能以气体形式由肺呼出，而只能通过肾由尿排出，如 H_3PO_4、HCl、有机酸等。而机体内碱性物质主要来自食物中有机酸盐，如柠檬酸盐、苹果酸盐，及体内代谢产生的碱，如碱性氨基酸分解。机体对酸碱平衡有很强的调节能力，主要有以下方式：

一、血液缓冲系统在酸碱平衡调节中的作用

缓冲是指向溶液中加入酸或碱时，溶液中的缓冲系统防止溶液中的 pH 发生显著变动的作用。血液缓冲系统中的缓冲对是指血液中的弱酸（缓冲酸）及其共轭的碱（缓冲碱）所构成的具有对强酸或强碱进行缓冲作用的配对物。血液中的缓冲系统主要有 HCO_3^- / H_2CO_3、HPO_4^{2-}/$H_2PO_4^-$、 Pr^- /HPr 和 Hb^-/Hb。其中 HCO_3^- / H_2CO_3 是机体最重要的缓冲对，特点：含量多，缓冲能力强大，占全血缓冲能力的 53%；HCO_3^-/H_2CO_3 的比值决定血液的 pH；开放体系，肺及肾可对二者的浓度进行调节，使其保持在 20:1；只缓冲固定酸和碱，不能缓冲挥发酸。

二、肺的呼吸调节机制在酸碱平衡调节中的作用

肺的呼吸调节机制主要通过改变呼吸运动，增加或减少 CO_2 的排出量调节血浆碳酸浓度。 呼吸运动受延髓呼吸中枢控制，呼吸中枢接受来自中枢化学感受器和外周化学感受器的刺激。呼吸中枢化学感受器对 $PaCO_2$ 的变化非常敏感，$PaCO_2$ 升高虽不能直接刺激中枢化学感受器，但 CO_2 为脂溶性，容易透过血－脑屏障，使脑脊液 pH 降低，H^+ 浓度上升，刺激中枢化学感受器，兴奋呼吸中枢，使呼吸加深加快，增加肺泡通气量，但 CO_2 大于 80 mmHg，则抑制呼吸中枢。外周化学感受器如颈动脉体化学感受器能接受缺氧、pH 和 CO_2 改变的刺激，但较迟钝。特点：作用较快，代偿能力大，只对挥发酸有效。

三、肾的调节机制在酸碱平衡调节中的作用

肾对酸碱平衡的调节主要是针对固定酸负荷的调节，通过改变排酸或保碱的量，维持血浆 HCO_3^- 浓度以维持血液 pH。肾脏排酸保碱中心环节：肾小管上皮细胞重吸收 HCO_3^- 入血；肾小管上皮细胞排泌 H^+ 或 NH_4^+ 入肾小管腔；二者为一偶联的过程，即肾小管上皮细胞重吸收一个 HCO_3^- 入血，必然伴随一个 H^+ 或 NH_4^+ 排泌到肾小管管腔；上述中心环节贯穿肾调节的所有方式。

四、组织细胞内外的离子交换在酸碱平衡调节中的作用

细胞内外可进行 H^+ 和 K^+、Na^+ 的交换，HCO_3^- 和 Cl^- 也可通过细胞膜进行交换，从而缓冲细胞外液 H^+ 的变动。特点：反应较慢，缓冲能力强，常引起血浆离子浓度变化。

第二节 酸碱平衡紊乱

一、反映血液酸碱平衡的常用指标

1. 动脉血 pH　pH 是指动脉血中 H^+ 浓度的负对数值，是反应血浆 H^+ 浓度的主要指标。正常 pH 为 7.35 ～ 7.45，平均为 7.40。pH<7.35 为酸中毒，pH>7.45 为碱中毒，但不能区分是代谢性还是呼吸性酸或碱中毒。pH 在正常范围内，也不能排除酸碱平衡紊乱的存在，可以是酸碱平衡正常，也可能是处在代偿阶段的酸碱中毒。

2. 动脉血 CO_2 分压（$PaCO_2$）　$PaCO_2$ 是指动脉血中物理溶解的 CO_2 分子所产生的张力，是反映呼吸因素的最佳指标。正常值为 4.39 ～ 6.25 kPa，平均为 5.33 kPa。$PaCO_2$ 升高说明肺泡通气不足，CO_2 呼出减少，见于呼吸性酸中毒或代偿后的代谢性碱中毒；$PaCO_2$ 降低说明肺泡通气过度，CO_2 呼出增多，见于呼吸性碱中毒或代偿后的代谢性酸中毒。

3. 标准碳酸氢盐（SB）和实际碳酸氢盐（AB）　SB 为在标准状态下（温度 38℃，血氧饱和度为 100%，$PaCO_2$ 为 5.22 kPa）测得的血浆 HCO_3^- 浓度。正常值为 22 ～ 27 mmol/L，平均 24 mmol/L。SB 纠正了其中的 CO_2 浓度异常及其对 HCO_3^- 浓度的直接影响（排除呼吸因素的影响），主要反映代谢性因素对酸碱平衡的影响。SB 降低为代谢性酸中毒，SB 升高为代谢性碱中毒。在呼吸性酸中毒或碱中毒，可代偿性增高或降低。AB 是指隔绝空气的标本，在实际 $PaCO_2$ 和血氧饱和度条件下，测得的血浆 HCO_3^- 浓度。AB 受代谢和呼吸两方面的影响，而 SB 排除了呼吸因素的影响，故 AB 与 SB 的差值反映了呼吸因素对酸碱平衡的影响。正常人 AB ＝ SB，若 AB>SB 可见于急性呼吸性酸中毒，若 AB<SB 可见于急性呼吸性碱中毒。两者均低于正常见于代谢性酸中毒，两者均高于正常见于代谢性碱中毒。

4. 缓冲碱（BB）　BB 是指标准条件下，血液中一切具有缓冲作用的负离子的总和，包括血浆和红细胞中的 HCO_3^-、Hb^-、HbO_2^-、Pr^- 和 HPO_4^{2-}。正常值为 45 ～ 55 mmol/L，

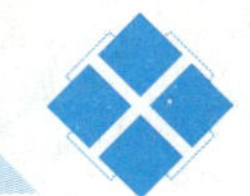

是反映代谢性因素的指标。代谢性酸中毒时，BB 降低；代谢性碱中毒时，BB 升高。

二、酸碱平衡紊乱

酸碱平衡紊乱根据原发性改变的发生环节不同分为代谢性和呼吸性酸、碱中毒。由 HCO_3^- 原发性减少或增多所造成的酸、碱中毒称为代谢性酸、碱中毒。由 HCO_3^- 原发性减少或增多所造成的酸、碱中毒称为代谢性酸、碱中毒。由 H_2CO_3 原发性增多或减少所造成的酸、碱中毒称为呼吸性酸、碱中毒。每一种酸、碱中毒又有代偿和失代偿两种情况，当血浆中 HCO_3^- 或 H_2CO_3 原发性改变时，机体通过代偿调节，使血浆中的 HCO_3^- 和 H_2CO_3 两者比值仍保持 20:1，pH 在正常范围，则称为代偿性酸、碱中毒；若病情严重，机体代偿不足，或酸、碱中毒发展急剧，HCO_3^- 和 H_2CO_3 两者比值小于或大于 20:1，pH 小于 7.35 或大于 7.45，则称为失代偿性酸、碱中毒。此外，根据病情复杂程度可分为单纯性酸碱平衡紊乱和混合性酸碱平衡紊乱。

单纯性酸碱平衡紊乱

（一）代谢性酸中毒

代谢性酸中毒是以血浆 HCO_3^- 原发性减少而导致 pH 降低为特征的酸碱平衡紊乱类型。

1. 原因与机制

（1）HCO_3^- 丢失过多：严重腹泻、肠瘘、十二指肠引流等导致 HCO_3^- 自消化道丢失过多；肾上腺皮质功能低下者，肾小管上皮对 HCO_3^- 的重吸收减少，导致 HCO_3^- 丢失过多。

（2）HCO_3^- 消耗过多：酸性物质生成过多：当机体缺氧时，体内糖酵解过程增强，乳酸生成过多使 HCO_3^- 被消耗或见于糖尿病、饥饿时体内脂肪被大量分解，酮体生成增多使 HCO_3^- 被消耗；酸性物质摄入过多：服用过多的水杨酸、氯化铵等药物可造成酸中毒，进而消耗 HCO_3^-；酸性物质排出障碍：急性或慢性肾功能不全时，肾小球滤过率降低，肾小管上皮排泌 H^+ 和 NH_3 功能降低，使酸性物质排出障碍，同时 HCO_3^- 重吸收减少，随尿大量排出。

糖尿病酮症酸中毒

（3）机体的代偿：血液中 H^+ 浓度增高时，可通过缓冲系统的 HCO_3^- 与之中和，消耗了 HCO_3^-，血浆中 HCO_3^- 浓度降低，H_2CO_3 含量相对增多，由于 H^+ 浓度增高和 $PaCO_2$ 升高，刺激中枢和外周化学感受器，呼吸加深加快，肺通气量增加，呼出大量 CO_2，使血液中 $PaCO_2$ 降低。酸中毒时，肾小管上皮细胞 H^+ 和 NH_3 增多，排酸增加，HCO_3^- 重吸收有所增加，结果是血浆内 HCO_3^- 和 H_2CO_3 含量都增加。通过上述代偿调节，如能使 HCO_3^-/H_2CO_3 比值维持在 20:1，pH 在正常范围，这就是代偿性代谢性酸中毒。如通过代偿后，HCO_3^-/H_2CO_3 比值低于 20:1，则血 pH 降低，这就是失代偿性代谢性酸中毒。

2. 对机体的影响

（1）心血管系统功能改变：酸中毒使血液 H^+ 增高，可引起以下改变：

1）心肌收缩力下降，心输出量减少。主要是由于酸中毒时，H^+ 竞争性地抑制了 Ca^{2+} 与心肌肌钙蛋白结合，从而抑制心肌兴奋 - 收缩偶联作用；

2）血管扩张，血压下降：这是由于酸中毒时心血管对儿茶酚胺的敏感性下降；

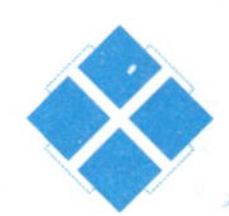

3）心律失常：这是由于酸中毒时细胞外液 H^+ 浓度增高后向细胞内转移增多，而细胞内 K^+ 向细胞外转移，引起高钾血症。

（2）中枢神经系统功能改变：代谢性酸中毒时病人有乏力、头晕、知觉迟钝等抑制性表现，严重者可发生嗜睡或昏迷，甚至可因呼吸和血管运动中枢麻痹而死亡。其机制是：酸中毒时，氧化磷酸化过程减弱，ATP 生成减少，脑组织供能不足；酸中毒时，脑组织中谷氨酸脱羧酶活性增强，使 γ－氨基丁酸生成增多，对中枢神经系统具有抑制作用。

3. 防治原则代　谢性酸中毒时除积极治疗原发病外，危重病人应选用一定的碱性药物治疗，如碳酸氢钠等。

（二）呼吸性酸中毒

呼吸性酸中毒是指 CO_2 排出障碍或吸入过多引起的以血浆中 H_2CO_3 原发性升高为特征的酸碱平衡紊乱。

1. 原因与机制

（1）CO_2 排出障碍：见于呼吸道阻塞、呼吸中枢抑制、呼吸肌麻痹、胸廓和肺疾病等引起的肺通气功能障碍。

（2）CO_2 吸入过多：见于通风不良的洞穴或坑道作业，因空气中 CO_2 浓度增高而吸入过多的 CO_2 所致。

2. 机体的代偿　呼吸性酸中毒主要由呼吸障碍所引起，因此呼吸系统往往不能发挥其代偿作用，主要是依靠细胞内外离子交换和肾代偿。细胞内外离子交换是指细胞外液 H^+ 升高时，细胞外液 H^+ 浓度增高后向细胞内转移增多，而细胞内 K^+ 向细胞外转移，这样可以缓解细胞外液 H^+ 的升高。肾代偿主要是肾小管上皮细胞 H^+ 和 NH_3 增多，HCO_3^- 重吸收增加，排酸增加，大量的 H^+ 随尿排出，而血浆 HCO_3^- 和 H_2CO_3 含量都增多，若两者比值维持在 20:1，pH 在正常范围内，这就是代偿性呼吸性酸中毒。若两者比值低于 20:1，则血 pH 降低，这就是失代偿性呼吸性酸中毒。

3. 对机体的影响

（1）中枢神经系统功能改变：与代谢性酸中毒相似，但中枢神经系统功能症状更明显，严重时可出现 CO_2 麻醉，初期有头痛、视觉模糊、乏力，若持续较久，则会出现精神错乱，震颤、谵妄、嗜睡甚至昏迷。高浓度的 CO_2 可使脑血管扩张，引起颅内压增高。这是由于 CO_2 为脂溶性，能迅速通过血－脑屏障，而 HCO_3^- 则为水溶性，通过血－脑屏障较慢，因此脑脊液中的 pH 降低较细胞外液更为明显。

（2）心血管系统功能改变：与代谢性酸中毒相同，呼吸性酸中毒时，血液 H^+ 增高和高血钾，可引起心肌收缩力下降，心律失常和回心血量减少等变化。

4. 防治原则　治疗呼吸性酸中毒关键是保持气道通畅，改善通气功能，危重病人应选用一定的碱性药物治疗，应慎用碳酸氢钠。

（三）代谢性碱中毒

代谢性碱中毒是以血浆 HCO_3^- 原发性增多而导致 pH 升高为特征的酸碱平衡紊乱类型。

1. 原因与机制

（1）酸性物质丢失过多：严重呕吐，长期胃肠减压等使胃酸大量丢失，肠液中的 $NaHCO_3$ 不能被中和而吸收入血。

（2）碱性物质摄入过多：常见于消化性溃疡患者服入大量的碱性药物，或输入过多的库存血等。

（3）低钾血症：细胞内 K^+ 向细胞外转移，细胞外液 H^+ 向细胞内转移，导致碱中毒。低钾血症时，肾小管上皮细胞排泌 K^+ 减少，排泌 H^+ 增加，尿液呈酸性，称为反常性酸性尿。

2. 机体的代偿　血液中 HCO_3^- 浓度增高时，pH 升高，通过中枢和外周化学感受器反射性抑制呼吸中枢，使呼吸变浅变慢，肺泡通气量下降，CO_2 排出减少，使血浆 H_2CO_3 代偿性增多；肾小管上皮细胞 H^+ 和 NH_3 减少，HCO_3^- 重吸收有所降低，通过上述代偿调节，如能使 HCO_3^-/H_2CO_3 比值维持在 20∶1，pH 在正常范围，这就是代偿性代谢性碱中毒。如通过代偿后，HCO_3^-/H_2CO_3 比值大于 20∶1，则血的 pH 升高，这就是失代偿性代谢性碱中毒。

3. 对机体的影响

（1）中枢神经系统：严重代谢性碱中毒患者常有烦躁不安、精神错乱、意识障碍等症状。这是由于血浆 pH 升高，脑组织内 γ－氨基丁酸转氨酶活性增高，而谷氨酸脱羧酶活性降低，使 γ－氨基丁酸（抑制性神经介质）分解加强而生成减少，出现中枢神经系统兴奋症状。

（2）对神经－肌肉的影响：碱中毒时，神经－肌肉兴奋性增高，如腱反射亢进、四肢麻木、震颤、手足抽搐等症状。与血浆 pH 升高、游离钙浓度降低有关。若患者伴有低钾血症，可出现肌肉软弱无力、麻痹等症状，因而能掩盖碱中毒的影响。

（3）低钾血症：碱中毒与低钾血症往往互为因果。碱中毒时，细胞内 H^+ 外移而细胞外 K^+ 进入细胞内，同时因肾小管上皮细胞排泌 H^+ 减少，K^+-Na^+ 交换增强，引起低钾血症，可使肌肉软弱无力、麻痹，心律失常等，严重者可发生致死性的心室纤颤。

（四）呼吸性碱中毒

呼吸性碱中毒是以血浆中 H_2CO_3 原发性减少而导致 pH 升高为特征的酸碱平衡紊乱类型。

1. 原因与机制　各种原因引起肺通气过度，使 CO_2 排出过多是呼吸性碱中毒的基本原因。常见于：

（1）癔症通气过度：使 CO_2 排出过多，血浆中 H_2CO_3 降低。

（2）呼吸中枢受到直接刺激：如颅脑损伤、脑膜炎、颅内肿瘤及脑血管意外等可刺激呼吸中枢引起过度通气；高热、甲亢等也可出现通气增加。

（3）低氧血症：如肺炎、肺水肿、休克肺等均可因弥散障碍和通气 / 血流比例失调，导致严重低氧血症而引起代偿性通气过度。

（4）人工呼吸机使用不当：常因通气量过大而引起呼吸性碱中毒。

呼吸性碱中毒

2. 机体的代偿　呼吸性碱中毒血液中 H_2CO_3 浓度降低，HCO_3^- 相对增多，pH 升高，此时细胞内 H^+ 逸出与细胞外液中 HCO_3^- 结合形成 H_2CO_3，使 H_2CO_3 回升；肾小管上皮细胞 H^+ 和 NH_3 减少，HCO_3^- 重吸收有所降低随尿排出增加，而使血浆中 HCO_3^- 代偿性降低；通过上述代偿调节，如能使 HCO_3^-/H_2CO_3 比值维持在 20∶1，pH 在正常范围，这就是代偿性呼吸性碱中毒。如通过代偿后，HCO_3^-/H_2CO_3 比值大于 20∶1，则血的 pH 升高，这就是失代偿性呼吸性碱中毒。

3. 对机体的影响

（1）中枢神经系统：严重呼吸性碱中毒时，患者有头痛、头晕、耳鸣、昏厥甚至意识障碍。主要是由于低碳酸血症引起脑血管收缩和脑血流量减少所致。

（2）对神经肌肉的影响：呼吸性碱中毒时，可因血浆中游离 Ca^{2+} 降低引起神经－肌肉的应激性升高，表现为面部和肢体抽动手足抽搐等。

（3）低钾血症：呼吸性碱中毒时，可因细胞内外离子交换和肾排钾增加而发生低钾血症。

第三节　酸碱平衡紊乱与临床护理联系

一、病情观察

应注意观察患者的呼吸频率、节律的变化，注意神志、意识改变、心律失常、血压变化等临床症状。

二、用药护理

应用酸性或碱性药物时，应注意用药的速度、量的多少，观察患者症状是否有改善，掌握用药的不良反应等。

三、对症护理

去除病因，如有呕吐、腹泻，给予相应的对症处理；手足抽搐，可给予葡萄糖酸钙缓慢静脉注射；精神性过度通气患者可应用镇静剂等。

四、心理护理

缓解患者的焦虑、激动情绪，加强心理疏导，防止发生意外。

学习检测

【A2 型题】

1. 某肺心病患者，血气分析及电解质测定结果如下：pH 7.26，$PaCO_2$85. 8 mmHg，HCO_3^- 37.8 mmol/L，Cl^-90 mmol/L，Na^+ 40 mmol/L。下列诊断中最有可能是哪一种？（　）

A. 呼吸性酸中毒

B. 代谢性酸中毒

C. 呼吸性酸中毒合并代谢性酸中毒

D. 呼吸性酸中毒合并代谢性碱中毒

E. 呼吸性碱中毒

2. 某肾功能衰竭患者，血气分析结果为 pH 7.28，$PaCO_2$ 28 mmHg，HCO_3^-17 mmol/L，最可能的酸碱平衡紊乱类型是（　）

A. 呼吸性酸中毒　　B. 呼吸性碱中毒

C. 代谢性酸中毒　　D. 代谢性碱中毒

E. 以上都不是

3. 某溃疡病并发幽门梗阻患者，因反复呕吐入院，血气分析结果如下：pH 7.5，$PaCO_2$ 48 mmHg，HCO_3^- 36 mmol/L，该病人酸碱失衡的类型是（　）

A. 代谢性酸中毒　　B. 代谢性碱中毒

C. 呼吸性酸中毒　　D. 呼吸性碱中毒

E. 以上都不是

【A3 型题】

（4 ~ 8 题共用题干）

患者，女性，46 岁，患糖尿病 10 余年，因昏迷状态入院。体格检查：血压 90/40 mmHg，脉搏 101 次 / 分，呼吸深大，28 次 / 分。实验室检查：生化检验：血糖 10.1 mmol/L，β－羟丁酸 1.0 mmol/L，尿素 8.0 mmol/L，K^+ 5.6 mmol/L，Na^+ 160 mmol/L，Cl^- 104 mmol/L；pH 7.13，$PaCO_2$ 30 mmHg，AB 9.9 mmol/L，SB 10.9 mmol/L；尿：酮体（+++），糖（+++），酸性。辅助检查：心电图出现传导阻滞。治疗：经低渗盐水灌胃，静脉滴注等渗盐水、胰岛素等抢救，6 小时后，患者呼吸平稳，神志清醒，重复上述检验项目，除血 K^+ 为 3.3 mmol/L 偏低外，其他项目均接近正常。问：

4. 该患者发生了下列哪一种类型的酸碱失衡？ （ ）

A. 代谢性酸中毒　　B. 呼吸性酸中毒

C. 代谢性碱中毒　　D. 呼吸性碱中毒

E. 盐水反应性碱中毒

5. 患者出现酸碱失衡的原因是 （ ）

A. 乳酸酸中毒　　B. 碳酸氢盐丢失

C. 呼吸抑制　　D. 高钾血症

E. 酮症酸中毒

6. 血气分析 $PaCO_2$ 30 mmHg 说明该患者 （ ）

A. 呼吸抑制　　B. 肾脏排酸保碱障碍

C. 呼吸代偿性加深加快　　D. 肺脏通气 / 血流比失调

E. 体内 CO_2 产生减少

7. 血气分析 Na^+ 160 mmol/L，说明该患者 （ ）

A. 肾脏排酸保碱障碍　　B. 肾小管 H^+-Na^+ 交换增强

C. 细胞内外 K^+-Na^+ 交换增强　　D. 肾小管 K^+-Na^+ 交换增强

E. 细胞内外 H^+-Na^+ 交换增强

8. 低渗盐水灌胃，静脉滴注等渗盐水的目的是 （ ）

A. 降低血糖　　B. 降低血 K^+　　C. 增加血容量

D. 保护胃黏膜　　E. 缓解高 Na^+ 血症

第九章
缺氧

学习目标

1. 掌握缺氧、乏氧性缺氧、血液性缺氧、循环性缺氧、组织性缺氧的概念和原因。

2. 熟悉缺氧对各系统功能的影响。

3. 了解氧疗和氧中毒的概念。

学习导入

患者，男，38 岁，农民。于当日清晨 4 时为煤炉添煤时，昏倒在室内，4 小时后被发现，急诊入院。既往体健。查体：体温 37℃，呼吸 24 次 /min，脉搏 110 次 /min，血压 100/70 mmHg。神志不清，口唇呈樱桃红色。其他未见异常。实验室检查：PaO_2 95 mmHg，Hb 150 g/L，CO_2max 正常，HbCO 30%。入院后立即吸氧，不久渐醒。

思考

1. 是什么原因引起患者昏倒和神志不清的？

2. 该患者 PaO_2 和 CO_2max 正常，能否说明机体无缺氧表现？为什么？

氧是生命活动必需的物质。成人在静息状态下，每分钟需要消耗大概 250 mL，体内氧的贮存量仅有 1.5 L，所以氧的供给需要呼吸心跳的维持，一旦呼吸心跳停止，机体几分钟之内即可死于缺氧。缺氧不是一个独立的疾病，而是很多疾病可能会引发的常见的病理过程。

煤气中毒

第一节 常用血氧变化指标及其意义

血氧指标对于判断机体的缺氧类型和缺氧程度有着十分重要的作用，常用的血氧指标有以下几种：

1. 血氧分压（PO_2） 指物理状态下溶解在血液中的氧分子所产生的张力。正常动脉血氧分压为 13.3kPa（100 mmHg），静脉血氧分压为 5.33kPa（40 mmHg）。

2. 血氧容量（CO_2max） 1L 血液中血红蛋白所能结合的最大氧量。正常值约为 200 mL/L，血氧容量取决于血红蛋白的总量和质量，反映血液携带氧气的能力。

3. 血氧含量（CO_2） 1L 血液中实际含有的氧量，包括物理溶解和化学结合的氧量。正常动脉血氧含量约为 19 mL/L，静脉血氧含量约为 140 mL/L。主要取决于血氧分压和血红蛋白。

4. 血氧饱和度（SO_2） 血液中已经与氧结合的血红蛋白占血液中总血红蛋白的百分比。动脉血氧饱和度约为 95%，静脉血氧饱和度约为 70%。血氧饱和度的高低主要取决于动脉血氧分压，动脉血氧分压与动脉血氧饱和度的关系即氧解离曲线。

第二节 缺氧的类型、原因与发病机制

氧在机体内的供应和利用主要包含以下几个环节：外呼吸，氧在血液中的结合和运输，内呼吸。任何一个环节发生障碍都会造成机体缺氧。根据缺氧的原因和血氧变化特点，将缺氧分为以下四种类型。

一、乏氧性缺氧

由于动脉血氧分压降低，血氧含量减少，组织供氧不足引起的缺氧，称为乏氧性缺氧。

（一）原因

1. 吸入气氧分压降低 如高海拔地区或高空，通风不好的矿井、坑道等，吸入气中氧分压低，进入肺泡和血液中的氧减少，从而引起组织缺氧。

2. 外呼吸功能障碍 由于呼吸运动减弱或者肺部疾病（如肺水

高原反应

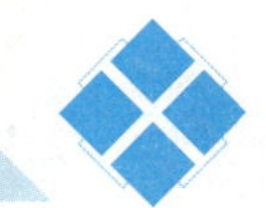

肿、阻塞性通气障碍、肺炎等）而引起外呼吸功能下降，肺泡通气量减少，血液通过肺泡摄取的氧气减少，致使动脉 PO_2 降低。外呼吸功能障碍引起缺氧，又称为呼吸性缺氧。

3. 动静脉分流　静脉血掺杂入动脉血中，使得动脉血氧分压降低（PO_2）。如法洛四联症、房间隔或室间隔缺损，右心腔的静脉血可部分经房间隔或室间隔缺损处混入左心腔内，引起动脉血氧分压下降。

（二）乏氧性缺氧的特点

1. 动脉血氧分压降低　为乏氧性缺氧的主要特征，动脉血氧饱和度、动脉血氧含量均降低。

2. 动脉血氧容量正常　原因是在乏氧性缺氧时，血红蛋白的总量和质量无明显变化，但是慢性缺氧时，由于血液系统的代偿调节，使血液中的红细胞总数和血红蛋白量增多，血氧容量会相应增加。

3. 动静脉血氧含量可减少　动脉血氧分压降低，动脉血与组织内氧分压差变小，弥散入组织内的氧减少，从而使动静脉氧分压降低。

4. 严重的乏氧性缺氧　当毛细血管内脱氧血红蛋白大于 50 g/L 时，可使患者皮肤和黏膜呈现青紫色，这种现象称为发绀。

二、血液性缺氧

血液性缺氧是指由于血红蛋白的含量减少或质量下降，从而使血红蛋白的携氧能力下降，血氧含量降低而引起的缺氧。

血液性缺氧

（一）原因

1. 贫血　各种原因引起的贫血，血红蛋白含量减少，血红蛋白携氧能力下降而引起缺氧。

2. 高铁血红蛋白血症　血红蛋白中的二价铁在氧化剂的作用下可氧化成三价铁而失去携氧能力，称为高铁血红蛋白血症，常见的氧化剂：亚硝酸盐等。如长期大量食用含有硝酸盐的腌制食品，其内的硝酸盐经肠道细菌还原形成亚硝酸盐，亚硝酸盐可将二价铁氧化成高价铁，从而使血红蛋白失去携氧能力而引起缺氧，也称为“肠源性发绀”。

3. 一氧化碳中毒　CO 与血红蛋白的亲和力是 O_2 的 218 倍，所以，当大量 CO 吸入体内，血液中的 Hb 与 CO 结合，血红蛋白与氧的结合量大幅减少，从而导致缺氧。当血液中碳氧血红蛋白的浓度超过 10% 时，即可引起缺氧。

（二）血液性缺氧的特点

1. 血氧容量和血氧含量降低为血液性缺氧的主要特征。

2. 由于吸入气氧分压不变，所以动脉血氧分压不变，动脉血氧饱和度在贫血时不变，在高铁血红蛋白血症和一氧化碳中毒时降低。

3. 贫血性缺氧的病人面色苍白，高铁血红蛋白血症病人皮肤黏膜呈咖啡色，一氧化碳中毒病人口唇黏膜呈樱桃红色。

三、循环性缺氧

循环性缺氧是指由于血液循环发生障碍，导致组织供氧量减少而引起的缺氧。又称为低动力型缺氧。

（一）原因

1. *局部血液循环障碍*　常见于局部血管狭窄、血栓形成、栓塞等，如冠状动脉粥样硬化可因冠状动脉狭窄而引起心肌缺血缺氧。

2. *全身血液循环障碍*　常见于休克、心力衰竭等，心输出量减少，有效循环血量降低，组织灌流量不足而引起组织缺血缺氧。

（二）循环性缺氧的特点

1. 动静脉血氧含量差减低为主要特征。由于血流缓慢和氧离曲线右移，组织摄取氧相对增多，静脉血氧含量降低，所以动静脉血氧含量差增大。但是组织总含氧量是降低的，因此组织缺氧。

2. 动脉血氧分压、动脉血氧含量、动脉血氧饱和度均正常，动脉血氧容量一般也正常。

3. 瘀血性缺氧可引起皮肤黏膜发绀，缺血性缺氧可呈现苍白色。

四、组织性缺氧

组织性缺氧是指组织细胞利用氧障碍而引起的缺氧。

（一）原因

1. *组织中毒*　如氰化物、硫化氢等中毒，毒性物质可经消化道、呼吸道、皮肤等进入体内，可迅速与呼吸链中的氧化型细胞色素氧化酶中的三价铁结合为氰化高铁细胞色素氧化酶，使之不能成为还原型的细胞色素氧化酶，从而失去传递电子的能力，呼吸链中断，组织不能利用氧而引起缺氧。0.06 克的氰化氢（HCN）即可引起死亡。

2. *线粒体损伤*　细菌、毒素、高压氧疗等可以损伤线粒体的呼吸功能从而引起缺氧。

3. *呼吸酶合成障碍*　维生素 B_1、维生素 B_2、维生素 PP 等参与了呼吸酶辅酶的构成，所以维生素缺乏可导致呼吸酶合成障碍，阻碍细胞生物氧化，引起细胞和组织缺氧。

（二）组织性缺氧的特点

1. 由于组织利用氧障碍，因而静脉血氧含量升高，动静脉血氧分压差降低。

2. 动脉血氧分压、动脉血氧含量和血氧饱和度以及血氧容量均为正常。

3. 由于毛细血管内血红蛋白含量升高，所以皮肤黏膜呈玫瑰红色。

第三节　缺氧对机体的影响

缺氧对机体的影响取决于缺氧发生的速度、程度、持续时间、作用部位以及各器官对缺氧的耐受性。各种类型的缺氧对机体的影响既有相似之处，又各不相同。下面以乏氧性缺氧为例，说明缺氧对机体各系统的主要影响。

一、对呼吸系统的影响

乏氧性缺氧时，由于动脉血氧分压降低（低于 60 mmHg），可刺激颈动脉体和主动脉体化学感受器，反射性引起呼吸加深加快，从而引起肺泡通气量增加，动脉血氧分压也随之增加。肺通气量增加是应对急性乏氧性缺氧的最重要的代偿反应。但是当动脉血氧分压过低（低于 30 mmHg）时，可直接抑制呼吸中枢而引起呼吸运动减慢，节律异常甚至呼吸衰竭。血液性缺氧和组织性缺氧一般动脉血氧分压不降低，如不累及肺功能障碍则无呼吸功能代偿性增强。

二、对循环系统的影响

（一）心输出量变化

1. 心率加快　肺通气增加刺激肺牵张感受器，反射性地引起交感神经兴奋，使得心率加快。

2. 心收缩力增强　缺氧可直接兴奋交感神经，作用于心脏上的相应受体而引起心肌收缩力增强。

3. 静脉回心血量增加　但是严重缺氧时，心肌收缩力减弱，心输出量下降，甚至可引起心力衰竭。

（二）血流重新分布

急性缺氧时，由于交感神经兴奋，腹腔内脏血管处于收缩状态，因而血流量减少，但是心脑等重要器官的血管处于扩张状态，血流量增加，在急性缺血缺氧时血流的重新分布有利于保证重要器官的血液供应和功能。

（三）肺血管收缩

肺泡内气体氧分压降低时肺小血管收缩，肺泡血流量减少，有利于维持肺泡通气/血流比例相对正常，但是如肺小血管长期处于收缩状态，可引起肺动脉高压以及肺源性心脏病。

（四）毛细血管增生

慢性持续地缺氧可使毛细血管增生，毛细血管密度增加有利于缩短组织内血液的弥散时间，从而增加组织的供氧。

三、对血液系统的影响

1. 红细胞数量增加　缺氧时，肾皮质肾小管间质细胞可分泌促红细胞生成素，该激素可作用于骨髓造血系统，从而引起红细胞增多，提高血液的携氧能力。

2. 氧解离曲线右移　缺氧时，机体无氧糖酵解增加，生成大量的 2，3- 二磷酸甘油

酸（2，3-DPG），导致氧解离曲线右移，在组织内氧与血红蛋白的亲和力降低，有利于氧的释放，增加组织的供氧量。

四、对中枢神经系统的影响

脑对血氧非常敏感。脑占体重的 2% 左右，但正常情况下脑组织的血流量占心输出量的 15% 左右，当急性缺氧时，可引起头疼，情绪激动，烦躁不安，记忆力、判断力降低，动作不协调等，慢性缺氧患者常表现为注意力不集中、嗜睡、易疲劳等。严重的脑部缺氧可引起惊厥、昏迷甚至死亡。

五、对组织细胞和代谢的影响

1. 组织细胞利用氧的能力增强。
2. 肌红蛋白增多。
3. 无氧糖酵解增强。

第四节　影响机体对缺氧耐受性的因素

一、代谢消耗率

对于一些基础代谢率高的人群，由于自身耗氧量较高 ，所以缺氧的耐受性较低，对缺氧更为敏感。如：甲亢、发热、过热等。另外，环境在一定程度上也可以增加机体耗氧量，如：寒冷、情绪激动、体力活动等。

二、机体的代偿能力和年龄

对缺氧的耐受性有显著的个体差异，且个体对缺氧的代偿能力也各不相同。有各系统疾病的人群尤其是心肺功能障碍的患者，对缺氧的耐受性较正常人群更低，老年人因心肺功能下降以及代偿能力不足对缺氧耐受性变差。

第五节　缺氧的防治与临床护理联系

一、氧疗

氧疗通过增加吸入气氧分压而改善缺氧。氧疗的效果因缺氧类型不同而有差异，氧疗对乏氧性缺氧最为有效。

外呼吸功能障碍引起的缺氧可通过区分呼吸衰竭的类型而采取不同的给氧方法。如Ⅱ型呼吸衰竭应以低浓度（每分钟 1 ～ 2L）低流量（小于 30%，一般为 25% ～ 30%）的氧气持续给氧。这类患者的呼吸有赖于缺氧对呼吸中枢的兴奋作用，如迅速将缺氧纠正，呼吸中枢刺激减轻，呼吸减弱，加重缺氧。

二、氧中毒

长时间吸入高浓度高流量的氧气，可引起组织细胞损伤，称为氧中毒。如吸入气大于0.5个大气压的高浓度氧或者吸氧浓度超过60%，时间持续48 h以上，均可引起氧中毒。氧中毒主要损伤肺，其次是脑。肺的损伤主要表现为肺充血水肿、出血、肺泡透明膜形成等。临床表现主要以咳嗽、咳粉红色泡沫样痰、呼吸困难等为主。在缺氧的治疗过程中，一定要警惕氧中毒的发生，严格控制吸氧的浓度和时间，氧中毒尤其易发生在呼吸机的使用过程中，且无有效的治疗和抢救措施，所以重在预防。

三、临床护理联系

1. 病情观察　观察病人情绪反应、思维记忆力、判断力下降情况，严重缺氧病人的神志，有无惊厥、昏迷，皮肤黏膜颜色，有无发绀等。

2. 护理措施　去除病因，及时正确地给氧治疗，吸氧时注意监测仪器，正确并及时地记录，防止氧中毒的发生。

3. 健康教育　对患者进行情绪安抚，帮助患者保持情绪乐观、稳定，并帮助患者树立康复的信心。

学习检测

【A2 型题】

1. 某患者，血氧分析结果显示：动脉血氧分压 50 mmHg，血氧容量 200 mmHg，动脉血氧含量 150 mmHg，动静脉氧差 40 mL/L，其缺氧类型属于 （ ）

A. 乏氧性缺氧 B. 血液性缺氧 C. 循环性缺氧

D. 组织性缺氧 E. 混合型缺氧

2. 患者，男性，60 岁，因食用大量腌制的咸菜，导致全身皮肤黏膜呈青灰色，神志不清而送入医院抢救，该患者缺氧的类型为 （ ）

A. 乏氧性缺氧 B. 中毒性缺氧 C. 血液性缺氧

D. 组织性缺氧 E. 循环性缺氧

3. 患者，男性，65 岁，有慢性支气管炎 15 年，8 年前诊断为慢性阻塞性肺气肿，2 天前因感染入院，需要持续低浓度吸氧，吸氧浓度一般为 （ ）

A.5% ～ 10% B.15% ～ 20% C.25% ～ 30%

D.35% ～ 40% E.45% ～ 50%

【A3 型题】

（4、5 题共用题干）

某患者，男性，60 岁，昏迷半小时入院，未见呕吐，房间有一火炉，既往无高血压病史，无肝、肾和糖尿病史，查体：口唇黏膜樱桃红色，心率 98 次 / 分。

4. 该患者首先考虑为 （ ）

A. 氰化物中毒 B. 亚硝酸盐中毒 C. 硫化物中毒

D. 失血性休克 E. 一氧化碳中毒

5. 对诊断最有意义的依据是 （ ）

A. 口唇黏膜樱桃红色 B. 昏迷 C. 未见呕吐

D. 高血压病史 E. 心率 98 次 / 分

第十章 弥散性血管内凝血

学习目标

1. 掌握 DIC；微血管病性溶血性贫血。

2. 熟悉临床表现；病因；发病机制；影响 DIC 发生发展的因素。

3. 了解防治 DIC 的病理生理学基础。

学习导入

患者，30 岁，因妊娠 40+2 周，正常产后 50 min，阴道流血量约 520 mL，于 2006 年 11 月 13 日急诊转入我院。入院查体：T 35 ℃，P 110 次 /min，R 18 次 /min，BP 7.82/4.7 kPa，意识不清，面色及睑结膜苍白，听诊双肺呼吸音正常，心脏未闻及杂音，宫底平脐，轮廓不清、质软，清理宫腔阴道积血（含血块及纱布浸血）约 500 mL，继之阴道活动性流出大量不凝血。急查：WBC：16.6×10^9/L，HGB：90 g/L，PLT：187×10^9/L，RBC：2.88×10^{12}/L，凝血三项：PT：14.4 S，FIB：2.8 g/L，APTT：35 S，血 CO_2CP：18.4 mmol/L。3 P 试验强阳性，D- 二聚体阳性。

思考

1. 此患者得的是什么病？此病的临床表现是什么？

2. 防治此病的病理生理基础是什么？

弥散性血管内凝血（disseminated or diffuse intravascular coagulation，DIC）不是一种独立的疾病，是许多疾病发展过程中的一种病理过程。它是在某些致病因素作用下，血液中的血小板及凝血因子被激活，大量促凝物质入血，凝血酶增加，微血管内有广泛微血栓形成，而引发的以凝血功能障碍为主要特征的全身性病理过程。在临床上，DIC 主要临床表现和发病机制非常复杂，对其疾病的发病过程还未有完全认识。DIC 的病因虽有不同，但临床表现基本相似。

第一节 DIC 的病因和发病机制

一、血管内皮细胞广泛损伤，启动内源性凝血系统

在生理情况下，机体的凝血、抗凝血、纤溶系统之间处于动态平衡的状态。如果这种平衡被打破，在多种致病因素作用下则引起 DIC。它的发病机制较复杂，以血管内皮细胞损伤、组织损伤后启动内源性凝血系统最为重要。

细菌、病毒、抗原抗体复合物，休克时的持续缺血、缺氧和酸中毒，败血症时的细菌内毒素的作用，可损伤血管内皮细胞，从而激活因子Ⅻ成为Ⅻa。Ⅻa 可启动内源性凝血系统使血液处于高凝状态，促使血液凝固和微循环中的微血栓形成。同时又由于激肽释放酶原转变为激肽释放酶，加速血液凝固过程，从而进一步促进 DIC 的发生。

二、启动外源性凝血系统

组织损伤时可释放出组织因子（即凝血因子Ⅲ）。当组织因子进入血浆后，引起外源性凝血系统启动。在大手术及严重组织损伤（严重创伤、大面积烧伤等）、病理产科（羊水栓塞等）、恶性肿瘤、实质性器官坏死的情况下，致使大量促凝物质入血。这些促凝物质可通过外源性凝血系统的启动引起凝血而形成 DIC。

三、血细胞及血小板的大量破坏

当致病因素使血液中红细胞、白细胞或血小板损伤时，均可引发和促进凝血过程，在 DIC 发病中具有重要作用。

1. 红细胞破坏　异型输血、恶性疟疾等可引起急性溶血，使红细胞膜磷脂和二磷酸腺苷（ADP）大量释出。膜磷脂促进凝血过程，ADP 促进血小板黏附聚集，微血栓形成和凝血反应。

2. 白细胞损伤　中性粒细胞、单核细胞及早幼粒细胞内含有较多的组织因子。内毒素、白细胞介素 -1（IL-1）、肿瘤坏死因子（TNF）可诱发中性粒细胞和单核细胞组织因子的表达。在严重感染或早幼粒细胞性白血病的化疗过程中，可引起这类细胞的大量破坏，而释放出大量组织因子，启动外源性凝血系统。

3. 血小板激活　血小板在 DIC 的发生发展中起着重要作用。胶原、凝血酶、ADP、

肾上腺素、血栓素 A_2、血小板激活因子等许多因素均可激活血小板，引起血小板的释放反应，释放出的促凝物质可促进血小板的黏附、聚集。血小板表面的多种糖蛋白（GPⅠb、GPⅡb、GPⅢa）可促进血小板与内皮细胞下的胶原黏附；与纤维蛋白原结合（需 Ca^{2+} 参与），使血小板聚集，血小板聚集后又可释放出多种血小板因子（PF1 ～ 7），加速凝血反应，促进 DIC 形成。

活化的血小板表面出现带负电的磷脂，在 Ca^{2+} 的参与下与凝血因子Ⅶ、Ⅸ、Ⅹ、Ⅱ结合而促进凝血酶的形成。

四、其他促凝物质进入血液

在某些因素作用下，如羊水内容物、抗原抗体复合物、转移的肿瘤细胞或是其他异物颗粒进入血液可以通过接触使因子Ⅺ激活，而启动内源性凝血系统，形成 DIC。急性胰腺炎时，大量胰蛋白酶进入血液可促使凝血酶原转变为凝血酶。抗原抗体反应也可引起 DIC， 这可能是因为抗原抗体复合物能激活因子Ⅻ或损伤血小板而引起血小板凝集并释放促凝物质所致。补体系统的激活在弥散性血管内凝血的形成中也起着重要作用。

虽然各种因素在弥散性血管内凝血的发生中所起作用的环节不同，但各种因素的共同作用均可出现相同的病理过程，即血液处于高凝状态及毛细血管中的微血栓形成，而后转入低凝状态，呈现多器官的出血。

第二节　影响 DIC 发生发展的因素

除上述原因外，DIC 的发生和发展，在很大程度上还与下列因素有密切关系。常见的因素有：

一、单核吞噬细胞系统功能障碍

单核吞噬细胞系统具有吞噬、清除血液中已活化的凝血因子和其他凝血物质的功能。循环中的大分子物质、凝血酶、纤维蛋白、纤维蛋白降解产物（FDP）等促凝物质均可被单核吞噬细胞系统清除。当感染性休克、败血症和内毒血症时，单核吞噬细胞系统吞噬了大量细菌、内毒素、坏死细胞，使其系统功能受损和耗竭而处于“封闭状态”，血液中的凝血物质不易清除，则易形成 DIC。严重的酮症酸中毒或长期大量使用糖皮质激素时，单核吞噬细胞的功能也可被抑制。

二、肝功能障碍

血液中的许多凝血因子、抗凝物质、纤溶酶原等均在肝细胞内合成。同时，肝细胞内有大量的库普弗细胞，可吞噬清除激活的凝血因子（如Ⅸa、Ⅹa、Ⅺa 等）。当肝脏严重病变时，肝细胞大量坏死，清除上述凝血因子功能降低，血液凝固性增加，促进弥散性血管内凝血的发生。

三、血液的高凝状态

血液的高凝状态是指在一些生理或病理条件下，所形成的一种血液凝固性增高，有利于血栓形成的状态。妇女妊娠末期呈生理性高凝状态，故一旦发生产科意外（如宫内死胎、胎盘早剥、羊水栓塞等），易导致 DIC。严重酸中毒时，因血液的 pH 降低，凝血因子的酶活性升高，肝素的抗凝活性降低，血小板聚集性加强，致使血液的凝固性增高而促发 DIC。

四、微循环障碍

休克时，微循环严重障碍，血液瘀滞，血浆成分外渗，血管内血细胞比容增大，血液黏滞度增加，血管内皮损伤、酸中毒等因素均可促进 DIC 发生。

五、纤维蛋白溶解系统的功能状态

6-氨基己酸、对羟基苄胺等药物可引起纤溶系统过度抑制，血液黏滞度增高。若使用这类药物不当，可促进 DIC 发生。

第三节　DIC 的分期和分型

一、分期

DIC 是一个病理过程，根据 DIC 发生后的血液凝固性变化的特点，可将 DIC 的发展过程分为三期。

1. 高凝期　由于凝血系统被激活，使多数患者血中凝血酶含量增多，导致微循环内微血栓形成，此时的表现以血液凝固状态增高为主。实验室检查：凝血时间、复钙时间缩短，血小板黏附性增强。

2. 消耗性低凝期　继高凝期之后，因微血栓形成过程中凝血因子和血小板被大量消耗和继发纤溶系统激活，血液由高凝状态转入低凝状态。患者出现明显的出血征象。实验室检查：出血时间、凝血时间及复钙时间延长，血小板计数和纤维蛋白含量减少。

3. 继发性纤溶亢进期　在凝血酶及凝血因子Ⅻ a 的作用下，大量纤溶酶原被激活，纤维蛋白溶解系统激活，继而使纤维蛋白（原）降解为纤维蛋白（原）降解产物。它们都有很强的纤维蛋白溶解和抗凝作用，所以出血现象明显。实验室检查：血小板计数、纤维蛋白原和纤溶酶原含量减少，优球蛋白溶解时间缩短，凝血酶原时间延长，鱼精蛋白副凝实验阳性。

二、分型

（一）按临床经过分型

1. 急性型　DIC 可以在几小时或 1 ～ 2 天内发生，常见于各种严重感染（特别是 G-

细菌感染引起的感染性休克）、异型输血、严重创伤、羊水栓塞、组织器官移植后的急性排斥反应等。常有明显的出血和休克等临床表现，病情发展迅速，分期不明显。实验检查结果显著异常。

羊水栓塞

2. 亚急性型　临床表现介于急性型和慢性型之间。

3. 慢性型　该型常见于恶性肿瘤、慢性溶血性贫血等疾病。由于机体有一定的代偿能力，单核吞噬细胞系统的功能较齐全，所以 DIC 的表现不明显。此型病程较长，临床诊断较困难，常以某器官功能不全为主要表现，有时仅有实验室检查异常。此类 DIC 往往在尸检后做病理组织学检查时才能发现。在一定条件下，可转化为急性型。

（二）根据 DIC 代偿情况分型

在 DIC 发生发展的病变过程中，血浆中的凝血因子和血小板不断被消耗，但是可刺激骨髓和肝脏通过增加血小板和凝血因子的合成而起代偿作用。此时肝脏合成纤维蛋白原的能力可增加 5 倍，骨髓合成血小板的能力可增加 10 倍，因此根据凝血物质的消耗与代偿性合成增多之间的对比关系，将 DIC 分为以下三种类型：

1. 代偿型　表现为凝血因子和血小板的消耗与合成间基本上保持平衡状态，见于轻度 DIC。此型患者可无明显临床表现或仅有轻度出血和血栓形成的症状。

2. 失代偿型　表现为凝血因子和血小板的消耗超过合成速度，见于急性 DIC。此型患者常出现明显的出血和休克。

3. 过度代偿型　表现为机体代偿功能良好，凝血因子和血小板的合成迅速甚至超过消耗。主要见于慢性 DIC 或 DIC 恢复期，此时患者出血或栓塞症状不太明显。

第四节　功能代谢变化及临床表现

各种典型 DIC 的主要表现是出血、休克、器官功能障碍和溶血性贫血。

一、出血

出血是 DIC 最突出的表现。最常见的是皮肤出血，表现为广泛的出血点和瘀斑；或表现为口腔黏膜和鼻黏膜的出血；或伤口、切口渗血不止；或针刺渗血部位可呈大片瘀斑等。其次为器官出血，表现为咯血、呕血、便血、血尿及鼻出血等。肺和中枢神经系统出血是死亡的主要原因。引起出血的机制主要有以下两种：

1. 凝血物质的消耗　DIC 的发展过程中消耗了大量的凝血因子，其结果是血液中的纤维蛋白原，凝血酶原，凝血因子Ⅴ、Ⅷ、Ⅹ和血小板显著减少，使血液处于低凝状态，是引起出血的主要原因。

2. 纤维蛋白溶解系统的激活及降解产物的形成　DIC 发生时，沉积于毛细血管内皮细胞的纤维蛋白强烈地刺激血管内皮使其释放激活物。此外，凝血因子Ⅻ能起到增强血液激活物的作用，凝血酶可激活纤维蛋白溶解酶原，使它转变为纤维蛋白溶解酶等。这

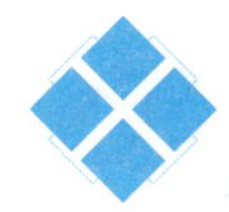

些因素使 DIC 进入后期时以纤维蛋白溶解过程为主。

二、休克

急性 DIC 常引起休克，休克也能诱发和加重 DIC，二者互为因果关系，形成恶性循环。其形成机制为：

1. 微血栓广泛形成　在 DIC 发生过程中，因凝血因子和血小板的大量激活，使微血管内有广泛的微血栓形成，心排出量下降，导致有效循环血量不足。

2. 血容量减少　由于 DIC 引起的广泛而严重的出血，可直接导致血容量明显减少，促进休克的发生。

3. 血管扩张　由于激肽、补体系统激活和 FDP 增多，引起血管收缩障碍。

三、多器官功能障碍

DIC 发生时，常因微血管内广泛的微血栓形成，导致许多器官的血液灌流量减少，引起器官和组织缺血、缺氧及局灶性的出血和坏死。其中以肾脏、肺、皮肤、大脑、垂体、肾上腺、消化系统黏膜较常受损。这是休克晚期难以逆转的主要原因之一。坏死范围可表现为局灶或大范围的组织，甚至整个器官坏死。尸体解剖时可发现在微循环中微动脉毛细血管及小静脉内有微血栓形成。微血栓形成所引起的症状及体征，可因阻塞的组织器官的部位及所供应的范围不一而各不相同。

肾是易损伤的器官，病变主要累及肾小球入球小动脉及肾小球毛细血管球，严重时可引起双侧肾皮质坏死和急性肾功能不全，临床上表现为少尿甚至无尿，蛋白尿、血尿等。肺微血管的广泛栓塞，可表现为呼吸困难、肺水肿、肺出血，导致呼吸衰竭。DIC 心脏的主要表现为心肌收缩力明显降低，急性心排出量明显减少，心律不齐，甚至心源性休克。消化系统的病变可导致恶心、呕吐、腹泻、消化道出血。颅内微血栓形成可导致神志模糊、谵妄、嗜睡、惊厥甚至昏迷等非特异性症状。这些临床表现，可能与微血管阻塞、蛛网膜下腔出血、脑皮质和脑干多处出血有关。脑垂体血栓形成、坏死可导致席汉综合征（Sheehan's syndrome）。

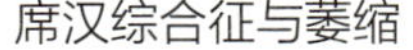

席汉综合征与萎缩

席汉综合征

四、微血管病性溶血性贫血

DIC 可伴发微血管病性溶血性贫血（microangiopathic hemolytic anemia），由于微循环功能障碍，纤维蛋白血栓形成，红细胞在血流的冲击下通过纤维蛋白和血小板所组成的网眼时被破坏、切割或发生变形，形成头盔细胞、芒刺细胞、三角形细胞和红细胞碎片等裂体细胞（schistocyte）（图 10-1）。此种红细胞及碎片可在外周血液中出现，外周血涂片可见上述各种细胞碎片，对 DIC 的诊断有一定价值。

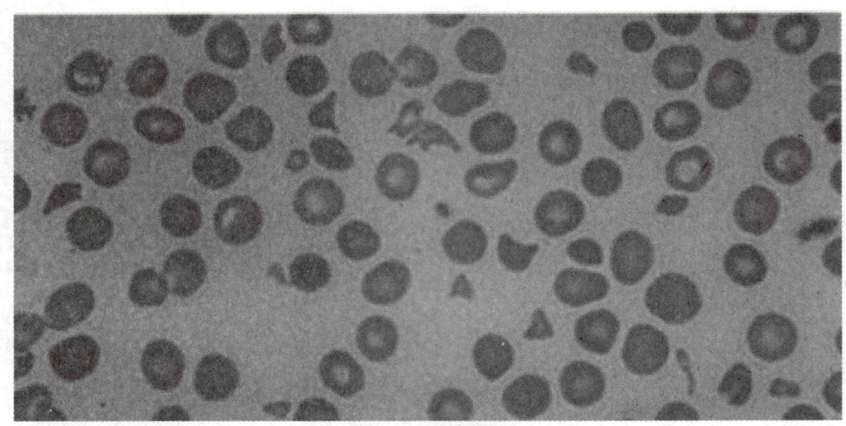

图 10-1　裂体细胞

第五节　弥散性血管内凝血与临床护理联系

DIC 病情凶险，病死率高，应早期预防。DIC 一旦发生，应及时控制原发疾病，改善微循环，重新建立凝血与抗凝血间的动态平衡。

一、病情观察

1. 出血症状　应观察出血部位、出血量及相应体征。

2. 循环障碍症状　观察皮肤黏膜是否发绀缺氧，有无尿少尿闭、血压下降、呼吸循环衰竭。

3. 高凝和栓塞症状　定期抽血查血小板计数、凝血酶原、血浆纤维蛋白含量、3P 试验，并观察有无黄疸溶血症状。

4. 观察实验室检查结果如何。

5. 观察原发性疾病的病情变化。

二、对症护理

1. 出血的护理

按本系统疾病护理的出血护理常规进行护理。

按医嘱给予抗凝剂、补充凝血因子、成分输血或抗纤溶药物治疗；掌握特殊药物剂量并正确给予，严密观察治疗效果，预防不良反应；监测凝血时间等实验室指标。

2. 微循环衰竭的护理

意识障碍者要执行安全保护措施。包括保持呼吸道通畅，氧气吸入，改善缺氧症状；定时测量体温、脉搏、呼吸、血压、观察尿量、尿色变化；建立静脉通道，纠正酸中毒，维持水、电解质平衡，维持血压；做好各项基础护理，预防并发症。严密观察病情变化，若有重要脏器功能衰竭时应作相关护理，详细记录。

3. 一般护理

（1）按原发性疾病护理常规进行护理。

（2）卧床休息，保持病室环境安静清洁。

（3）给予高营养、易消化食物，应根据原发疾病调整食品的营养成分和品种。

（4）正确采集血标本，协助实验室检查以判断病情变化和治疗效果。

三、预防

DIC 的关键在于预防，其具体措施如下。

1. 积极地治疗原发病，消除 DIC 的各种诱发因素。
2. 及早采用预防性抗凝治疗，纠正血液的高凝状态。
3. 严密观察，适时进行有关实验室检查，以便早期确诊。

【知识拓展】

纤维蛋白（原）降解产物

纤维蛋白（原）降解产物是测定纤维蛋白溶解系统功能的一个试验，主要反映纤维蛋白溶解功能是否增高。在纤溶酶的作用下，纤维蛋白（原）可以降解产生不同分子量的碎片 X、Y、D、E 以及其他一些碎片，总称为纤维蛋白（原）降解产物（FDP）。测定血浆（或尿液）中 FDP 含量的试验通常有免疫电泳法、免疫扩散法、絮状沉淀法、乳胶凝集（Fi）试验、红细胞凝集抑制试验、葡萄球菌聚集试验、反向血凝试验以及酶联免疫吸附试验等。

学习检测

【A2 型题】

1. 某护士为一名患者进行肌肉注射时发现该患者进针处渗血不止，应高度怀疑该患者患有 （ ）

A. 血小板减少性紫癜　　B. 过敏性紫癜

C. 中毒　　D. 梗死

E. DIC

2. 某 DIC 患者出血后发生了贫血，该患者的贫血类型最可能为 （ ）

A. 缺铁性贫血　　B. 微血管病性溶血性贫血

C. 巨幼红细胞贫血　　D. 失血性贫血

E. 溶血性贫血

【A3 型题】

（3~5 题共用题干）

男性，38 岁，发热一周伴牙龈出血住院。化验：全血细胞减少，骨髓检查证实为急性早幼粒细胞性白血病，第 2 天出现肉眼血尿，皮肤大片瘀斑。

3. 为了诊断其并发症，下列检查除哪项外均对此病有诊断意义? （ ）

A. 出血时间和凝血酶时间　　B. 凝血酶原时间加纤维蛋白原测定

C. 血浆副凝试验加 FDP　　D. 优球蛋白溶解时间加血小板计数

E. 血涂片找裂体细胞

4. 该患者最可能的并发症是 （ ）

A. DIC　　B. 过敏性紫癜　　C. 肾功能不全

D. 栓塞　　E. 紫癜

5. 该患者发生出血时的治疗原则是 （ ）

A. 立即给止血剂、维生素 K　　B. 立即给抗凝剂

C. 立即给纤溶抑制剂　　D. 立即去除病因，回复凝血和纤溶的平衡

E. 给抗凝血酶

第十一章
休克

学习目标

1. 掌握休克的分期与发病机制。
2. 熟悉休克的病因和分类。
3. 了解休克时重要脏器功能的变化及防治原则。

学习导入

某患者，男性，19 岁，外出打工，不慎从高处坠落下来，事后由同事救起，查体：面色苍白，脉搏细速、四肢冰凉，伴有出汗。左耻骨联合下及大腿内侧有大片瘀斑，BP：65/55 mmHg；HR：12 次 /min；T：36.8 ℃，入院途中昏迷死亡。

思考

1. 该患者患有何种休克？
2. 该患者送院前属于休克哪一阶段？
3. 此阶段微循环变化的特点是什么？

休克（shock）是各种强烈致病因子作用下，机体有效循环血量锐减，微循环障碍而引起的重要器官灌流量不足和细胞与器官功能代谢障碍，是一种危重的全身性病理过程。

第一节　休克的病因和分类

一、按病因分类

（一）失血、失液性休克

由失血、失液两种因素引起全血容量急剧降低导致的休克，通常是指低血容量性休克，可有以下类型。

1. 失血性休克　外伤、胃溃疡出血、食道静脉曲张出血、肝脾出血、宫外孕、DIC大出血均能导致休克。若快速失血超过总血量的20%左右，就可引起休克；超过全血量的50%左右，往往迅速导致死亡。

2. 失液性休克　常见于剧烈呕吐、腹泻、肠梗阻、大量出汗等引起的体液丧失，使有效循环血量锐减而引起的休克，过去称为虚脱。

（二）烧伤性休克

大面积烧伤伴有血浆大量渗出时可引起烧伤性休克。此型休克的发生与血容量减少及疼痛有关。晚期若合并感染，可发展为败血症性休克。

（三）挤压伤、创伤性休克

创伤性休克由创伤所引起，休克的发生与失血、强烈疼痛有关。创伤是战争中最常见的原因，如挤压综合征、战伤、颅脑损伤，还包括意外事故等。

（四）感染性休克

严重感染，特别是革兰阴性菌感染时易发生。感染性休克常伴有败血症，故又称为败血症性休克。

（五）过敏性休克

过敏体质者注射某些药物（如青霉素）、血清制剂或疫苗时，因体内组胺和缓激肽大量释放，引起血管扩张，血管床容积增大，毛细血管通透性增加而引起休克。

（六）神经源性休克

剧烈疼痛，高位脊髓损伤及深度麻醉引起血管运动中枢抑制所致的休克，称为神经源性休克。

（七）心源性休克

见于急性心包炎、急性心肌梗死、心脏压塞、严重心律失常等疾病，因心泵功能严

重障碍，心输出量急剧减少，有效循环血量和组织灌流量明显降低所引起的休克，称为心源性休克。

【知识拓展】

晕厥

晕厥与休克是两个不同的概念，晕厥是指多种原因造成的一过性脑缺血引起的短暂意识丧失，是由于急性血管舒缩障碍、心功能紊乱、脑调节功能障碍和血液成分异常等多种因素引起，造成功能紊乱的时间非常短，仅数分钟，其发生机制主要是由于多种原因引起的迷走神经兴奋，使外周血管急剧舒张，导致脑血液灌流一过性减少而引起短暂意识丧失。

二、按休克发生的始动环节分类

休克虽由不同致病因子引起，病因各异，但有效灌流量减少是多数休克发生的共同基础。而实现有效灌流量的基础是：①足够的循环血量；②正常血管的舒缩功能；③正常的心脏功能。其中任何一个因素发生大的变化，超过其他因素的代偿能力，均可导致休克。

1. 血容量降低　全血容量减少见于失血、失液、创伤及感染等疾病。因为血容量急剧减少，静脉回流不足，心输出量减少，从而导致微循环灌流量严重不足引起的休克，属于低血容量性休克。

低血容量性休克

2. 血管床容量扩大　机体的血管床总量很大，正常时毛细血管是交替开放的，约有20%开放而80%呈关闭状态，并不会因血管床容量远大于血液量而出现有效循环血量不足。由于血管活性物质的作用，使小血管扩张，血管容量大增，血液淤积在小血管内，使有效循环血量减少而引起的休克，属于血管源性休克。过敏性休克和感染性休克见于此因素。

3. 急性心脏功能障碍　是心源性休克发生的始动环节。由于心功能障碍，引起心排出量急剧减少，有效循环血量显著下降而引起休克。

三、按血流动力学特点分类

1. 高排低阻型休克　休克发生时的血流动力学特点是外周阻力降低，心输出量增加，皮肤血管扩张，血流量增加，皮肤温度升高，又称暖休克。

2. 低排高阻型休克　休克发生时的血流动力学特点是心输出量降低，外周阻力升高，皮肤血管收缩，血流量减少，皮肤温度降低，又称为冷休克。

第二节　休克的分期与发病机制

各型休克的发展过程及机制各不相同，但其特征基本相似，即重要器官微循环障碍。

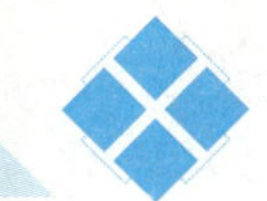

下面以失血性休克为例，根据血流动力学和微循环的变化可将其过程分为三个时期：

一、缺血性缺氧期（休克早期或代偿期）

（一）微循环及组织灌流

休克早期微循环变化以痉挛为主，口径明显缩小，而且微循环流入端收缩严重于流出端，同时大量真毛细血管网关闭，微循环内血流速度显著减慢，开放的毛细血管减少，毛细血管血流限于直捷通路，动静脉吻合支开放，组织灌流量减少，出现少灌少流，灌少于流的情况（图 11-1）。

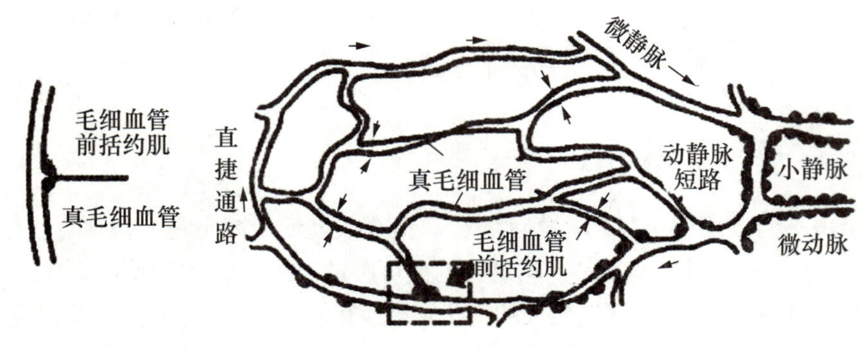

图 11-1　缺血性缺氧期

（二）微循环障碍的机制

微循环血管持续痉挛的始动因素是交感－肾上腺髓质系统强烈兴奋。儿茶酚胺释放入血，既刺激 α 受体，造成皮肤、内脏血管明显痉挛；又刺激 β 受体，引起大量动静脉短路开放，使器官微循环血液灌流量锐减。此外还有多种体液因子参与，包括血管紧张素 II、血管加压素等。

（三）微循环的代偿意义

微循环变化的代偿意义主要表现为以下三个方面：

1. 自身输液　由于微动脉、后微动脉和毛细血管前括约肌对儿茶酚胺更敏感，导致毛细血管前阻力比后阻力更大，毛细血管中流体静压下降，组织液返流入血增多。

2. 自身输血　肌性微静脉和小静脉收缩，肝脏的储血库收缩，有利于回心血量的增加，可以迅速而短暂地增加回心血量，减少血管床容量，有利于动脉血压的维持。

3. 保证重要器官的血液供应　由于不同器官的血管对儿茶酚胺反应不一，皮肤、内脏、骨骼肌、肾的血管对儿茶酚胺的敏感性较高，收缩更甚；而脑动脉和冠状动脉血管则无明显改变，故在全身血量减少的情况下，心、脑血液供应基本上得到了比较充足的保证。

维持动脉血压的机制：一是增加回心血量和循环血量，自身输血、自身输液、抗利尿激素和醛固酮多增使肾小管重吸收钠、水增多；二是增加心输出量：交感－肾上腺髓质系统兴奋，心率加快，心肌收缩力增加，心输出量增加；三是广泛的外周血管收缩，外周阻力增加。由于上述代偿作用，休克早期患者动脉血压并不一定都降低，可以正常

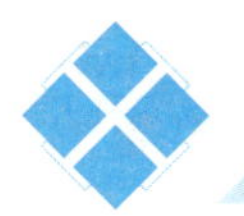

甚至略升。

（四）临床表现

该期病人临床表现为脸色苍白，四肢冰冷、出冷汗，脉搏细速，脉压降低，尿量减少，烦躁不安。由于血液的重新分配，心脑灌流可以正常，血压正常或略为升高，但脉压减少。结合上述症状和脉压减少，即使血压不下降甚至轻微升高，也考虑为休克早期（图 11-2）。

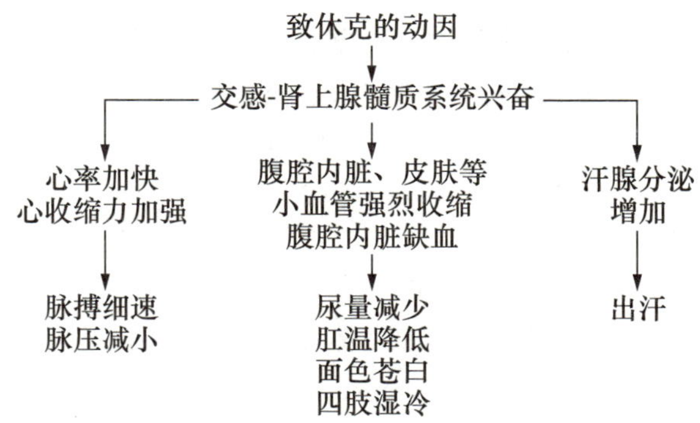

图 11-2　休克早期临床表现及产生机制

该期为休克的可逆期，应尽早消除休克动因，控制病变发展，及时补充血容量，恢复循环血量，防止向休克期发展。

二、瘀血性缺氧期（又称休克期或微循环瘀滞期）

若休克的原始病因不能及时清除，病情继续发展，交感－肾上腺髓质系统长期过度兴奋，组织将持续缺血缺氧，病情即可发展到休克期。

（一）微循环及组织灌流

此期微动脉、后微动脉痉挛减轻，流入端扩张，毛细血管前括约肌舒张，血液经过开放的毛细血管前括约肌大量涌入真毛血管网；而在毛细血管的静脉端和微静脉血流缓慢，血液浓缩，红细胞聚集；白细胞滚动、黏附、嵌塞；血小板聚集；血黏稠度增加。微循环血流速度缓慢，组织微循环呈多灌少流、灌大于流。该期真毛细血管开放数目虽然增多，但血液大量淤滞于毛细血管和后微静脉中，血流更慢，甚至“泥化”瘀滞，组织处于严重低灌流状态，缺氧更为严重（图 11-3）。

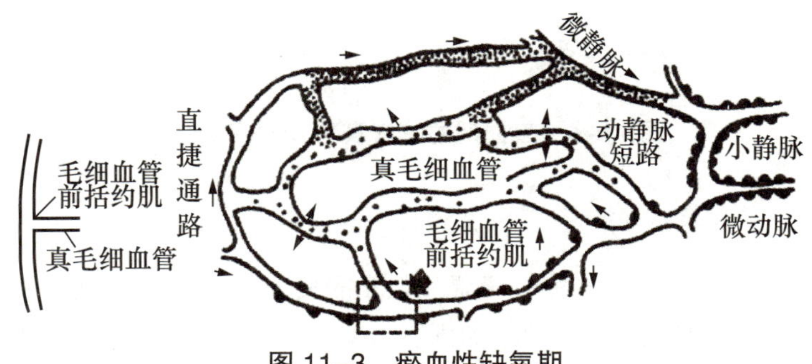

图 11-3　瘀血性缺氧期

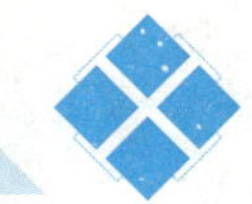

（二）微循环瘀滞的机制

主要与下列因素有关：

1.酸中毒　长期缺血和缺氧发生酸中毒。酸中毒导致平滑肌对儿茶酚胺的反应性降低。

2.局部扩血管代谢产物的作用　组胺、激肽、腺苷、K^+ 等增多，使血管扩张。

3.内毒素的作用　内毒素可激活凝纤溶激肽和补体系统，引起血管扩张和持续性低血压。

4.血液流变学的改变　白细胞滚动、贴壁、黏附于内皮细胞上，加大了毛细血管后阻力；此外，血液浓缩、血黏度增大，红细胞血小板聚集，都造成血流变慢泥化瘀滞，甚至血流停止。

（三）微循环瘀血的后果

该期微循环血管床大量开放，血液瘀滞在内脏器官，造成有效循环血量锐减，回心血量减少，心输出量和血压进行性下降，加重休克。由于心输出量和动脉血压进行性降低，当平均动脉压低于 55 mmHg（7kPa）时，心、脑血管失去自身调节，冠状动脉和脑血管灌流不足，出现心、脑功能障碍，甚至衰竭。此期微循环形成恶性循环，进入失代偿阶段，若无有效措施，病情不断加重，甚至死亡。

（四）临床表现

休克期的主要临床表现是血压进行性下降，冠状动脉和脑血管灌流不足，出现心、脑功能障碍，心搏无力、心音低钝、神志淡漠转入昏迷。由于肾血流量的严重不足，出现少尿甚至无尿（图 11-4）。

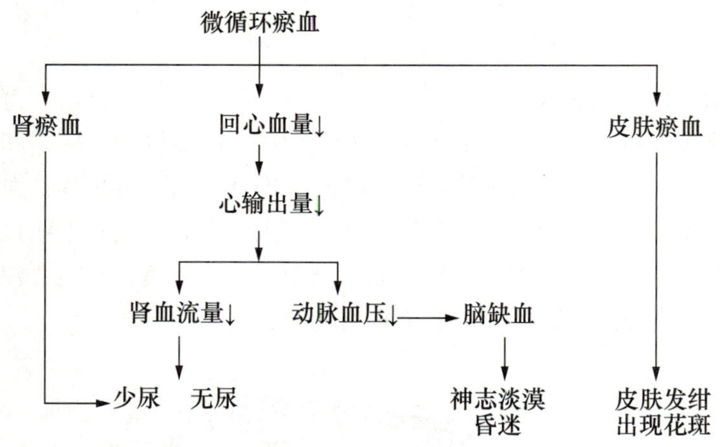

图 11-4　瘀血期的临床表现和发病机制

三、休克的难治期（休克晚期或微循环衰竭期）

休克晚期，微循环血管对各种血管调节因素的反应性显著降低或消失，发生麻痹性扩张，可发生弥散性血管内凝血、器官功能衰竭，甚至发生多器官功能衰竭，给治疗带

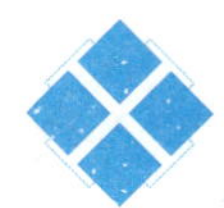

来极大困难，因而又称“不可逆性休克或难治疗性休克”。

1. 微循环及组织灌流　此期微循环内微血管扩张，血液进一步浓缩，微循环中有大量微血栓阻塞了微循环，微血管平滑肌麻痹，对任何血管活性药物均失去反应，微循环血流停止，不灌不流，组织得不到足够的氧气和营养物质供应，所以称为微循环衰竭期。此时血液处于高凝状态，易产生弥散性血管内凝血（DIC）。特别是败血症休克、严重的创伤性休克、异型输血更容易诱发 DIC（图 11-5）。

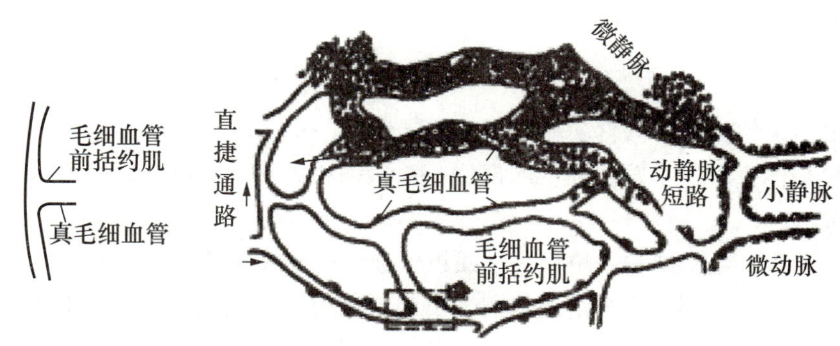

图 11-5　休克难治期

休克一旦并发了 DIC，将使病情恶化，并对微循环和各器官功能产生严重影响。

2. 重要器官功能衰竭　持续地缺血缺氧、组织有效血液灌流进行性减少，组织缺氧愈来愈重，各重要器官包括心、脑、肺、肾等脏器的功能和代谢出现严重障碍，甚至导致多系统器官功能衰竭，发生不可逆损伤，休克愈来愈难治。

休克的发展过程及其机制见表 11-1。

表 11-1　休克的发展过程及其机制

	休克早期	休克中期	休克晚期
微循环的变化	以缺血为主	瘀血为主	血管麻痹扩张
机制	交感－肾上腺髓质系统兴奋	如酸中毒血管扩张	血管反应麻痹
组织灌流	少灌少流，灌少于流	多灌少流，灌大于流	不灌不流，血流停止
血压变化	正常或微高	下降	进一步下降
尿量变化	少尿	无尿	无尿
对机体的影响	心脑无影响	心脑功能障碍	DIC

第三节　休克的细胞代谢改变及器官功能障碍

休克时，由于微循环灌流量减少，引起组织、器官的持续性缺血缺氧，发生微循环障碍，也可以由休克的原始病因如内毒素对细胞的直接损伤所致。探讨休克发生发展过程中的细胞机制就是探讨细胞在休克发生发展中的作用。

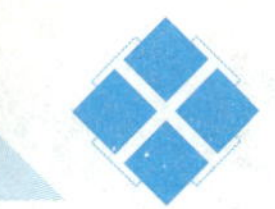

一、细胞代谢障碍

1. 供氧不足，糖酵解加强　休克时微循环障碍，组织低灌流和细胞缺氧，糖有氧氧化受阻，使 ATP 生成减少，无氧酵解增强，乳酸生成增多。

2. 能量不足，钠泵失灵——细胞水肿　无氧情况下，ATP 生成不足，细胞膜对 Na^+-K^+-ATP 酶（钠泵）运转失灵，因而细胞内钠水增多，细胞水肿。

3. 局部酸中毒　缺氧时由于乳酸的堆积和 CO_2 不能及时清除，引起局部酸中毒。微循环灌流障碍也加重了酸中毒。

二、细胞损伤

细胞损伤是休克时各器官功能障碍的共同机制。

细胞膜是休克时最早发生损伤的部位。水、钠和钙离子内流，细胞内水肿，跨膜电位明显下降。

线粒体肿胀、致密结构和嵴消失，线粒体破坏，导致能量生成进一步减少。

溶酶体肿胀、破裂，释放溶酶体酶，引起组织损伤。上述原因均可引起细胞凋亡、坏死，造成实质器官实质细胞数量减少，功能障碍。

第四节　休克时重要器官功能衰竭

一、急性肾功能衰竭（休克肾）

肾是休克时最容易受损的器官。各型休克常伴发急性肾功能衰竭，是休克时患者死亡的主要原因之一。由于肾血液灌流不足，很容易发生少尿和氮质血症。早期是功能性的，持续时间较长可发生急性肾小管坏死，导致器质性急性肾功能衰竭。此时，除表现为尿量明显减少外，并有明显尿质的变化，将导致严重的内环境紊乱，使休克进一步恶化。

临床上，在休克监护过程中，常以尿量的变化作为判断内脏微循环灌流状态的重要指标之一，如尿量每小时少于 20 mL，提示微循环灌流不足。

二、急性呼吸功能衰竭（休克肺）

肺是休克时易损伤的又一重要器官。在休克早期由于机体应激反应，呼吸中枢的兴奋性增高，通气过度而引起低碳酸积压症。严重休克时，可发生休克肺，表现为严重的间质水肿、肺泡水肿、肺充血、肺出血、局灶性肺不张，肺血管内微血栓和肺泡内透明膜形成，此时病变称为休克肺，是休克死亡的重要原因之一。临床表现为进行性低氧血症和呼吸困难。

三、心功能障碍

除心源性休克外，其他类型休克也发生心功能的变化。早期，由于机体的代偿，冠

状动脉的血流量能够维持，因此心泵功能一般不会受到显著影响。但随着休克的发展，动脉血压进行性降低，使冠状动脉血流量减少，心肌缺血，再加上缺氧和酸中毒、高钾血症与心肌抑制因子的作用等，心泵功能发生障碍而发生心力衰竭。心衰的出现也是休克难治的原因之一。休克持续越久，心脏受损往往越严重。

四、脑功能障碍

在休克初期，由于血液的重新分配，保证了脑的血液供应，因而除了因应激引起的烦躁不安外，没有明显的脑功能障碍的表现。但动脉血压低于 55 mmHg（7kPa）或脑循环出现 DIC 时，脑的血循环障碍加重，脑组织缺氧不断加重，病人由兴奋转为抑制，患者神志淡漠，甚至昏迷。

五、消化道和肝功能障碍

1. 胃肠道　因瘀血、缺氧，胃肠黏膜发生缺血和坏死，加之 DIC 的形成而发生出血，血容量进一步减少，微循环功能严重削弱，大量内毒素、细菌入血，进一步加重休克。

2. 肝　肝脏持续缺血、缺氧，使入血的细菌和毒素不能被充分清除和解毒，生物转化功能严重障碍，造成体内乳酸大量堆积，从而促使休克恶化，是导致休克难治疗的重要机制之一。

六、多系统器官功能衰竭

多系统器官功能衰竭是休克晚期的重要合并症，是致死的重要原因，而且病死率与衰竭器官成正比。将休克晚期出现两个或两个以上的器官功能（或系统）同时或相继发生功能衰竭，称为多系统器官功能衰竭。

第五节　休克防治原则

一、病因学防治

积极防治原发病，去除休克原始病因如出血、疼痛、感染等是防治休克的关键。

二、发病学防治

休克有不断恶化的倾向，必须分秒必争地打断休克的恶性循环，采用以下治疗措施:

（一）补充血容量

各型休克都存在有效循环血量绝对或相对不足，最终都导致组织灌流量减少。除心源性休克外，补充血容量是提高心输出量和改善组织灌流的根本措施。宜及时和尽早进行。正确的输液原则是“需多少、补多少”，可以输全血、血浆、生理盐水等晶体溶液和右旋糖酐等胶体溶液，以补充血容量的不足。

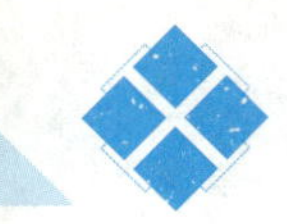

（二）纠正酸中毒

休克时缺血、缺氧必然导致代谢性酸中毒，而酸中毒是促使休克恶化的一个重要因素。如酸中毒不纠正，H^+ 和 K^+ 的竞争作用将直接影响血管活性药物的治疗，影响心肌收缩力，还可引起高钾血症。

（三）合理使用血管活性药

在纠正酸中毒和血容量得到充分补充的情况下，合理应用血管活性物质。

1. 缩血管药物的选择　缩血管药物因进一步减少微循环灌流量，而且在临床上的效果也不理想，故目前不主张对各型休克患者长期和大量应用。但缩血管药物仍有其适应证：（1）血压过低而又不能立即补液时，可用缩血管药物来暂时提高血压；（2）对于过敏性休克和神经源性休克，是首选药物，应当尽早使用；（3）对于高动力型感染性休克和低阻力型心源性休克，缩血管药可作为综合治疗措施之一。

2. 扩血管药物的选择　低排高阻型休克，血管高度痉挛和体内儿茶酚胺浓度过高的患者，用扩血管药物解除小血管痉挛，使微循环的动脉血液灌流和回心血量增加，有较好的疗效。

（四）防治细胞损伤

除通过改善微循环来防止细胞损伤外，保护细胞和改善细胞代谢是防止细胞损伤的重要措施，还要采用稳膜、补充能量及抗氧自由基等治疗以改善细胞的功能障碍。

（五）防止器官功能衰竭

休克时，如出现器官功能衰竭，除采取一般的治疗外，还应针对不同器官采取不同的治疗措施。以防止发生多器官功能衰竭。

第六节　休克与临床护理联系

学习检测

【A2 型题】

1. 女性患者，被车撞伤，烦躁不安，脉速，收缩压正常，脉压小，面色苍白，出冷汗，考虑是（　）

A. 疼痛引起　　B. 休克早期　　C. 休克晚期

D. 休克期　　E. 精神紧张引起

2. 休克患者，现呼吸困难、发绀，吸氧无效，氧分压下降。诊断为休克肺，护理措施首先应采取（　）

A. 呼气终末正压给氧　　B. 持续吸纯氧　　C. 快速输液

D. 给血管活性药物　　E. 器官切开

3. 患者，女性，37 岁，以“急性化脓性肠梗阻性胆管炎”收入院。观察发现：寒战时体温升至 40℃，脉搏 118 次 /min，血压 75/55 mmHg。判断其休克类型为（　）

A. 感染性休克　　B. 失血性休克　　C. 心源性休克

D. 神经源性休克　　E. 创伤性休克

4. 患者，女性，42 岁，创伤性休克。为降低血液黏稠度、改善微循环，宜选用（　）

A.5% 葡萄糖注射液　　B. 低分子右旋糖酐

C. 中分子右旋糖苷　　D. 白蛋白　　E. 林格液

5. 女性休克患者，输液治疗。中心静脉压为 3 cmH_2O，血压 75/56 mmHg。对其正确的处理是（　）

A. 减慢输液速度　　B. 加快输液速度

C. 减慢输液，加抗生素　　D. 用升压药物

E. 使用强心药

6. 女性患者，股骨开放性骨折伴大出血，面色苍白，脉搏细速，现场急救首先采取的措施是（　）

A. 骨折复位固定　　B. 建立静脉通路　　C. 止血

D. 止痛　　E. 立即转送

7. 患者，女性，27 岁，车祸致脾破裂。查体：血压 55/33 mmHg，脉搏 122 次 /min，患者烦躁不安、皮肤苍白、四肢湿冷。下列哪种给予患者的护理措施应除外？（　）

A. 吸氧，输液　　B. 放热水袋　　C. 中凹卧位

D. 留置导尿，观察每尿量　　E. 观察患者意识状态

【A3 型题】

（8~10 题共用题干）

男性，从三楼坠下后 12 小时，神志不清，无脉搏、无血压、无尿，体温不升，全身广泛出血倾向，伴有大片皮下瘀斑，并有呕血、便血，心跳和呼吸微弱。

8. 该病人处于休克的哪期？（　）

A. 休克早期　　B. 休克期　　C. 休克晚期

D. 濒死期　　E. 系统功能衰竭期

9. 该病人易发生（　）

A. 呼吸衰竭　　B. 急性肾衰竭　　C. 肝衰竭

D. 血液系统衰竭　　E. 多系统衰竭

10. 对该病人最主要的抢救措施应是（　）

A. 吸氧　　B. 强心　　C. 扩容

D. 抗凝疗法　　E. 降温

第十二章
心血管系统疾病

学习目标

1. 掌握良性高血压、动脉粥样硬化、冠心病、风湿病的基本病变及临床病理联系。

2. 熟悉上述疾病的病因及发病机制，风湿性心脏病的基本病变及临床病理联系。

3. 了解恶性高血压的病变特点，心血管系统疾病的防治和护理原则。

学习导入

患者，女，60 岁。高血压病史 9 年，一直服用降压药物治疗。2 天前出现剧烈头痛伴恶心、呕吐，右眼视物模糊。目前患者精神萎靡，呼吸急促，咳铁锈色痰。

查体：两肺呼吸音粗，可闻及湿啰声。右侧偏盲，右侧上、下肢肌力Ⅱ度，右侧膝反射、跟腱反射（+++），右侧偏身感觉减退，右侧巴氏征（+）。

头颅 CT 示左侧内囊出血。胸片显示心影呈“靴形”。尿蛋白(+)。

思考

1. 患者左侧内囊出血的原因是什么?

2. 高血压病还可能造成哪些脏器的病变?

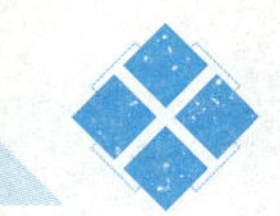

心血管系统疾病是现代社会中威胁人类健康和生命的主要疾病之一。在欧美等发达国家中，心血管疾病的发病率和病死率居首位。在我国，心血管疾病在总病死率中居第二位，仅次于恶性肿瘤。目前，心血管疾病的研究在基础医学、介入技术和循证医学等方面均取得了较大的进步，使心血管疾病的患病率明显下降。本章主要介绍常见的心血管系统疾病。

第一节　原发性高血压

高血压（hypertension）是指体循环动脉血压持续升高，可导致心、脑、肾和血管等改变的最常见的一种临床综合征。世界卫生组织（WHO）标准：静息状态下，成人收缩压≥ 140 mmHg 和 / 或舒张压≥ 90 mmHg 即诊断为高血压。高血压可分为原发性高血压（primary hypertension）和继发性高血压（secondary hypertension）。

继发性高血压又称症状性高血压，较少见，占高血压发病率的 5%～ 10%，是指继发于其他疾病（肾炎、肾上腺和垂体肿瘤等），并作为一种症状出现的血压升高。原发性高血压又称高血压病，是一种病因未明的、以体循环动脉血压升高为主要表现的独立性全身性疾病，占高血压发病率的 90%～ 95%。

原发性高血压是以细、小动脉硬化为基本病变的全身性疾病，多见于中老年人。流行病学调查显示，近 10 年来我国心血管疾病的发病危险性在逐渐升高。

一、病因和发病机制

原发性高血压的病因和发病机制很复杂，仍未完全清楚。目前认为是受遗传、饮食、环境和神经内分泌等多种因素综合作用的结果。

1. 遗传因素　高血压病具有明显的家族聚集性。据调查，约 75%的高血压患者有遗传素质。双亲一方有高血压者，高血压病的患病率比无高血压家族史者高 1.5 倍；双亲均有高血压者，患病率高 2 ～ 3 倍。本病被认为是一种多基因遗传病，某些基因的变异和突变，或遗传缺陷与高血压的发生都密切相关。

2. 饮食因素　高盐饮食、肥胖和饮酒三大因素与高血压的发病显著相关。膳食中钠盐摄入量与人群血压水平和高血压患病率呈正相关，减少钠盐的摄入或用药物增加 Na^+ 的排泄可降低血压。WHO 建议每人每日摄盐量应控制在 5 g 以下，可起到预防作用，但并非所有人都对钠敏感。研究表明，随着人群体重指数增高，血压水平和高血压患病率均逐步增高。饮酒量与血压水平也呈线性相关，尤其与收缩压关系密切，可能与血中儿茶酚胺类和促皮质激素水平升高有关。

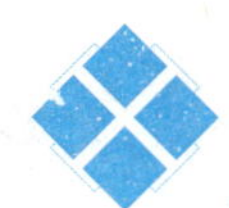

【知识拓展】

高血压患者的饮食

①限定摄盐量：WHO 建议每日摄盐量控制在 5 g 以下。②限制饮酒。③减少脂肪摄入，适量补充蛋白质。④多食含维生素的食品。

3. 社会心理因素　调查显示，长期过度的精神紧张、焦虑或恐惧，可使大脑皮质功能失调，失去对皮质下血管舒缩中枢的调控能力，引起血管舒缩中枢产生持久的以收缩为主的兴奋，导致外周血管阻力增加，血压升高。

4. 神经内分泌因素　一般认为，细动脉的交感神经纤维兴奋性增高是本病发生过程中重要的神经因素。多种病因使大脑皮质下神经中枢功能发生紊乱，各种神经递质浓度和活性异常，导致细动脉的交感神经兴奋性增高，引起血压升高。

5. 其他因素　此外，吸烟、缺乏体力劳动和年龄增长等，均与高血压的发病有关。

二、类型和基本病理变化

原发性高血压又分为缓进型（良性）高血压和急进型（恶性）高血压两种。

（一）缓进型高血压

缓进型高血压（benign hypertension）又称良性高血压，约占原发性高血压的95%，一般起病隐匿，进展缓慢，病程长，多见于中老年人。根据病变发展可分为三期：

1. 功能紊乱期　为高血压的早期阶段。基本病变为全身细小动脉间歇性痉挛收缩，但血管和器官无器质性病变。临床表现为血压波动性升高，可伴有头昏、头痛等症状，经适当休息，血压可恢复正常，一般不需服用降压药。

2. 动脉病变期　为高血压的中期阶段。基本病变为细动脉和小动脉硬化。

（1）细动脉硬化是高血压的最主要病变特征，表现为细动脉玻璃样变性。最易累及的部位为肾入球动脉、视网膜动脉、脾中央动脉。细动脉壁增厚变硬，管腔狭窄（图 12-1）。

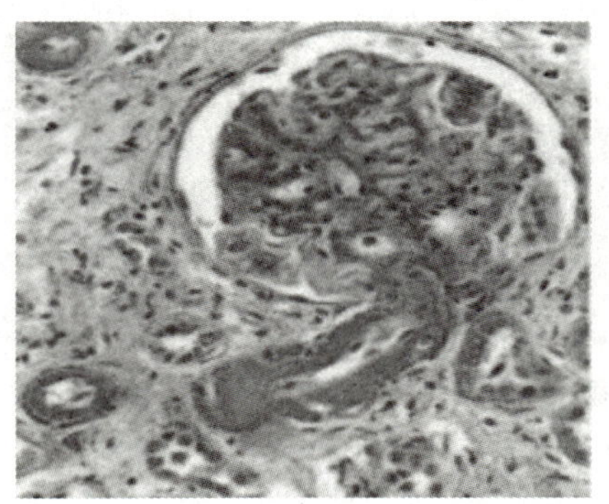

图 12-1　细动脉玻璃样变性

肾入球动脉壁红染增厚、管腔狭窄

（2）小动脉硬化主要累及肾小叶间动脉、弓形动脉及脑的小动脉等。由于血压持续升高使小动脉内膜胶原纤维和弹性纤维增生，中膜平滑肌细胞肥大、增生，细胞外基质增多，导致管壁增厚，管腔狭窄。

临床表现为血压持续升高，休息后不能缓解，常需服用降压药才能降低血压。

3. 内脏病变期　为高血压后期，多数内脏器官受累，以心、肾、脑和视网膜的病变明显。

（1）心脏病变：长期慢性高血压可引起心脏病变，称为高血压性心脏病（hypertensive cardiopathy），主要表现为左心室肥大。因为血压持续升高，外周阻力增大，左心室后负荷加重，导致左心室代偿性肥大。

肉眼观察：心脏体积增大，重量增加，可达 400 g 以上（正常为 250 g 左右），左心室壁显著增厚，可达 1.5 ～ 2.0 cm（正常为 1.0 cm），左心室乳头肌和肉柱增粗，但心腔不扩大，甚至略缩小，称为向心性肥大（concentric hypertrophy）（图 12-2）。随着病情的发展，肥大的心肌因供血不足，心肌收缩力下降，转为失代偿，可见左心腔扩张，称为离心性肥大（eccentric hypertrophy）。镜下观察：心肌细胞变粗、变长，细胞核大而深染，呈圆形或椭圆形。

临床上，早期由于左心室向心性肥大可完全代偿，一般无明显症状。晚期心功能失代偿，患者可出现左心衰竭的症状。

（2）肾脏病变：主要表现为原发性颗粒性固缩肾。由于肾入球动脉玻璃样变、叶间动脉硬化，导致肾缺血而萎缩纤维化。

肉眼观察：双肾体积缩小，重量减轻，质地变硬，表面凹凸不平，呈均匀弥漫的细颗粒状，切面肾皮质变薄，皮髓质分界不清，称为原发性颗粒性固缩肾（primary granular atrophy of the kidney）（图 12-3），是高血压肾脏病变的特征。镜下观察：肾小球纤维化和玻璃样变性，所属肾小管因缺血而萎缩、消失，肾间质纤维组织增生，少量淋巴细胞浸润。

临床上，早期因为代偿一般不出现肾功能障碍。晚期大量肾单位破坏，患者逐渐出现水肿、蛋白尿、管型尿，严重者可出现尿毒症。

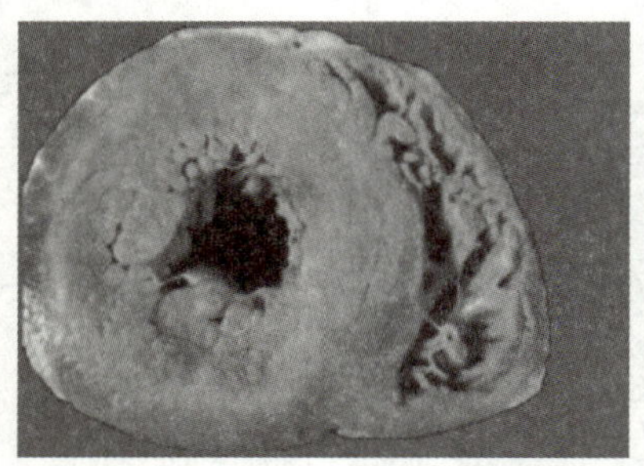

图 12-2　左心室向心性肥大

左心室壁明显增厚、乳头肌显著增粗，心腔缩小

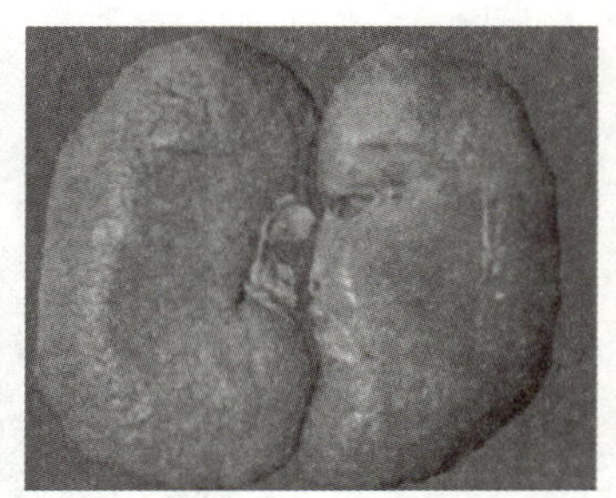

图 12-3　原发性颗粒性固缩肾

双肾对称性缩小，质地变硬，表面凹凸不平，呈细颗粒状

（3）脑病变：是高血压最重要的并发症。由于脑小动脉硬化，引起局部脑组织缺血和毛细血管通透性增加，引起一系列病变。主要表现在以下三个方面。

1）脑出血：是高血压最严重、最常见的并发症。由于脑的细小动脉硬化使血管壁变脆，当血压突然升高时血管破裂出血。亦可由于血管壁弹性下降，局部膨出形成小动脉瘤或微小动脉瘤，当血压突然升高时，致小动脉瘤或微小动脉瘤破裂出血。脑出血常发生于基底节、内囊，其次为大脑白质（图 12-4）。因为供应该区域的豆纹动脉从大脑中动脉呈直角分出，承受压力较高，容易破裂。

脑出血

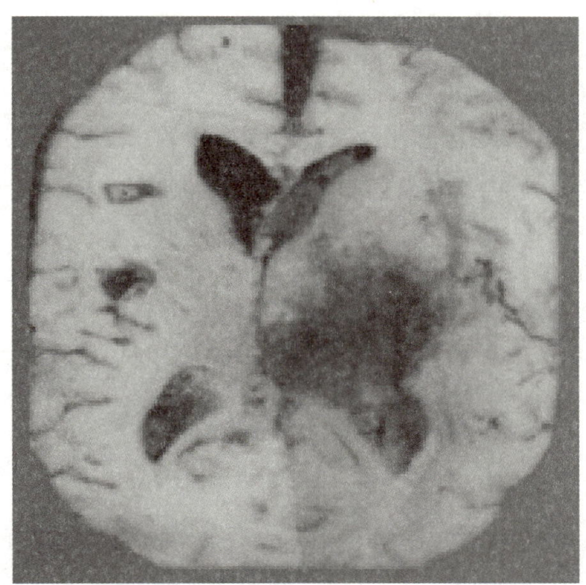

图 12-4　脑出血

右侧大脑内囊区出血、压迫脑组织

临床上，因出血量和出血部位的不同而临床症状不同。内囊出血可引起对侧“三偏”，出血破入侧脑室时，可发生昏迷；左侧脑出血常引起失语；脑桥出血可引起同侧面瘫和对侧偏瘫。脑出血可因血肿占位及脑水肿而引起颅内压升高，引发脑疝形成。

2）脑水肿：由于脑内细小动脉硬化、痉挛，脑组织缺血，毛细血管通透性增加，导致脑水肿和颅内压升高。临床上可出现头痛、头晕、视物障碍及呕吐等症状，称为高血压脑病（hypertensive encephalopathy）。严重者可出现剧烈头痛、意识障碍和抽搐等症状，称为高血压危象（hypertensive crisis）。

3）脑软化：由于脑内细小动脉痉挛、硬化，管腔狭窄，供血区脑组织缺血，出现较多小坏死灶，称为脑软化（encephalomalacia）。

（4）视网膜病变：由于视网膜中央动脉发生细动脉硬化所致。眼底检查：早期可见视网膜中央动脉痉挛；中期可见中央动脉变细，动静脉交叉处静脉受压；晚期可见视网膜渗出、出血及视神经盘水肿。

缓进型高血压主要脏器病变及后果见表 12-1。

表 12-1 缓进型高血压病主要脏器病变及后果

	主要病变	后果	主要诊断检查
动脉	细动脉玻璃样变、小动脉内膜增厚、管腔狭窄	导致各脏器病变	眼底检查、动脉造影
心脏	左心室代偿性肥大	左心衰竭	X 线、心电图
肾脏	原发性颗粒性固缩肾	肾衰竭、尿毒症	肾功能检查
脑	出血、水肿、软化灶	脑出血、颅内压升高	CT 检查
视网膜	视网膜中央动脉玻璃样变	视网膜渗出、出血及视乳头水肿	眼底检查

（二）急进型高血压

急进型高血压（accelerated hypertension）又称恶性高血压，较少见，约占原发性高血压的 5%，可由缓进型高血压恶化而来，或起病即为急进型高血压，多见于青壮年。本病的特征性病变是增生性小动脉硬化和坏死性细动脉炎，病变可累及全身各器官，但主要累及肾和脑，以肾脏的病变最为严重。临床上起病急、发展快，血压显著升高，超过 230/130 mmHg。常出现持续性血尿、蛋白尿和管型尿。本病预后极差，多数患者 1 年内迅速发展为尿毒症死亡，也可因脑出血或心力衰竭死亡。

第二节　动脉粥样硬化

动脉粥样硬化（atherosclerosis，AS）主要是指各种原因导致血浆中的脂质沉积于大、中动脉内膜，引起动脉内膜灶性纤维性增厚和粥样斑块形成，导致管壁增厚变硬、管腔狭窄，引起组织器官的缺血性病变。动脉粥样硬化是心血管系统最常见的疾病之一，严重危害人类的健康。本病多见于中老年人，以 40 ～ 50 岁发展最快，男性多于女性。

一、病因及发病机制

动脉粥样硬化的病因和发病机制目前尚不完全清楚，是多种因素共同作用的结果。

（一）高脂血症

高脂血症是动脉粥样硬化最主要的危险因素。血浆中的脂质以脂蛋白的形式转运，包括乳糜微粒（CM）、低密度脂蛋白（LDL）、极低密度脂蛋白（VLDL）和高密度脂蛋白（HDL）。其中，LDL 和 VLDL 是促进动脉粥样硬化发生的脂蛋白。研究表明，氧化低密度脂蛋白（OX-LDL）是最重要的致粥样硬化因子，是损伤细胞和平滑肌细胞的主要因子。而 HDL 对动脉粥样硬化有预防作用，可通过胆固醇逆向转运机制清除动脉壁的胆固醇，还具有抗氧化作用以阻止 LDL 被氧化。所以，血浆 LDL、VLDL 水平的持续升高和 HDL 水平的降低与动脉粥样硬化的发生率呈正相关。

（二）高血压

高血压促进动脉粥样硬化的机制还不清楚。但研究表明，高血压患者的动脉粥样硬

化发生率比正常人高4倍，且发病早、进展快。主要是由于长期高血压，血流对血管壁的压力增大，引起血管内皮细胞的损伤，脂蛋白易渗入内膜。其次还有细胞间相互作用的因素等，共同促进动脉粥样硬化的发生。另一方面，当发生动脉粥样硬化时，所致的管壁变硬和管腔狭窄可引起血压升高，血压高又进一步促进动脉粥样硬化的发生，二者互相影响，互相促进。

（三）吸烟

流行病学资料表明，吸烟是冠心病的主要危险因素之一，而且是心肌梗死的独立危险因素。吸烟者的动脉粥样硬化程度要比不吸烟者严重得多，患病率和病变程度与吸烟量成正比。吸烟易使血浆LDL氧化为OX-LDL，尼古丁和CO入血会引起动脉血管内皮细胞损伤，这些共同促进动脉粥样硬化的发生发展。

（四）糖尿病

糖尿病患者血中VLDL水平较高，而HDL水平较低，这与动脉粥样硬化和冠心病的关系极为密切。高血糖可致LDL糖基化和高三酰甘油血症，后者易产生sLDL并被氧化，促进血液中单核细胞迁入内膜形成泡沫细胞，参与动脉粥样硬化斑块的形成。

（五）其他因素

1. 遗传　动脉粥样硬化有明显家族集聚现象，提示遗传是其危险因素之一。目前发现某些已知基因可影响脂质的摄取和代谢，从而导致高脂血症的发生。

2. 年龄　大量资料表明，动脉粥样硬化的检出率和病变程度随年龄的增大而增加。

3. 性别　绝经期前，女性动脉粥样硬化的发病率比同龄的男性低，其HDL水平高于男性，而LDL水平却较男性低。绝经期后这种差异消失，可能与雌激素具有改善血管内皮的功能和降低血胆固醇水平的作用有关。

4. 肥胖　肥胖者易发生高脂血症、高血压和糖尿病等，这些疾病容易导致动脉粥样硬化的发生。

动脉粥样硬化的发病机制十分复杂，目前尚不完全清楚。学者们曾提出多种学说，包括损伤应答学说、单克隆学说、脂质渗入学说等。其中损伤应答学说是目前比较公认的具有较强说服力的发病学说，但是任何单一学说都难以全面解释动脉粥样硬化的发生与发展。

【知识拓展】

注意平衡膳食，预防动脉粥样硬化

1. 低脂、低糖、低盐饮食。少食动物油、蛋黄、动物内脏及高糖食品。动脉硬化常合并高血压，正常成人每天摄盐总量为5 g左右，动脉硬化和高血压患者应更低些。

2. 补充蛋白和纤维。适量食用海鲜、瘦肉和富含植物蛋白的豆腐、豆干等。多吃绿叶蔬菜、新鲜水果和粗粮，减少肠道吸收脂肪和胆固醇总量。

3. 注意饮白开水，尽量采用清淡的烹调方法。

二、基本病理变化

本病主要累及大、中动脉，最好发于腹主动脉，其次为冠状动脉、颈动脉、肾动脉和脑底动脉环等。典型病变的发生发展分为四个阶段。

（一）脂纹脂斑期

脂纹脂斑期是最早出现的病变。肉眼观察：在动脉内膜表面，可见黄色针头大小的斑点或宽 1 ～ 2 mm 的黄色条纹，平坦或略隆起，尤其在血管分支开口处更明显（图 12–5）。镜下观察：病变的内膜下有大量圆形或椭圆形泡沫细胞聚集，体积大，HE 染色胞质内含有大量脂质小空泡（图 12–6）。

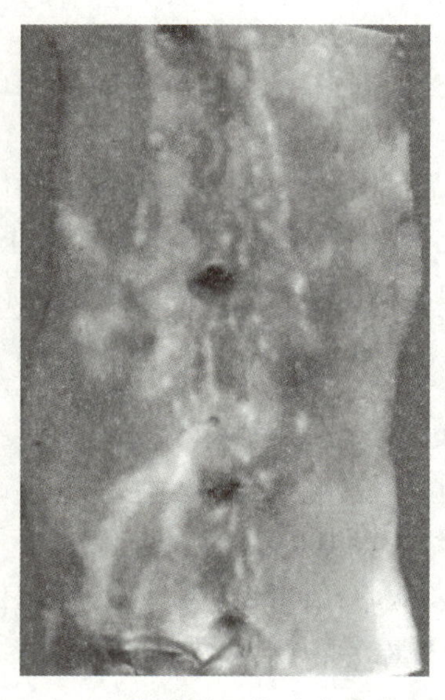

图 12–5　动脉粥样硬化（脂纹脂斑）

动脉内膜面可见黄色针头大小的斑点或黄色条纹，平坦或微隆起

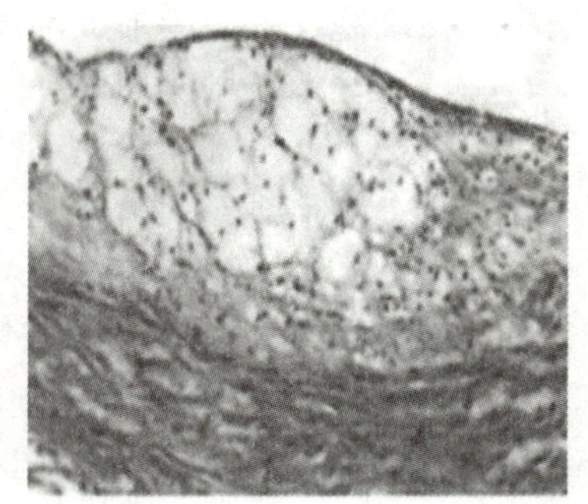

图 12–6　动脉粥样硬化（泡沫细胞）

病变内膜下有圆形或椭圆形泡沫细胞聚集，体积大，胞质内有小空泡

（二）纤维斑块期

纤维斑块期由脂纹脂斑期发展而来。肉眼观察：病变的内膜面可见散在不规则隆起的淡黄色或灰黄色斑块，后因结缔组织增生和玻璃样变性而呈瓷白色，似蜡烛油状（图 12–7）。镜下观察：病灶表层为大量胶原纤维、平滑肌细胞等形成的纤维帽，下方可见数量不等的泡沫细胞、平滑肌细胞和炎细胞。

（三）粥样斑块期

粥样斑块期是动脉粥样硬化典型病变。随着病变继续发展，纤维斑块深层组织发生坏死崩解，坏死物与脂质混合形成粥样斑块。肉眼观察：动脉内膜表面有明显隆起的灰黄色斑块，切面可见纤维帽的下方有黄色粥糜样物质（图 12-8）。镜下观察：表层是玻璃样变的纤维帽，深层有大量红染的坏死物，其中可见胆固醇结晶（HE 切片中为针状空隙）及钙化，斑块底部及周边可见肉芽组织、少量泡沫细胞和浸润的淋巴细胞。动脉粥样硬化各期病理变化见表 12-2。

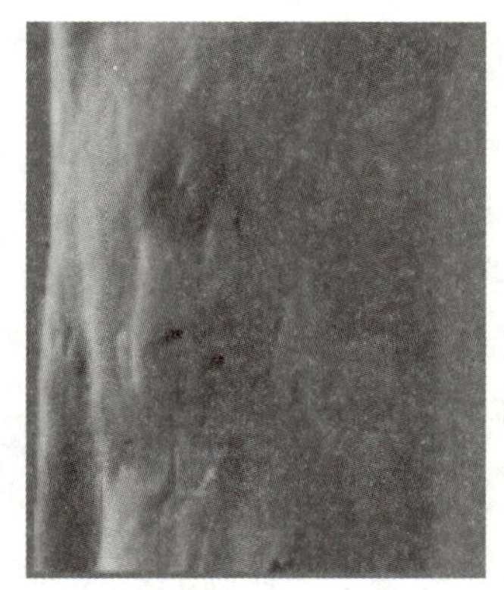

图 12-7　动脉粥样硬化（纤维斑块）

可见不规则隆起的淡黄或灰黄斑块，后因玻璃样变为瓷白色，似蜡烛油状

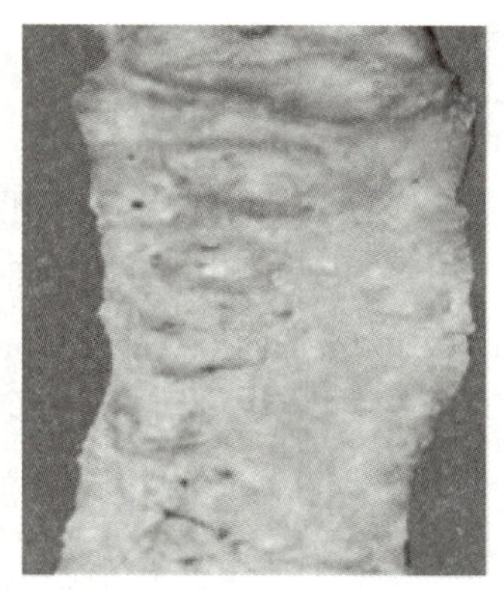

图 12-8　动脉粥样硬化（粥样斑块）

可见隆起的灰黄色斑块，切面表层为白色质硬增生组织，深层为黄色质软的粥样物质

表 12-2　动脉粥样硬化各期病理变化比较

	脂纹脂斑期	纤维斑块期	粥样斑块期
肉眼观	内膜表面淡黄色斑点或条纹，可微隆	灰白色、蜡滴状斑块，突向内膜表面	灰黄色粥样斑块，明显向表面突出
镜下观	表层少量纤维组织，深层有大量泡沫细胞	表层为纤维帽，深层有泡沫细胞及细胞外脂质等	表层纤维组织玻璃样变，深层为红染坏死物，可见胆固醇结晶空隙

（四）继发性病变

继发性病变多发生于粥样斑块期，也可发生在纤维斑块期。

1. 血栓形成　斑块表面的内皮损伤和溃疡形成使内皮下胶原暴露，促使血栓形成，可引起动脉管腔阻塞、血流中断及器官梗死。

2. 斑块内出血　斑块底部和边缘新生的毛细血管在血流的冲击下破裂出血，形成血肿，使斑块迅速隆起，管腔进一步狭窄甚至完全闭塞（图 12-9）。

3. 斑块破裂　斑块表面的纤维帽破裂，粥样物质自裂口流入血液，局部遗留粥瘤性溃疡。进入血液的坏死物质和脂质可形成胆固醇栓子，造成栓塞（图 12-10）。

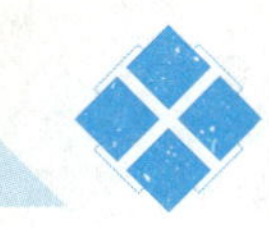

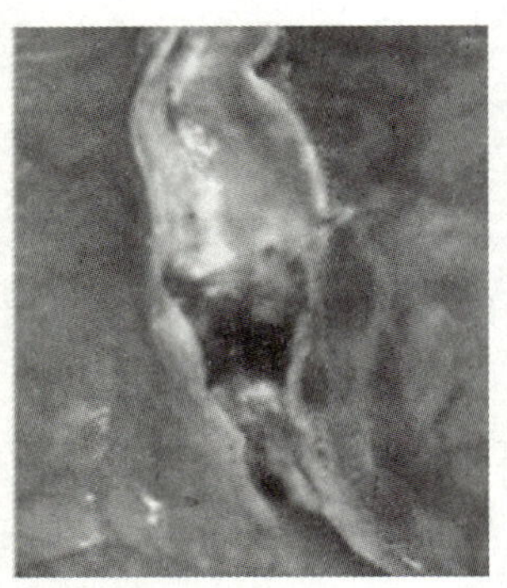

图 12-9　斑块内出血

斑块底部和边缘新生的毛细血管在血流的冲击下破裂出血

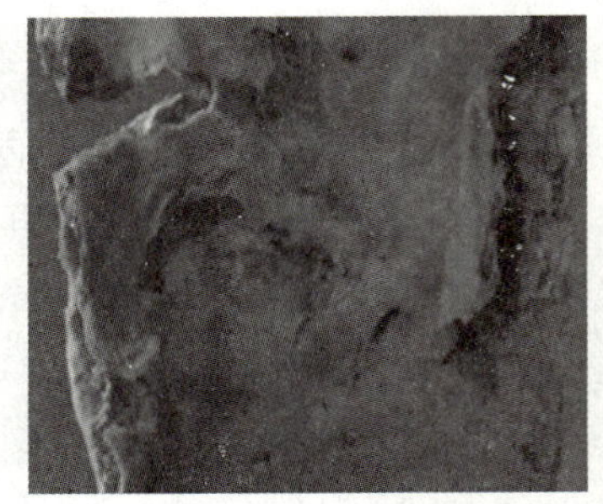

图 12-10　斑块破裂

斑块破裂，粥瘤性溃疡胶原纤维暴露

4. 斑块钙化　在纤维帽和崩解坏死灶内可见钙盐沉积，使动脉管壁变硬、变脆。

5. 动脉瘤形成　严重粥样斑块底部的中膜平滑肌可发生萎缩变薄和弹性下降，在血流压力作用下，动脉管壁向外扩张膨出，形成动脉瘤（aneurysm）。此外，血液可从粥瘤性溃疡处进入动脉中膜，使中膜撕裂，形成夹层动脉瘤（dissecting aneurysm）。

三、主要动脉的病理变化

1. 主动脉粥样硬化　主动脉粥样硬化最常见，常好发于主动脉的后壁及分支开口处，以腹主动脉病变最为严重，其次为胸主动脉、主动脉弓和升主动脉。主动脉管腔大，病变一般不引起血流阻塞，临床症状不明显。严重病变者，因中膜萎缩及弹力板断裂，使管壁变薄，形成动脉瘤。动脉破裂可引起致命性大出血。

2. 冠状动脉粥样硬化　详见本章第三节。

3. 脑动脉粥样硬化　脑动脉粥样硬化比冠状动脉粥样硬化发生得要晚，一般在 40 岁以后才出现。病变最常见于颈内动脉起始部、大脑中动脉和 Willis 环。纤维斑块和粥样斑块常导致动脉管腔不同程度狭窄，脑组织长期供血不足而发生脑萎缩，可引起智力减退，甚至痴呆。由于斑块处常继发血栓形成而导致管腔阻塞，发生脑梗死（脑软化），可引起偏瘫、失语等，甚至死亡。脑动脉粥样硬化可继发小动脉瘤，当血压突然升高时，致小动脉瘤破裂发生脑出血。

4. 肾动脉粥样硬化　最常见于肾动脉开口处及主干近侧端，亦可累及叶间动脉和弓形动脉。斑块使管腔狭窄，导致肾缺血，引起肾性高血压。如继发血栓可致肾梗死，梗死灶机化后形成较大凹陷性瘢痕，可使肾脏缩小，称为动脉粥样硬化性固缩肾（atherosclerotic renal sequestration）。

5. 四肢动脉粥样硬化　主要发生在下肢动脉，常发生于髂动脉、股动脉及胫动脉。当较大的动脉管腔狭窄时，可引起下肢供血不足，在行走中出现下肢疼痛，经休息后好转，即所谓间歇性跛行。当动脉管腔完全阻塞时，可引起足趾的干性坏疽。

第三节　冠状动脉性心脏病

一、冠状动脉粥样硬化

冠状动脉粥样硬化（coronary atherosclerosis）是冠状动脉最常见的疾病，占冠状动脉疾病的 95% ～ 99%，严重威胁人类健康。冠状动脉粥样硬化最常发生于左冠状动脉前降支，其余依次为右主干、左主干或左旋支、后降支。病变常呈多发性、节段性，多发生于血管的心壁侧，横切面呈新月形增厚，管腔呈偏心性狭窄（图 12-11）。根据管腔狭窄程度分为四级：Ⅰ级≤ 25%；Ⅱ级 26% ～ 50%；Ⅲ级 51% ～ 75%；Ⅳ级≥ 76%。

冠状动脉粥样硬化常伴发冠状动脉痉挛，可加剧管腔狭窄，引起心肌缺血性病变，如心绞痛、心肌梗死等，严重者可造成心源性猝死。

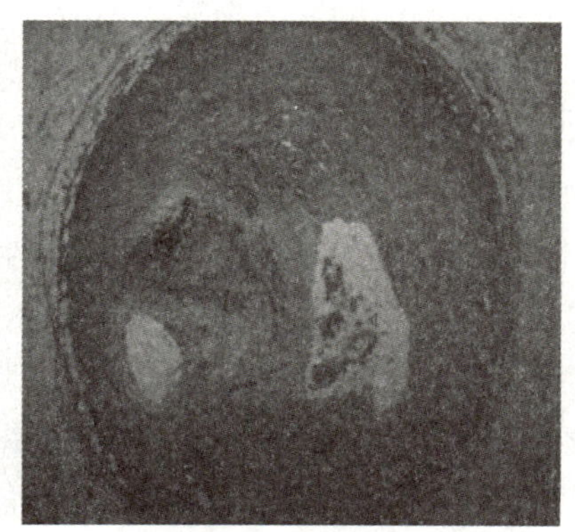

图 12-11　冠状动脉粥样硬化

血管壁新月形增厚，管腔偏心性狭窄

二、冠状动脉粥样硬化性心脏病

冠状动脉性心脏病（coronary heart disease，CHD），简称冠心病，是由冠状动脉狭窄所致的心肌缺血性心脏病，也称缺血性心脏病（ischemic heart disease，IHD）。冠心病大多数由冠状动脉粥样硬化引起，所以临床上通常说的冠心病就是冠状动脉粥样硬化性心脏病（coronary atherosclerotic heart disease）。冠心病时，引起心肌缺血缺氧的原因包括两个方面：①冠状动脉供血不足：是由于斑块致管腔狭窄（>50%）及继发性复合病变和冠状动脉痉挛等，导致冠状动脉供血量减少。②心肌耗氧量增加：是由于血压骤升、情绪激动、过度劳累或心动过速等，使冠状动脉供血相对不足。

CHD 常见类型包括心绞痛、心肌梗死、心肌纤维化和冠状动脉性猝死。

心绞痛

（一）心绞痛

心绞痛（angina pectoris）是指由于冠状动脉供血不足和 / 或心肌耗氧量骤增，导致心肌急性暂时性缺血缺氧所引起的一种常见临

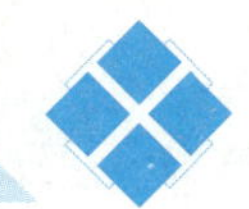

床综合征。临床主要表现为阵发性心前区或胸骨后疼痛，有憋闷或压迫感，可放射至整个心前区或左上肢，持续数分钟，经休息或服用硝酸酯类药物症状可缓解。发作前有明显诱因，如寒冷、情绪激动、过度劳累和暴饮暴食等。

心绞痛根据引起的原因和疼痛的程度分为三型：①稳定型心绞痛：又称轻型心绞痛，一般不发作，仅在体力活动过度增加，心肌耗氧量增多时发作。②不稳定型心绞痛：为一种进行性加重的心绞痛。临床上颇不稳定，在负荷时或休息时发作，其频率或强度逐渐增加。患者多有一支或多支冠状动脉病变。③变异型心绞痛：又称 Prinzmetal 心绞痛，多无明显诱因，常在休息或梦醒时发作。心电图显示有关联 ST 段抬高。

（二）心肌梗死

心肌梗死（myocardial infarction，MI）是指由于冠状动脉供血急剧减少或中断，引起供血区严重而持续性缺血，导致较大范围的心肌缺血性坏死。临床主要表现为剧烈而持久的胸骨后疼痛，经休息或服用硝酸酯类药物症状不能缓解。部分患者发病前有重体力活动、情绪过分激动和心动过速等诱因。

1. 病理类型　MI 根据梗死灶的范围和深度分为：①心内膜下梗死：主要累及心室壁内层 1/3 的心肌，可累及肉柱及乳头肌，常为多发性、小灶状坏死，严重者可累及整个心内膜下心肌，形成环状梗死。②透壁性梗死：又称区域性梗死，是典型 MI 的类型，病灶较大，累及心室壁全层或近于全层，梗死部位与闭塞的冠状动脉供血区一致。最常见于左冠状动脉前降支，其中以左心室前壁、心尖部及室间隔前 2/3 多见，约占全部 MI 的 50%。其次是右冠状动脉供血区的左心室后壁、室间隔后 1/3 及右心室，约占 25%。少数发生在左旋支供血区，即左心室侧壁。MI 极少累及心房。

冠状动脉阻塞及心肌梗死的部位如图 12-12 所示。

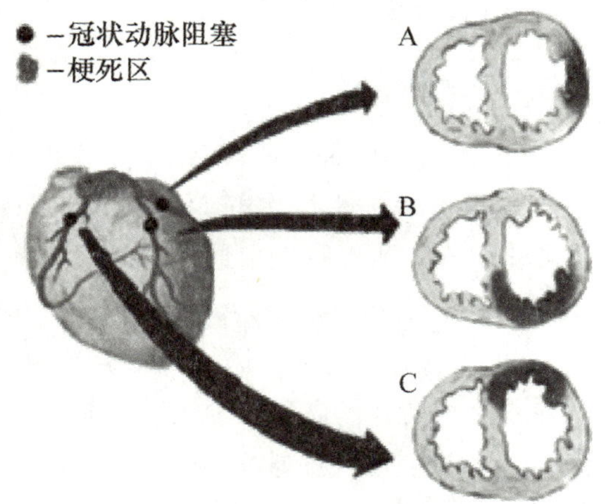

图 12-12　冠状动脉阻塞及心肌梗死的部位模示图

A– 左冠状动脉旋支；B– 左冠状动脉前降支；C– 右冠状动脉

2. 病理变化　心肌梗死属于贫血性梗死，其形态变化是一个动态演变的过程。一般在梗死 6 小时后肉眼才能辨认，梗死灶呈灰白色，8 ～ 9 小时后呈土黄色。病变早期心

肌细胞呈凝固性坏死，间质水肿，不同程度的中性粒细胞浸润。4 天后梗死灶外周出现充血出血带，7 天以后边缘区出现肉芽组织，3 周后肉芽组织开始机化，逐渐形成瘢痕组织（图 12-13）。

3. 生化改变　心肌梗死后，心肌细胞内的蛋白和酶类等释放入血，一般在梗死 6 ～ 12 小时内出现峰值。心肌细胞坏死后，心肌细胞内的谷草转氨酶（GOT）、谷丙转氨酶（GPT）、肌酸磷酸激酶（CPK^{+}）及乳酸脱氢酶（LDH）释放入血，在心肌梗死 24 小时后血清浓度达最高值。其中 CPK^{+} 值的测定对 MI 具有临床诊断意义。

4. 并发症

（1）心脏破裂：是 MI 的严重并发症，多发生于梗死后的 1 ～ 2 周。由于梗死心肌和浸润的中性粒细胞、单核细胞释放大量蛋白水解酶，使梗死灶溶解，左心室壁破裂，血液涌入心包腔造成急性心脏压塞而猝死。室间隔破裂，左心室血液流入右室，引起急性右心功能不全。

（2）室壁瘤（ventricular aneurysm）：是指梗死心肌或形成的瘢痕组织张力下降，局部心室壁在心室内压力作用下局限性向外扩张膨隆。常发生在 MI 的愈合期，易引起心功能不全和附壁血栓。

（3）附壁血栓形成：多见于左心室，由于 MI 时心内膜损伤或室壁瘤处的血液形成涡流等原因，在局部形成附壁血栓，血栓脱落可引起栓塞（图 12-14）。

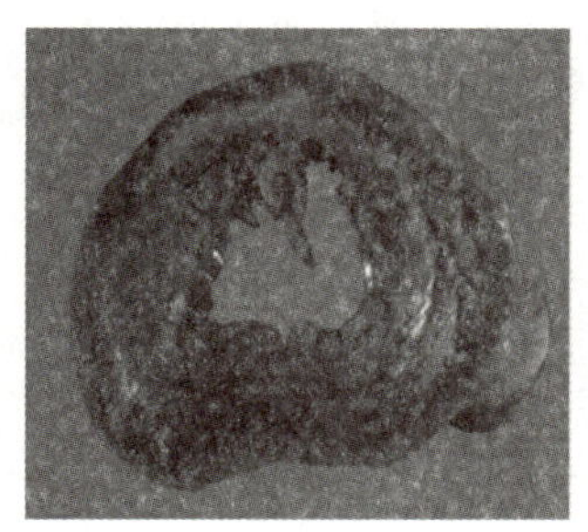

图 12-13　心肌梗死

左心室前壁、室间隔梗死灶呈灰白色

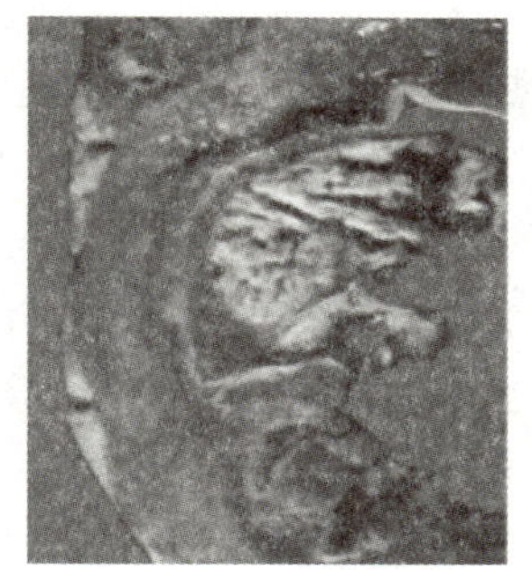

图 12-14　附壁血栓形成

（4）急性心包炎：MI 后的 2 ～ 4 天发生，由于梗死累及心外膜，引起纤维素性心包炎。临床可闻及心包摩擦音。

（5）心力衰竭：梗死灶累及二尖瓣乳头肌，可致二尖瓣关闭不全而发生急性左心衰。梗死灶心肌收缩力丧失，引起左心、右心或全心衰竭，是患者死亡的最常见原因。

（6）心源性休克：当心肌梗死范围超过 40% 时，心肌收缩力极度减弱，心排出量显著减少，而引起心源性休克。

（7）心律失常：心肌梗死累及传导系统，或出现异常点兴奋，常出现各种心律失常，甚至室颤，而导致心脏骤停。

（三）心肌纤维化

心肌纤维化是由于中、重度的冠状动脉粥样硬化性管腔狭窄，使心肌慢性持续性和/或反复加重的缺血缺氧所产生的。肉眼观察：心脏增大，以左心室为主的所有心腔扩张，心室壁厚度可正常。镜下观察：心肌细胞肥大或萎缩，心内膜下心肌细胞弥漫性空泡变，心室肌有广泛、多灶性的陈旧心肌梗死或瘢痕。临床表现为心律失常或心衰。

（四）冠状动脉性猝死

冠状动脉性猝死（sudden coronary death）是心源性猝死中最常见的一种，多见于40～50岁成年人。常发生在某些诱因如饮酒、劳累、吸烟、暴饮暴食及运动后，患者突然昏倒、四肢抽搐、小便失禁或突发呼吸困难、口吐白沫、意识不清。可立即死亡或在1小时至数小时后死亡，有的可在夜间睡眠中死亡。

第四节　风湿病

风湿病（rheumatism）是一种与乙型溶血性链球菌感染有关的变态反应性炎性疾病。病变主要累及全身结缔组织，最常累及心脏和关节，其次是皮肤、皮下组织、血管和脑等，其中以心脏病变最为严重。急性发作期常伴有发热，故称风湿热，临床上常出现多发性关节炎、心肌炎、皮下结节、皮肤环形红斑和小舞蹈症等，并伴有外周血白细胞升高、血沉加快、血中抗链球菌溶血素“O”（ASO）滴度升高等表现。本病常反复发作，可引起心瓣膜器质性病变，形成慢性心瓣膜病。

风湿病以儿童多见，多发于5～15岁，以6～9岁为发病高峰，男女发病率无差别。本病多发于冬春阴雨季节，寒冷和潮湿是重要诱因，发病率长江以南高于长江以北，四川地区高发。

一、病因与发病机制

一般认为本病与A组乙型溶血性链球菌感染有关，依据是：①多数患者发病前2～3周常有咽峡炎等上呼吸道链球菌感染史。②多发生于链球菌感染的季节和地区。③应用抗生素可明显减少风湿病的发生和复发。但本病的发生并非链球菌感染直接引起的，链球菌引起的是化脓性炎症，而风湿病引起的是变态反应性炎症，而且病变组织和血中也检测不出链球菌。

风湿病的发病机制尚不十分清楚。多数学者认为风湿病是由抗原抗体交叉免疫反应引起的，研究表明A组链球菌胞壁中的M蛋白、C多糖与人体某些结缔组织存在共同抗原。因此，当感染链球菌后，某些成分发生抗原抗体结合交叉反应，从而导致组织损伤。

二、基本病理变化

根据病变发展过程，风湿病大致可分为三期。

1. 变质渗出期　是风湿病的早期病变，病变部位的结缔组织发生黏液样变性和纤维素样坏死，并有少量淋巴细胞、单核细胞浸润和浆液、纤维素渗出。此期约持续 1 个月。

2. 增生期（肉芽肿期）　此期的特征性病变是形成具有诊断意义的风湿性肉芽肿，即风湿小体，也称阿少夫小体（Aschoff body）。多发生于心肌间质、心内膜下和皮下结缔组织。风湿小体是由病灶中央的纤维素样坏死，周围成堆的风湿细胞和成纤维细胞，及外围少量的淋巴细胞和单核细胞等组成的圆形或梭形结节（图 12-15）。风湿细胞又称阿少夫细胞，由增生的巨噬细胞吞噬纤维素样坏死物质转变而来。体积大，呈圆形，胞质丰富，核大，核膜清晰，染色质常集于核中央，横切面呈枭眼状，纵切面呈毛虫状。此期持续 2 ～ 3 个月。

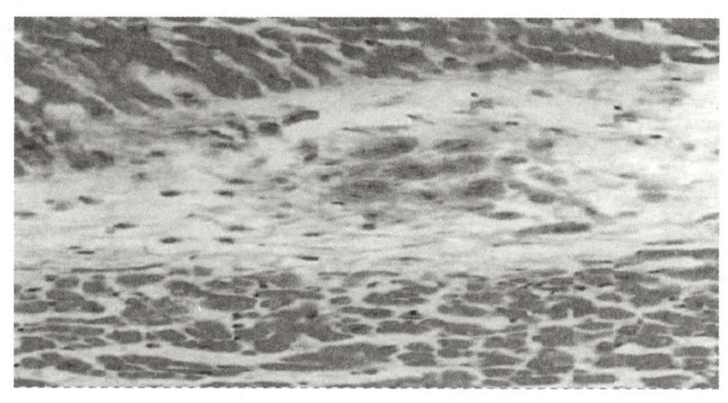

图 12-15　风湿小体

心肌间质可见体积大，胞浆丰富，核大，圆形或卵圆形，

核膜清晰，切面呈毛虫状或枭眼状的风湿细胞

3. 纤维化期（瘢痕期、愈合期）　风湿小体中的纤维素样坏死物质逐渐被吸收，风湿细胞转变为成纤维细胞，风湿小体逐渐纤维化，最终形成小瘢痕。此期持续 2 ～ 3 个月。

整个病程持续 4 ～ 6 个月，因病变反复发作，常出现新旧病变并存。发生在浆膜或滑膜的风湿病主要是浆液性或浆液纤维素性。风湿病基本病理变化见表 12-3。

表 12-3　风湿病的基本病理变化

分期	变质渗出期	增生期	纤维化期
病变阶段	早期	中期	后期
病变特点	胶原纤维变性坏死及炎性渗出	巨噬细胞增生形成风湿性肉芽肿	风湿小体纤维化形成瘢痕
持续时间	1 个月左右	1 ～ 2 个月	2 ～ 3 个月

三、各器官病变

（一）风湿性心脏病

风湿病患者 50% ～ 70% 都有心脏损害，可引起风湿性心内膜炎、风湿性心肌炎、

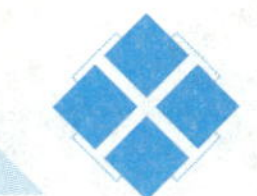

风湿性心外膜炎。若病变累及心脏全层则为风湿性全心炎。

1. 风湿性心内膜炎　病变主要累及心瓣膜，以二尖瓣最多见，其次为二尖瓣和主动脉瓣同时受累，三尖瓣和肺动脉瓣极少累及。病变早期，瓣膜发生黏液样变性和纤维素样坏死，浆液渗出和炎细胞浸润，偶见风湿小体，瓣膜肿胀增厚。随后，病变瓣膜表面，尤其是闭锁缘处，在血流冲击和瓣膜关闭的摩擦作用下，瓣膜内皮细胞损伤脱落，胶原纤维暴露，导致血小板及纤维素在闭锁缘上聚积，形成串珠状单行排列、粟粒大小、灰白色、半透明的疣状赘生物，即白色血栓（图 12-16）。血栓附着牢固，不易脱落。病变后期，赘生物机化，瓣膜纤维化及瘢痕形成。由于病变反复发作，瘢痕形成越来越多，造成心瓣膜变形、增厚、卷曲、缩短及瓣膜间粘连，腱索增粗、缩短，最后形成瓣膜狭窄和 / 或关闭不全的慢性心瓣膜病（chronic valvulopathy）。

2. 风湿性心肌炎　病变主要累及心肌间质的结缔组织，常表现为心肌间质水肿、淋巴细胞浸润，在心肌间质小血管旁形成的风湿小体是本病特征性病变，后期风湿小体纤维化形成瘢痕。病变呈灶状分布，常见于左心室后壁、室间隔、左心房及左心耳等处。病变反复发作，可影响心肌的收缩力，患者出现心动过速、第一心音低钝等症状。若累及传导系统则引发期前收缩、传导阻滞等心律失常的表现。

3. 风湿性心外膜炎　又称风湿性心包炎（rheumatic pericarditis），主要累及心包膜脏层，表现为浆液性或纤维素性炎症。当有大量浆液渗出时，可形成心包积液，临床上叩诊心浊音界扩大，听诊心音遥远。若渗出纤维素较多，覆盖于心包表面，因心脏搏动，心包脏、壁层相互摩擦，使心脏表面呈绒毛状，称绒毛心（图 12-17），临床上有心前区疼痛，听诊可闻及心包摩擦音。如果渗出的大量纤维素不能被完全溶解吸收，则发生机化，使心包膜脏层和壁层互相粘连，形成缩窄性心外膜炎（constrictive pericarditis）。各种风湿性心脏病的比较见表 12-4。

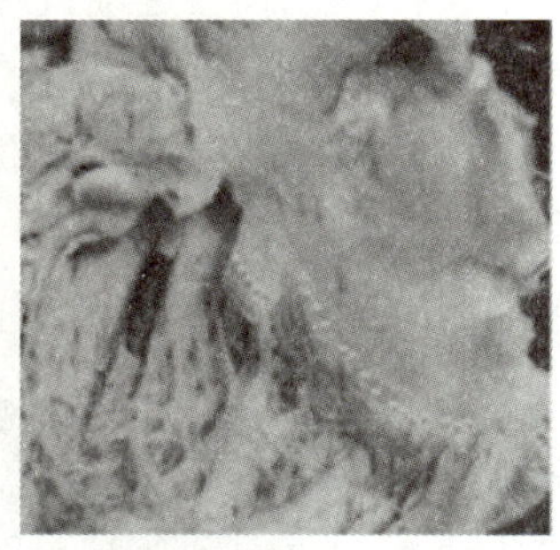

图 12-16　风湿性心内膜炎

二尖瓣闭锁缘上可见串珠状单行排列、粟粒大小、灰白色、半透明的疣状赘生物

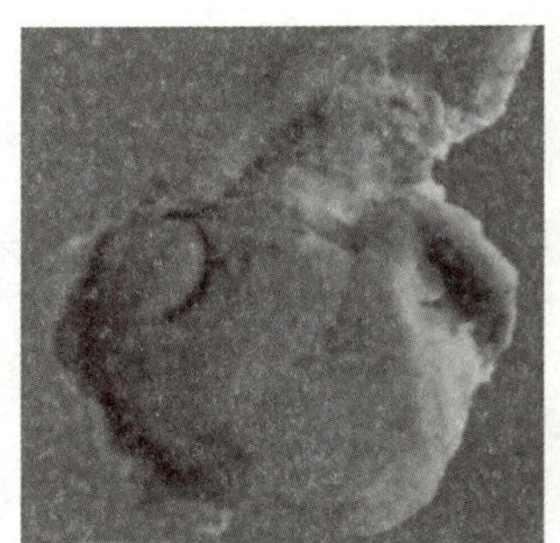

图 12-17　风湿性心外膜炎

心外膜表面大量纤维素渗出，呈绒毛状

表 12-4　各种风湿性心脏病的比较

类型	好发部位	病变特点	后果
风湿性心内膜炎	二尖瓣及主动脉瓣	早期赘生物形成，以后机化	慢性心瓣膜病伴血流动力学变化
风湿性心肌炎	左心心肌间质小血管附近	形成风湿小体，心肌间质水肿（儿童）	心肌收缩力下降，心律失常
风湿性心外膜炎	心外膜脏层	浆液或浆液纤维素渗出	心包积液、绒毛心，心脏功能障碍

（二）风湿性关节炎

大约 75% 的风湿病患者在早期会出现风湿性关节炎。最常累及膝、踝、肩等大关节，以游走性、多发性，局部红、肿、热、痛及功能障碍为典型特征。关节腔内有浆液和纤维素渗出，急性期后渗出物完全吸收，一般不留后遗症。

（三）环形红斑

对风湿病具有诊断意义，为渗出性病变。多见于躯干和四肢皮肤，可见环形或半环形淡红色斑，边缘红，中央色泽正常。红斑处真皮浅层血管扩张充血，周围水肿伴炎细胞浸润，病变常在 1 ～ 2 日内消失。

（四）皮下结节

为增生性病变，多见于腕、肘、膝等关节附近伸侧皮下，结节呈圆形或椭圆形，单个或多个，质硬、移动、无压痛。结节中央为纤维素样坏死，周围围绕风湿细胞和成纤维细胞，持续数周后消失。

第五节　心力衰竭

一、概述

心脏的基本功能是泵功能，是维持血液循环的动力器官，心脏有节律性地收缩和舒张推动全身血液循环流动。在各种致病因素作用下心脏的收缩和 / 或舒张功能障碍，使心输出量绝对和 / 或相对减少，即心泵功能减弱，不能满足机体代谢需要的病理过程，称为心功能不全（cardiac insufficiency）。心功能不全包括心脏泵血功能下降但尚未出现临床症状的代偿阶段直至出现明显临床症状的失代偿阶段的整个过程。心力衰竭（heart failure）一般是指心功能不全的失代偿阶段，患者出现了明显的症状和体征。

二、心力衰竭的原因及分类

（一）原因

引起心力衰竭的基本原因为心肌舒缩功能障碍和心脏负荷过度。其中，心肌舒缩功能障碍是最常见的原因，包括心肌本身结构性和代谢性损害，可使受累心肌舒缩功能原发性降低。其次为心肌负荷过度，包括容量负荷（前负荷）和压力负荷（后负荷）过度，心肌长期负荷过度，会发生适应性改建，最终导致心肌舒缩功能继发性降低。心力衰竭的原因见表 12-5。

表 12-5　心力衰竭的原因

原因		常见疾病
原发性心肌舒缩功能障碍	心肌细胞损伤	心肌梗死、心肌病、心肌炎
	能量代谢障碍	缺血缺氧、维生素 B_1 缺乏
心脏负荷过度	压力负荷增加	高血压、肺动脉高压、主动脉狭窄
	容量负荷增加	甲亢、严重贫血、瓣膜关闭不全

（二）诱因

各种增加心脏负担，使心肌耗氧增加或供氧减少的因素，都可能是诱因。临床上约 90%的心力衰竭存在明显的诱发因素。

1. 感染　是心力衰竭最常见和最主要的诱因，特别是呼吸道感染。其诱发心衰的机制为：①感染引起发热，可兴奋交感神经，增加代谢率，导致心率加快，不仅使心肌耗氧量和心脏负荷增加，而且引起心脏舒张期缩短，冠脉供血减少。②内毒素感染可直接损伤心肌细胞。③呼吸道感染时，可因缺氧导致肺动脉收缩，肺循环阻力增加，加重右心的后负荷。

2. 心律失常　心率过快（>150 次 / 分）或过缓（<40 次 / 分）、严重的房室传导阻滞等，均可导致心输出量降低，诱发心力衰竭。

3. 酸碱平衡及水、电解质紊乱　酸中毒、高（低）钾血症等，可直接或间接抑制心肌舒缩功能，或引起心肌电生理异常，诱发心力衰竭。

4. 妊娠和分娩　妊娠期血容量增加、血压升高、心率加快、心输出量增大等都使心脏前后负荷增加。分娩时由于产妇交感 - 肾上腺髓质系统兴奋，心率加快，心肌耗氧量增加，外周小血管收缩和静脉回心血量增加，可使心脏前后负荷增加，从而诱发心力衰竭。

5. 其他因素　体力劳动、情绪激动、出血和贫血、输液过多过快、洋地黄类药物应用等均可成为心力衰竭的诱因。

（三）分类

心力衰竭常见的分类方法如图 12-18 所示。

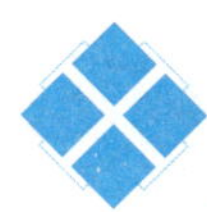

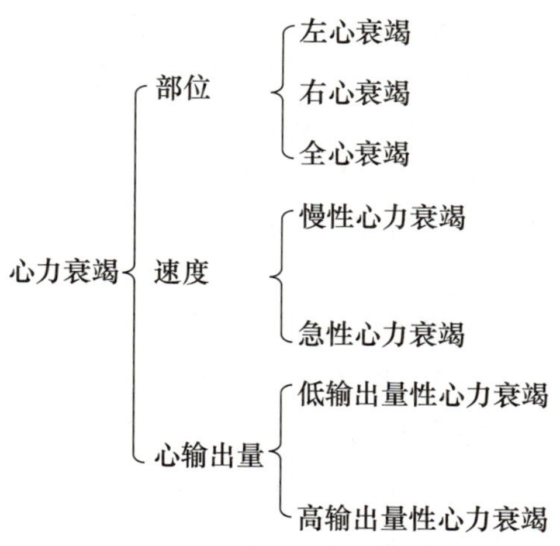

图 12-18　心力衰竭的分类

三、心力衰竭时机体的代偿反应

当心脏负荷过重或心肌受损时，机体可动员心内外代偿功能，提高心输出量，以维持重要器官功能，此时没有明显临床表现，即代偿阶段。目前认为神经 – 体液调节机制激活是心力衰竭时调节心内外代偿的基本机制，也是导致心力衰竭发生与发展的关键途径。

（一）神经 – 体液调节机制激活

心肌受损初期，血液及组织中儿茶酚胺、血管紧张素Ⅱ、醛固酮和肿瘤坏死因子等体液因子的含量或活性增高，引起心脏本身及以外组织器官的一系列功能性及结构性代偿。

（二）心脏本身的代偿反应

1. 心率加快　这是一种启动快、见效迅速的代偿方式，主要是由交感 – 肾上腺髓质系统兴奋、儿茶酚胺释放增加引起的。心率加快在一定范围内可提高心输出量，维持动脉血压。但当心率大于 180 次 / 分时，心肌耗氧量明显增加，最终反而引起心输出量降低。

2. 心肌收缩力加强　可有心肌紧张源性扩张，也可出现调节性心肌收缩力加强。

（1）紧张源性扩张：根据 Frank-Starling 定律，在一定范围内，心肌收缩力与心肌纤维的初长度成正比。当容量负荷增加，心室舒张末期容量增大，心肌收缩的初长度增长，心肌收缩力增强，心输出量也增大，这种伴有心肌收缩力增强的心腔扩张，称为紧张源性扩张（tonogenic dilation）。紧张源性扩张是心脏对容量负荷增加所采取的一种代偿方式。若心腔过度扩张，肌节的初长度超过 2.2 μm 时，心肌收缩力反而下降，失去了代偿功能，导致失代偿性心脏扩张，称为肌源性扩张（myocardiogenic dilation）。

（2）调节性心肌收缩力加强：是一种不依赖于心脏前后负荷变化的心肌本身的收缩，主要受神经 – 体液因素的调节。当心输出量减少时，通过交感 – 肾上腺髓质系统兴奋，导致心肌本身 收缩力增强，发生于心功能损伤的急性期。

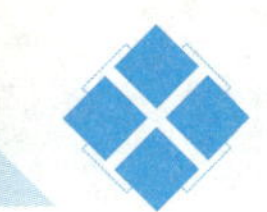

（3）心室重构：心室在长期压力和容量负荷增加时，通过改变心室的结构、功能和代谢而发生的慢性综合性适应性反应，称为心室重构（ventricular remodeling）。

1）心肌肥大：是心脏长期负荷过度所形成的一种慢性代偿方式。表现为心肌细胞体积的增大，心室壁增厚，心脏重量增加。心肌肥大有以下两种方式。

①向心性肥大是由于长期压力负荷过重，使肌小节发生并联，导致肌纤维变粗，心壁明显增厚，但心腔无明显扩大，称为向心性肥大（concentric hypertrophy）。

②离心性肥大：是由于长期容量负荷过重，使肌小节发生串联，导致肌纤维变长，心腔明显扩大，但心壁无明显增厚，称为离心性肥大（eccentric hypertrophy）。

心肌肥大在一定范围内可使心肌收缩力增强，但当心肌过度肥大时，由于血液供应相对不足，导致心肌代谢障碍等因素，可使心肌收缩力明显减弱，从而丧失了代偿意义。

2）心肌细胞表型改变：由于心肌合成蛋白质种类改变，引起心肌细胞“质”的变化。如成年心肌细胞中处于静止状态的胎儿期基因被激活，合成胎儿型蛋白质增加。或某些功能基因的表达被抑制，发生同工型蛋白之间的转换。表型改变的心肌细胞可通过分泌细胞因子和局部激素，促进细胞生长、增殖及凋亡，从而增强心肌舒缩能力。

3）非心肌细胞及细胞外基质增生：促使心肌肥大的因素，如血管紧张素Ⅱ和醛固酮等，都可促进非心肌细胞活化或增殖，分泌大量不同类型的胶原及细胞外基质。一般而言，重构早期，Ⅲ型胶原纤维基质明显增加，有利于肥大心肌肌束组合重新排列及心室结构性扩张。在重构后期，以Ⅰ型胶原纤维基质增生为主，可提高心肌抗张能力。

（三）心脏以外的代偿反应

1. 血容量增加 是慢性心力衰竭主要的代偿方式，主要通过神经－体液调节，降低肾小球滤过率，增加肾小管对钠和水的重吸收，使静脉回心血量增加，增加心输出量。

2. 血流重新分布 心输出量减少，导致交感－肾上腺髓质系统兴奋，引起外周血管选择性收缩，全身的血液重新分布。皮肤黏膜、四肢、内脏等部位的小血管收缩，既维持了动脉血压，又保证了心、脑等重要器官的血供。

3. 红细胞增多 心输出量减少，造成肾血流量下降，刺激肾间质细胞分泌促红细胞生成素，使骨髓的造血功能增强，红细胞增多，血液携氧能力增强。

4. 组织利用氧能力增强 心输出量减少，使组织缺氧，组织细胞可通过自身结构、功能和代谢的调整，加以代偿和适应。如线粒体增多，呼吸酶活性增强等。

综上所述，在神经－体液机制的作用下，机体会动员心内外机制进行代偿（图12-19）。

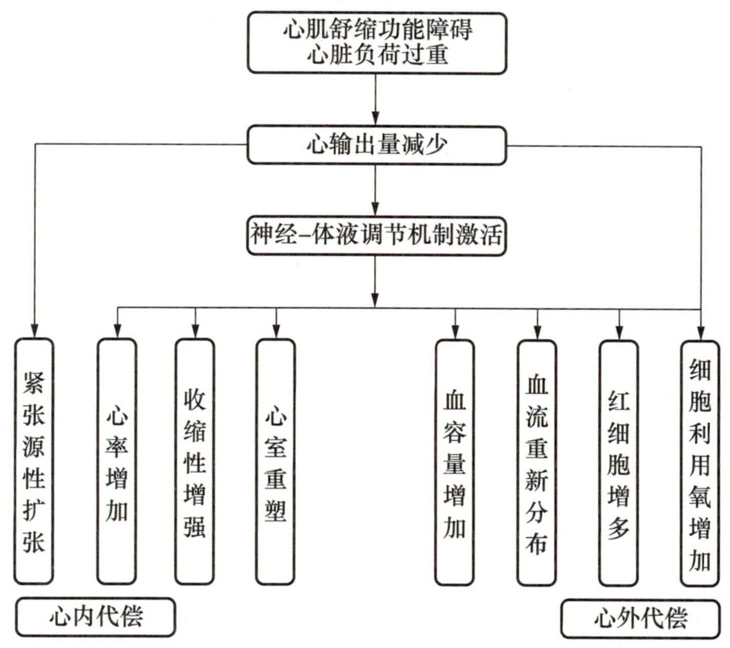

图 12–19　心力衰竭时机体的代偿

四、心力衰竭的发生机制

心力衰竭发生的机制比较复杂，是多种机制共同作用的结果，其中心肌舒缩功能障碍是心力衰竭发生的基本机制。

（一）心肌收缩功能降低

心肌收缩功能降低是造成心脏泵血功能减退的主要原因，包括心肌结构破坏、心肌能量代谢障碍和心肌兴奋 – 收缩偶联障碍等。

1. 心肌结构破坏　各种因素，如严重心肌缺血、缺氧等可造成大量心肌纤维变性、坏死，心肌收缩蛋白被大量破坏。

2. 心肌能量代谢障碍　凡能干扰能量代谢的因素，都可影响心肌的收缩能力。①能量生成障碍；②能量储备减少；③能量利用障碍。

3. 心肌兴奋 – 收缩偶联障碍　任何影响心肌细胞的 Ca^{2+} 转运、分布的因素，均会导致心肌兴奋 – 收缩偶联障碍，引起心肌收缩功能减弱。

（二）心肌舒张功能障碍

心脏的射血功能不仅取决于心脏的收缩性，还取决于心室的舒张功能和顺应性。临床上约有 30% 的心力衰竭与心室舒张功能异常有关。①钙离子复位延缓；②肌球 – 肌动蛋白复合体解离障碍；③心室舒张势能减少；④心室顺应性降低。

（三）心脏各部位舒缩活动不协调

为保持心功能的稳定，心房、心室各区域及心房与心室之间的舒缩活动，处于高度

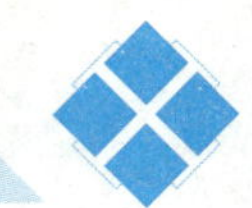

协调状态。如果这种协调性被破坏，将因心泵功能紊乱而导致心输出量降低。最常见于各种心律失常。心力衰竭的发生，是多种机制共同作用的结果（图 12-20）。

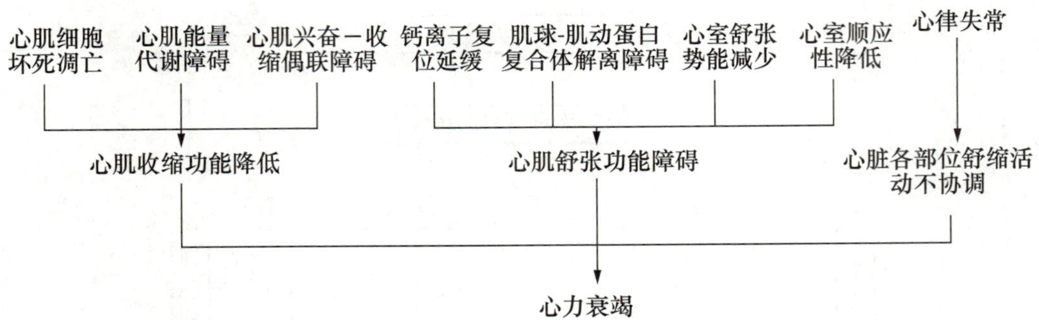

图 12-20　心力衰竭的发生机制

五、心力衰竭时机体的功能和代谢变化

心力衰竭时，心脏泵血功能减弱，心输出量减少，动脉系统缺血导致组织血液灌注不足。静脉回心血流受阻，引起肺循环和体循环瘀血。

（一）心输出量不足

心力衰竭使心输出量明显减少，临床上可出现外周组织血液灌注不足的各种改变。

1. 动脉血压的变化。急性心力衰竭时，动脉血压明显下降，严重者可发生休克。慢性心力衰竭时，交感－肾上腺髓质系统兴奋，动脉血压可维持在正常范围，有利于心、脑的血液供应，同时也加重了心脏负荷。

2. 皮肤苍白或发绀。

3. 疲乏无力、失眠、嗜睡。

4. 尿量减少。

5. 心源性休克。

（二）肺循环瘀血

肺循环瘀血是左心衰竭时最早出现的症状，主要表现为肺水肿和各种形式的呼吸困难。

1. 肺水肿　急性重症左心衰时，由于左心室排出量减少，使肺回心血流受阻，引起肺静脉和肺毛细血管压力急剧升高。临床表现为突发性呼吸困难、端坐呼吸、咳嗽、咳粉红色泡沫状痰，听诊时两肺可闻及湿啰音和哮鸣音。

2. 呼吸困难

（1）呼吸困难发生的机制：①肺瘀血、肺水肿导致肺顺应性降低，患者要吸入与正常同量的空气，需要增加呼吸肌做功，消耗更多的能量，故呼吸费力。②肺毛细血管瘀血和肺间质水肿，刺激肺毛细血管旁感受器（J 感受器），引起呼吸加快。③支气管黏膜充血、肿胀及气道内分泌物增多导致气道阻力增加。

（2）呼吸困难表现形式：由于肺瘀血、肺水肿严重程度不同，呼吸困难表现不同。

1）劳力性呼吸困难：见于轻度心力衰竭。仅在体力活动时出现呼吸困难，休息后可减轻或消失，称为劳力性呼吸困难（dyspnea on exertion）。是左心衰最早的表现，其发生机制与体力活动时回心血量增加、心率加快和耗氧量增加导致肺瘀血和缺氧加重有关。

2）端坐呼吸：在静息时已经出现呼吸困难，平卧加重，患者被迫采取端坐位或卧位来缓解呼吸困难，称为端坐呼吸（orthopnoea）。其发生的机制：①端坐时膈肌略有下移，胸廓容积增大，利于吸气，肺活量增加。②端坐时血液部分转移到腹腔和下肢，静脉回流减少，减轻肺瘀血、水肿。③端坐时下肢水肿液吸收减少，血容量降低，肺瘀血减轻。

3）夜间阵发性呼吸困难：患者在夜间平卧熟睡时突然因胸闷气急而惊醒，在坐起咳嗽和喘气后有所缓解，称为夜间阵发性呼吸困难（nocturnal paroxysmal dyspnea）。若患者在气促咳嗽的同时，伴有哮鸣音，称为心源性哮喘（cardiac asthma）。是左心衰竭典型的临床表现，其发生机制为：①平卧时膈肌略有上移，胸廓容积减小，肺活量减少。②平卧时静脉回心血量增多，肺瘀血和肺水肿明显加剧。③熟睡时迷走神经兴奋性增高，支气管平滑肌收缩，气道阻力增大。④熟睡时中枢神经系统的敏感性降低，只有肺瘀血和肺水肿较严重时，才能刺激呼吸中枢，使患者感到呼吸困难而惊醒。

（三）体循环瘀血

体循环瘀血出现在全心和右心衰竭时，体循环静脉毛细血管过分充盈，流体静脉压升高，导致心性水肿、多器官瘀血及功能障碍。

1. 静脉瘀血和静脉压升高　右心衰竭时，静脉回流障碍，使体循环静脉系统有大量血液淤积，充盈过度。临床上表现为颈静脉怒张、肝瘀血、肝－颈静脉回流征阳性等。其发生的机制：①右心房压升高，静脉回流受阻。②钠水潴留、血容量增多。

（1）颈静脉怒张：由于上腔静脉压力升高，颈静脉回流受阻而出现极度扩张，并常有搏动，为右心衰竭的早期临床表现。

（2）肝瘀血、肝－颈静脉回流征阳性：肝脏瘀血性肿大，牵拉包膜引起肝区疼痛，按压时出现明显压痛。压迫肝脏可使颈静脉怒张更加明显，称为肝颈静脉回流征阳性（positive sign of hepatic jugular venous reflux sign）。

2. 心性水肿　心性水肿是全心衰竭，特别是右心衰竭的主要表现之一。其发生的机制：①体循环静脉系统瘀血，毛细血管内流体静压增高，组织液生成过多。②有效循环血量减少，使醛固酮和抗利尿激素分泌增多，引起水、钠潴留。体表水肿部位以身体下垂部位为主，坐位及站立时，多见于胫前区及足踝部，卧位时则以腰骶部多见，严重者出现全身水肿。

3. 胃肠道瘀血　胃肠道黏膜瘀血、水肿，导致消化功能障碍，表现为食欲不振、消化不良、恶心、呕吐和腹泻（图 12-21）。

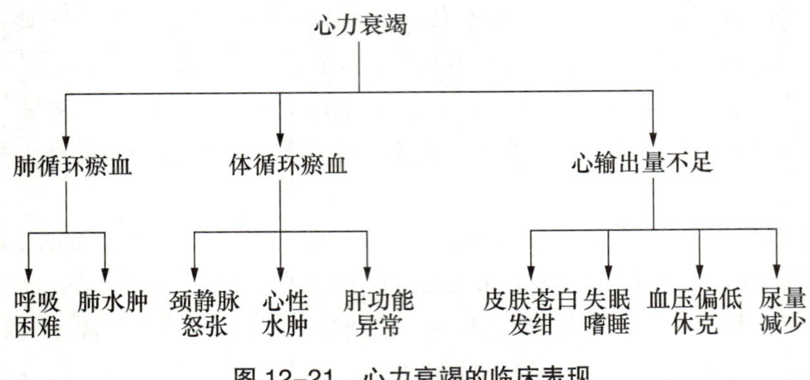

图 12-21　心力衰竭的临床表现

第六节　心血管系统疾病与临床护理联系

对于心血管系统疾病的临床护理，应针对其诱发因素进行分析，给予针对性的预防措施，重点对患者进行疾病基础知识、日常饮食、心理调护、规律运动、合理用药等相关方面健康教育。

一、心理护理

鼓励患者保持平和心态，避免过劳和情绪激动，积极消除心血管系统疾病的诱因。

二、生活护理

1. 患者出现心力衰竭症状，或有较重的心绞痛及心肌梗死，心律失常时应绝对卧床休息，取舒适体位；当病情稳定时，可鼓励患者在床上做肢体被动运动。对长期卧床者每 2 小时更换体位，以避免发生静脉栓塞、坠积性肺炎等并发症。心功能不全者取半卧位或端坐卧位。

2. 应摄取低钠、低热量、高蛋白、高维生素和易消化的饮食。高血压病、冠心病、心功能不全患者应限制钠盐及水的摄入量，一般每日摄盐量应少于 5 g，严重水肿且利尿效果不佳时，每日进液量应控制在前一天尿量加 500 mL 左右。少食多餐，不宜过饱，以免加重消化道瘀血及心脏负担。

3. 鼓励患者多食蔬菜、水果及富含纤维素的食物，养成每日解便习惯。

三、病情观察

应严密观察患者胸闷、胸痛、心悸、气急等症状的部位及性质，同时密切监视患者心率、心律、血压等体征的变化。根据护理级别，加强病室巡视，严密观察患者病情变化，对危重者加强监护，并及时通知医师采取相应措施。

四、治疗护理

1. 氧疗护理　对于非严重缺氧患者应采用低流量鼻导管吸氧，即流速 2 ～ 4 L/min，浓度 30% ～ 40%。严重缺氧者 6 ～ 8 L/min。急性肺水肿患者采用 30% ～ 50% 乙醇湿化交替吸氧。肺源性心脏病患者予以间歇性低流量持续吸氧，呼吸功能不全者使用面罩加压吸氧或必要时行机械通气。

2. 药疗护理　掌握心血管常用药物的剂量、方法、作用及副作用，用洋地黄或奎尼丁药物时，应严格掌握给药时间及药物剂量，用药前后密切注意心率、心律变化，严防洋地黄和奎尼丁中毒。利尿剂应用中应注意尿量及电解质变化。扩血管药物应用时应定期测量血压，准确控制和调节药物的浓度与使用速度。

五、健康指导

1. 积极向患者及家属宣传心血管系统疾病的防治与急救知识。
2. 鼓励患者积极治疗各种原发病，避免各种诱发因素。
3. 指导患者劳逸结合，保证充足睡眠，避免任何精神刺激。
4. 根据不同疾病指导患者选择不同的治疗饮食，少食多餐，忌烟酒。
5. 对安装起搏器的患者应随身携带保健卡，冠心病患者应随身备好急救药品。
6. 患者应遵医嘱按时按量服药，定期复查。

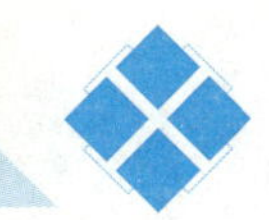

学习检测

【A2 型题】

1. 患者，男，58 岁。高血压病史 5 年，近日血压突然急剧升高，收缩压达到 200 mmHg，伴有剧烈头疼、恶心及呕吐等症状。可能是 （ ）

A. 高血压危象　　B. 短暂性脑缺血发作
C. 高血压脑出血　　D. 高血压脑病
E. 急性左心衰

2. 患者，女，58 岁。有高血压病史 9 年，3 天前劳动时胸骨后疼痛，被诊断为冠心病。请问引起冠心病最危险的因素是 （ ）

A. 高年龄　　B. 高血脂　　C. 高体重
D. 高血糖　　E. 大量饮酒

3. 患者，女，56 岁。因胸闷、胸痛持续发作就诊，入院后诊断为急性前壁心肌梗死，1 小时后，因病情恶化死亡。最有可能的死因是 （ ）

A. 心功能衰竭　　B. 心源性休克　　C. 脑出血
D. 呼吸衰竭　　E. 心律失常

4. 患者，男，13 岁。近 3 年来反复发作扁桃体炎，伴发热，后被诊断出有心脏病。请问与乙型溶血性链球菌感染有关的心脏病是 （ ）

A. 冠状动脉粥样硬化性心脏病　　B. 肺源性心脏病
C. 慢性风湿性心脏瓣膜病　　D. 病毒性心肌炎
E. 高血压性心脏病

5. 患者，女，55 岁。冠心病史 8 年，1 周前出现胸闷，1 天前夜间突然被迫坐起，频繁咳嗽，气急，咳粉红色泡沫状痰。可能是 （ ）

A. 急性左心衰　　B. 急性右心衰
C. 急性全心衰　　D. 急性肺炎
E. 急性肺气肿

【A3 型题】

（6~8 题共用题干）

患者，男，62 岁。突然心前区憋闷，严重窒息感，伴有恶心、呕吐和出冷汗，休

息及舌下含服硝酸甘油不能缓解，入院经过治疗疼痛缓解，但患者很快出现烦躁不安，血压 80/60 mmHg，脉搏 120 次 / 分，尿量 20 mL/h。

6. 根据以上症状应诊断为　　（　）

A. 心肌梗死并发心源性休克　　B. 心肌梗死并发心力衰竭

C. 心肌梗死并发心律失常　　D. 心肌梗死并发血栓脱落

E. 心肌梗死并发肾衰竭

7. 本病主要受累的冠状动脉粥样硬化的分支为　　（　）

A. 左冠状动脉旋支　　B. 左冠状动脉前降支

C. 右冠状动脉旋支　　D. 右冠状动脉主干

E. 左冠状动脉主干

8. 患者哪项血指标特异性明显升高？　　（　）

A. 血糖　　B. 血脂　　C. 血白蛋白

D. 血沉　　E. 血肌酸磷酸激酶

第十三章 呼吸系统疾病

学习目标

1. 掌握细菌性肺炎，慢性阻塞性肺疾病及慢性肺源性心脏病。
2. 熟悉病毒性肺炎，支原体肺炎，肺癌。
3. 了解肺硅沉着病，鼻咽癌，呼吸系统疾病与护理关系。

学习导入

某男，65 岁。因咳少量血性痰 1 天门诊就医。近三个月来体重明显下降，有阵发性咳嗽，呈高调金属音，无痰；有时有胸闷和气短。近半月前感左侧胸部隐痛，伴有持续低烧。就诊当天咳嗽时咳出少量血性痰，呈鲜红色。发病以来无声音嘶哑及咽下困难等。

门诊 X 线检查：左肺内近肺门处有一直径 2.5 cm 的圆形阴影，边缘毛糙，有分叶。

头颅 CT 示：左侧内囊出血。胸片显示心影呈“靴形”。尿蛋白（+）。

思考

1. 根据该患者门诊资料，最可能的诊断是什么？
2. 入院后进行的哪项检查可帮助确诊？

呼吸系统疾病是一种常见病、多发病，本章仅介绍慢性支气管炎、肺气肿、肺炎、慢性肺源性心脏病、呼吸衰竭以及呼吸系统疾病与临床护理联系。

第一节　慢性支气管炎

慢性支气管炎是指支气管黏膜及其周围组织的慢性非特异性疾病。主要临床症状为反复发作，且症状每年持续 3 个月，连续两年以上。好发于寒冷季节。可并发肺气肿和肺源性心脏病。

慢性支气管炎

一、概述

（一）病因及发病机制

1. 感染　病毒或细菌感染可造成呼吸道黏膜上皮的损伤，局部防御功能下降。常见的病毒有鼻病毒、腺病毒及呼吸道合胞病毒等，常见的细菌有肺炎链球菌、流感嗜血杆菌及肺炎杆菌等。

2. 理化因素　吸烟、大气污染、长期接触工业粉尘及寒冷潮湿的空气与本病的发生及病情加重有密切的关系。

3. 过敏因素　某些物质（如粉尘、烟草、药物等）过敏可引起慢性支气管炎，特别是喘息性支气管炎，往往有过敏史。

4. 其他因素　见于呼吸系统防御功能下降、神经分泌功能失调、营养缺乏等。

（二）病理变化

病变常起始于较大的支气管，各级支气管均可受累。

1. 黏膜上皮的损伤与修复　支气管黏膜上皮纤毛发生粘连、变短、倒伏，甚至缺失，上皮细胞变性、坏死、脱落，在再生修复时可伴有鳞状上皮化生。

2. 腺体增生、肥大、萎缩及黏液腺化生　黏膜下腺体肥大增生，部分浆液腺泡黏液腺化生，小气道黏膜上皮杯状细胞增多，黏液分泌亢进。病变后期，支气管黏膜及腺体萎缩，黏液分泌减少。

3. 支气管壁损伤　支气管壁各层组织充血、水肿，淋巴细胞、浆细胞浸润（图 13-1），管壁平滑肌束断裂、萎缩，软骨变性、萎缩、钙化、骨化。

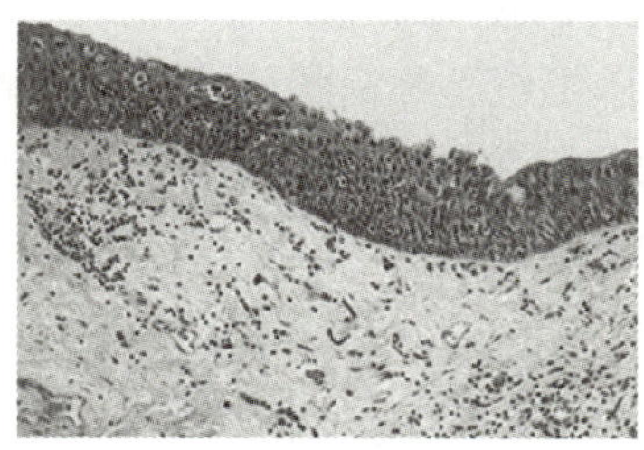

图 13-1　支气管壁损伤

（三）临床病理联系

主要表现为咳嗽、咳痰、气喘。多为灰白色泡沫状黏性痰。急性发作伴细菌感染时，痰为黄色脓性，且咳嗽加重，痰量增加。部分患者因支气管痉挛或黏液分泌物阻塞而伴喘息，可闻及哮鸣音。病变发展到晚期，由于黏膜及腺体的萎缩，使分泌物减少，出现干咳。

（四）结局及并发症

由于支气管壁破坏、弹性破坏、弹性下降、支撑力削弱等因素，久而久之形成支气管扩张。支气管黏膜因炎性渗出、黏液栓形成及肿胀，阻塞支气管腔，使末梢肺组织过度充气并发肺气肿，进而发展成慢性肺源性心脏病。

第二节　肺气肿

肺气肿（pulmonary emphysema）是指呼吸细支气管、肺泡管、肺泡囊、肺泡间隔破坏，肺组织弹性降低，过度充气，残余气体增多，致使肺容积增大的病理状态。其发病在45岁以后，随年龄的增长而增加，是老年人的一种常见病和多发病。

一、概述

（一）病因及发病机制

肺气肿与吸烟、慢性支气管炎等有关，其中尤以慢性支气管炎最为多见。

1. 管腔不完全性阻塞，气体流出受阻，吸入气体量大于呼出气体量，使肺内残气量不断增加，引起肺组织过度膨胀、肺泡扩张、间隔断裂、肺泡融合、肺大泡形成。

2. 氧自由基增多和遗传因素致 α 1- 抗胰蛋白酶（α 1-antitrypsin，α 1-AT）降低，因此对弹性蛋白酶的抑制减弱，使其活性增强，过多降解肺组织中的弹性硬蛋白、IV 型胶原蛋白及蛋白多糖，使肺组织的支撑作用受破坏，肺泡间隔断裂，肺泡融合，形成肺气肿。

（二）类型与病理变化

1. 类型　根据病变的解剖学部位将肺气肿分为肺泡性肺气肿和间质性肺气肿两大类。肺泡性肺气肿多合并阻塞性通气功能障碍，故又称阻塞性肺气肿。

2. 病理变化　肉眼可见气肿肺明显膨胀，边缘变钝，表面可见肋骨压痕，肺组织柔软而缺乏弹性，色灰白，切面肺组织呈蜂窝状。镜下可见肺泡明显扩张，间隔变窄断裂，扩张的肺泡融合形成较大的含气囊腔，肺泡壁毛细血管受压且数量减少。肺小动脉内膜纤维性增厚，小气道可见慢性炎症（图 13-2）。

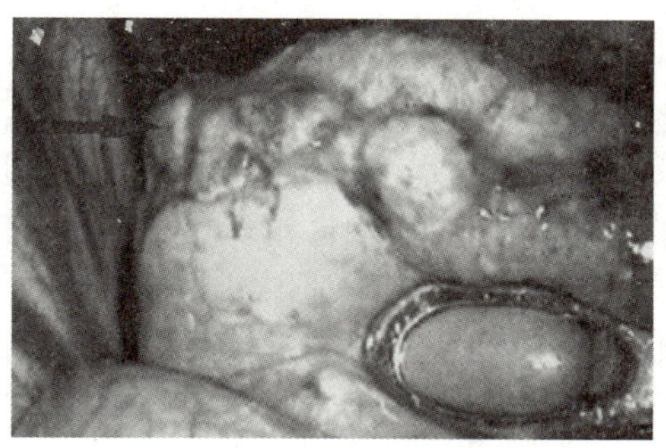

图 13-2　肺气肿

（三）临床病理联系

早期常无症状，随着病变加重，出现渐进性呼气性呼吸困难，胸闷、气短。合并呼吸道感染时，症状加重，并出现发绀、呼吸性酸中毒等阻塞性通气功能障碍和缺氧症状。患者胸廓前后径变大，呈桶状胸，叩诊呈过清音，心浊音界缩小，肋间隙增宽，膈肌下降，语颤减弱，呼吸音减弱，呼吸时间延长。X 线检查肺叶透光度增强。

（四）并发症

自发性气胸；呼吸衰竭；慢性肺源性心脏病；睡眠呼吸障碍。

第三节　肺炎

肺炎是指肺的急性渗出性炎症，是呼吸系统的常见病、多发病。通常按病变累及的部位和范围可分为大叶性肺炎、小叶性肺炎和间质性肺炎；按病因可分为细菌性肺炎、支原体性肺炎、病毒性肺炎。

一、细菌性肺炎

（一）大叶性肺炎

大叶性肺炎是指主要由肺炎链球菌引起的以肺泡内弥漫性纤维渗出为主的炎症，病变常累及肺大叶的全部或大部。临床上多见于青壮年，起病急骤，主要表现为寒战、高热、胸痛、咳嗽、呼吸困难和咳铁锈色痰，有肺实变体征及外周血白细胞数目增多。

1. 病因及发病机制　大叶性肺炎 90% 以上是由肺炎链球菌引起。肺炎链球菌存在于正常人鼻咽部，带菌的正常人常是本病的传染源。当受寒、醉酒、疲劳和麻醉时，呼吸道的防御功能减弱，机体抵抗力降低，细菌由上位向下侵入肺泡并迅速生长繁殖，引发变态反应，导致肺泡壁毛细血管扩张、通透性增高，浆液及纤维蛋白原大量渗出并与细菌共同通过肺泡间孔或呼吸性细支气管向邻近肺组织蔓延，波及部分或整个肺大叶。

2. 病理变化　大叶性肺炎病理变化特征是肺泡腔内的纤维素性炎，常发生于单侧肺，

多见于双肺下叶，典型的病程和变化发展大致可分为四期。

（1）充血水肿期：发病后 1 ～ 2 天，表现为浆液性炎。肉眼可见病变肺叶肿胀、充血，呈暗红色，挤压切面有淡红色浆液渗出。镜下可见肺泡壁毛细血管扩张充血，肺泡腔内有浆液性渗出物，其中可见少量红细胞、中性粒细胞、巨噬细胞（图 13-3）。渗出物中可检出细菌，细菌在渗出物中迅速生长繁殖。临床上表现为高热、寒战、血中白细胞增多、咳嗽、咳粉红色痰，可闻及湿啰音。X 线检查病变肺叶呈片状模糊的阴影。

（2）红色肝样变期（实变早期）：发病后第 3 ～ 4 天，转变为纤维素性炎。肉眼可见病变肺叶进一步肿大，暗红色，质地变实如肝，胸膜表面可有纤维素性渗出物，较粗糙。镜下可见肺泡壁毛细血管进一步扩张充血，肺泡腔内充满大量红细胞、纤维素、少量中性粒细胞和巨噬细胞（图 13-4），纤维素可穿过肺泡间孔与相邻肺泡中的纤维素交织成网。渗出物中仍可检出细菌。临床表现为咳铁锈色痰、胸痛（炎症累及胸膜所致）、呼吸困难、发绀。体格检查见肺泡呼吸音减弱，出现支气管呼吸音、胸膜摩擦音，语音震颤增强，叩诊浊音等实变体征。X 线检查见大片致密阴影。

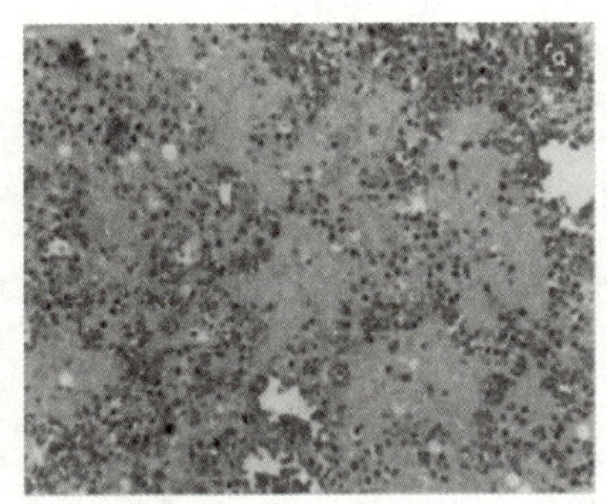
图 13-3　大叶性肺炎（充血水肿期）

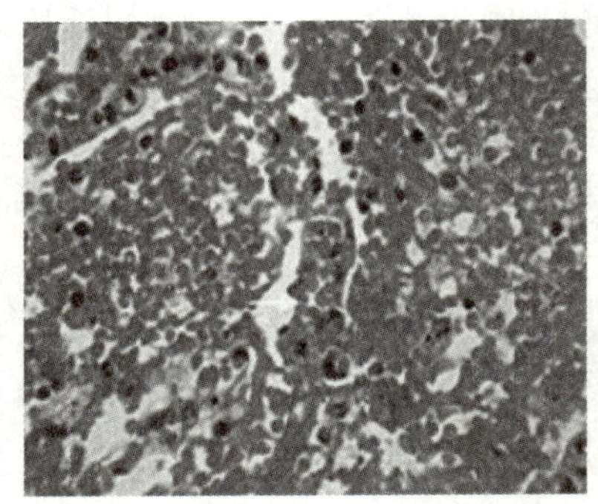
图 13-4　大叶性肺炎（红色肝样变期）

（3）灰色肝样变期（实变晚期）：发病后第 5 ～ 6 天，纤维素渗出显著增多。肉眼可见病变肺叶肿胀，实变加重，切面干燥，由于此期肺泡壁毛细血管受压呈贫血状，肺泡腔内的红细胞大部分溶解消失，故实变区呈灰白色（图 13-5）。镜下可见肺泡壁毛细血管呈贫血状，肺泡腔渗出物以纤维素为主，纤维素网中见大量中性粒细胞，红细胞较少。渗出物中细菌多已消失，故不易检出。临床上患者的症状开始减轻，可咳出黏液性痰，肺实变体征明显。X 线检查见大片致密阴影。

（4）溶解消散期：发病后 1 周左右。随着肺组织实变逐渐消退、渗出物不断吸收，肉眼可见病变肺组织质地变软，切面可见少量脓性浑浊液体，胸膜恢复正常或发生不同程度粘连。镜下可见肺泡腔内中性粒细胞变性、坏死。坏死的中性粒细胞释放出大量蛋白溶解酶，使渗出物溶解液化，由于呼吸道咳出或淋巴管吸收，肺泡腔逐渐恢复正常（图 13-6）。临床上，患者症状减轻，咳大量稀薄痰液，体温迅速下降，肺实变体征消失，可闻及湿啰音。X 线检查见散在不均的阴影。

大叶性肺炎的上述病理变化是一个连续的过程，彼此间无绝对的界限。临床上由于早期应用抗生素治疗，大叶性肺炎的病程明显缩短，也难见到典型的四期病变过程。

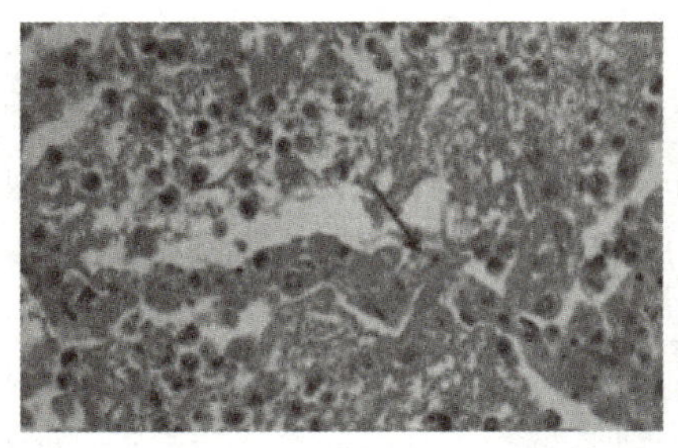
图 13–5　大叶性肺炎（灰色肝样变期）

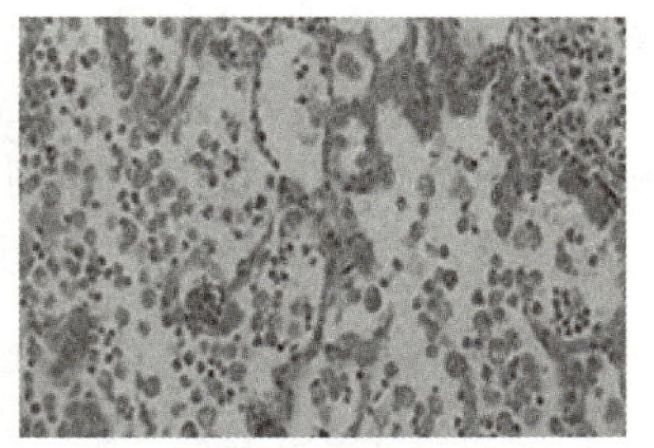
图 13–6　大叶性肺炎（溶解消散期）

3. 结局及并发症　经过治疗大多痊愈，少数出现并发症。表现为：

（1）肺肉质变：是指由于肺泡腔内渗出的中性粒细胞过少，释放的蛋白质溶解酶不足以溶解肺泡腔内渗出的纤维素，大量纤维素被肉芽组织取代而发生机化（图 13–7），使病变组织呈褐色肉样。亦称机化性炎。

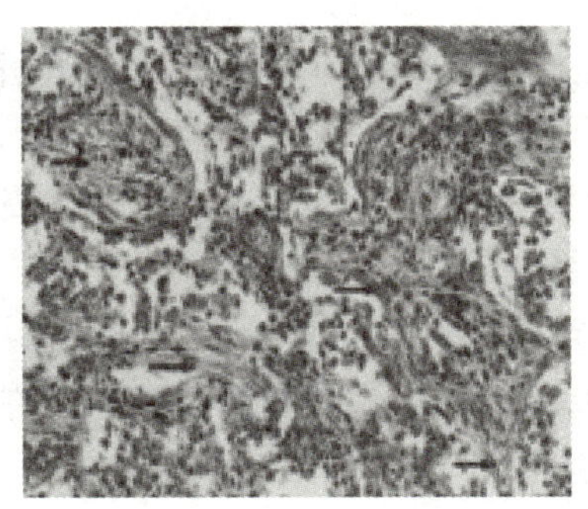
图 13–7　肺肉质变

（2）胸膜肥厚和粘连。

（3）肺脓肿、脓胸：当细菌毒力强或机体抵抗力低下时，尤其是合并金黄色葡萄球菌感染时，易并发肺脓肿、脓胸。

（4）败血症或脓毒血症：严重感染时，细菌侵入血液大量繁殖并产生毒素所致。

（5）感染性休克。

（二）小叶性肺炎

小叶性肺炎是指主要由化脓性细菌感染引起的以支气管为中心、以肺小叶为单位的急性化脓性炎症性疾病，又称支气管肺炎。临床上多见于小儿、体弱老人及久病卧床者，冬春季节多见，主要表现为发热、咳嗽、咳痰等。

1. 病因及发病机制　小叶性肺炎常为多种细菌混合感染所致。当患传染病或营养不良、恶病质、昏迷、麻醉和手术后等状况时，这些细菌就可能侵入细支气管及末梢肺组织并生长繁殖，从而引起小叶性肺炎。因此，小叶性肺炎往往是一些疾病的并发症，如麻疹后肺炎、吸入性肺炎、坠积性肺炎及手术后肺炎。

2. 病理变化　肉眼可见双肺出现散在分布的实变病灶，色暗红或灰黄，大小不等，形状不规则，直径多为 1 cm 左右（相当于肺小叶范围），以两肺下叶及背侧较多。严

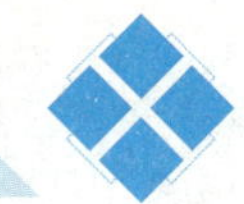

重者，病灶互相融合成片，甚至累及全叶，形成融合性小叶性肺炎。镜下可见以细支气管为中心的急性化脓性炎，细支气管黏膜及肺泡壁上皮细胞坏死脱落，细支气管管壁及其周围肺组织充血、水肿并常伴有不同程度的代偿性肺气肿，支气管管腔和肺泡腔内有大量中性粒细胞、少量红细胞和脱落的肺泡上皮细胞，纤维素较少（图 13-8）。

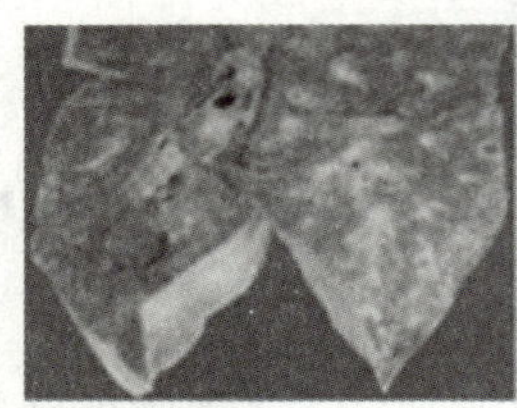

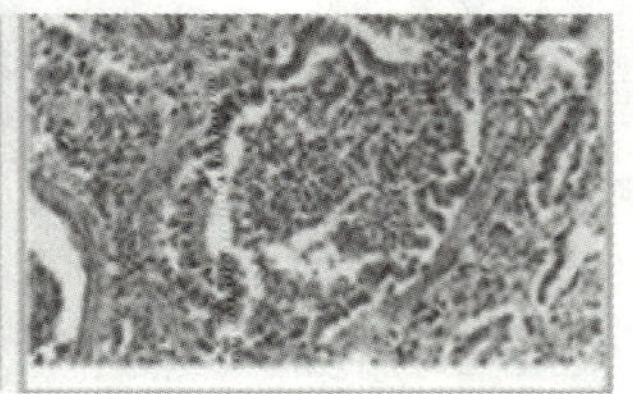

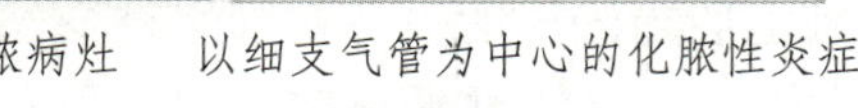

肺内散在化脓病灶　　以细支气管为中心的化脓性炎症

图 13-8　小叶性肺炎

小叶性肺炎

3. 临床病理联系　因小叶性肺炎多为其他疾病并发症，其临床症状被原发疾病所掩盖，但发热、咳嗽和咳痰仍是通常最常见的症状。①寒战、高热：由细菌、毒素等引起。②咳嗽、咳痰：支气管黏膜受炎症及渗出物刺激，引起咳嗽，痰液常为黏液脓性或脓性。③胸部 X 线检查：因实变病灶较小且分散，故无明显肺实变体征，见肺内散在不规则灶状模糊阴影，发生融合性支气管炎时，可呈片状。④体格检查：听诊有湿性啰音，是因细支气管及肺泡腔内含有炎性渗出液，使得在吸气过程中，气体通过液体而产生一连串水泡破裂声。⑤呼吸困难及发绀：细支气管和肺泡腔内有许多脓性渗出物，影响肺通气换气功能所导致的机体缺氧症状。

4. 结局及并发症　小叶性肺炎若治疗及时，渗出物可完全吸收而痊愈。婴幼儿、年老、体弱者预后较差，常出现如下并发症：①呼吸衰竭；②心力衰竭；③肺脓肿、脓胸；④支气管扩张。

二、病毒性肺炎

病毒性肺炎是指多由上呼吸道病毒感染引起的肺间质的渗出性炎性疾病。

1. 病因及发病机制　引起病毒性肺炎的病毒种类繁多，常见的有流感病毒，其次为呼吸道合胞病毒、腺病毒等。发病可由一种病毒感染引起，也可由多种病毒混合感染或继发于细菌感染导致。除流感病毒、副流感病毒外，其余病毒所致肺炎多见于儿童。临床上，症状轻重不等，但婴幼儿和老年人病情较重，一般为散发，偶尔会造成流行。

2. 病理变化　病毒性肺炎病理变化特征是肺间质的炎症。肉眼观察：病变常不明显，病变肺组织因充血水肿而轻度肿大，无明显实变。低倍镜下观察主要表现为：肺泡间隔明显增宽，间隔内血管扩张充血，肺间质充血、水肿，淋巴细胞及单核细胞浸润；肺泡腔内一般无渗出物或仅有少量浆液；细支气管上皮和肺泡上皮可增生肥大，并形成多核巨细胞，在增生的上皮细胞和多核巨细胞内可见病毒包涵体。检见病毒包涵体是病理诊断病毒性肺炎的重要组织依据（图 13-9）。

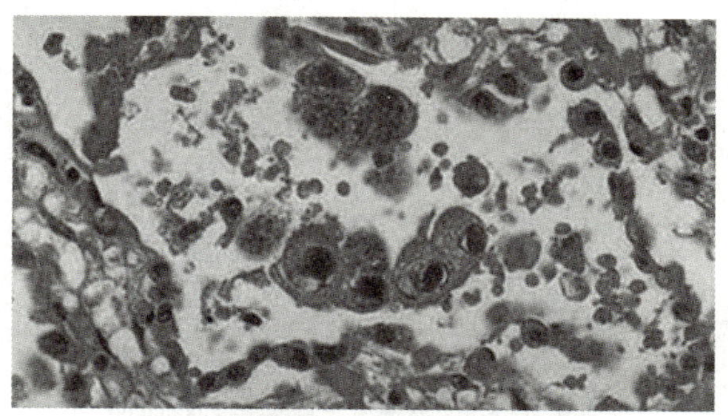

图 13-9 病毒性肺炎（病毒包涵体）

3. 临床病理联系 临床症状差别较大，主要可表现为因病毒血症引起的发热等全身中毒症状；因炎症对支气管黏膜的刺激引起频繁剧烈干性咳嗽；白细胞总数可正常、减少或略增加；病程一般为 1 ～ 2 周；免疫功能低下的婴幼儿和老年人病情较严重；X 线检查，肺部可见斑点或片状浅薄阴影。严重者出现明显呼吸困难、发绀，甚至引起呼吸衰竭和心力衰竭。

4. 结局 病毒性肺炎及时治疗预后较好，严重者或伴有细菌感染者，预后较差。

第四节 慢性肺源性心脏病

慢性肺源性心脏病（chronic cor pulmonale），简称肺心病，是指因慢性肺疾病、肺血管及胸廓病变引起的肺循环阻力增加、肺动脉压升高而导致的以右心室壁肥厚和心室扩张为主要特征的心脏病。

一、病因及发病机制

肺动脉高压是肺心病发生的关键环节，引起肺动脉高压常见的原因为：

1. 慢性肺疾病 凡能引起弥漫性肺气肿及肺间质纤维化的肺疾病，均可引起肺心病。以慢性支气管炎并发阻塞性肺气肿最常见，占 80% ～ 90%。

2. 胸廓病变 脊柱畸形、脊柱结核、胸廓广泛粘连等引起胸廓运动受限、肺组织受压等肺血管受压、扭曲，使肺动脉压升高引起肺心病。

二、病理变化

1. 肺部病变 除原有肺部疾病（如慢性支气管炎、肺气肿、肺结核、尘肺等）外，其主要病变是肺小动脉的改变。表现为血管壁增厚，管腔狭窄，也可发生肺小动脉炎及小动脉血栓形成与机化，肺泡壁毛细血管数量显著减少。

2. 心脏病变 肉眼可见心脏体积增大，右心室肥厚，心腔扩张，心尖钝圆。肺动脉圆锥显著膨隆。通常以肺动脉瓣下 2 cm 处右心室肌壁厚≥ 5 mm（正常为 3 ～ 4 mm）为肺心病的病理诊断标准（图 13-10）。镜下可见心肌纤维萎缩，肌浆溶解，横纹消失，

心肌间质水肿及胶原纤维增生，肺显著肿大。

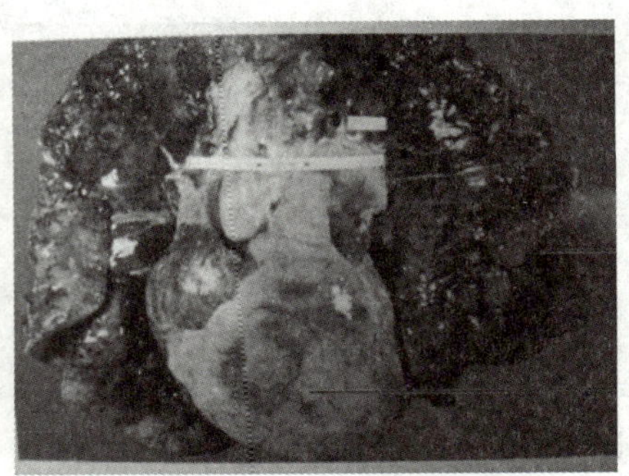

图 13-10　肺心病的病理诊断标准

三、临床病理联系及结局

肺心病发展缓慢，除了原有肺、胸廓疾病的症状和体征外，逐渐出现呼吸功能不全和右心衰竭是主要特征。临床上，呼吸功能不全主要表现为呼吸困难、气促、发绀等，右心衰竭主要表现为心悸、心率增快、全身瘀血、肝脾肿大和下肢水肿等。严重者，由于缺氧和二氧化碳潴留及呼吸性酸中毒等，导致脑水肿而并发肺性脑病，出现头痛、烦躁、抽搐和嗜睡，甚至昏迷等精神障碍和神经系统症状，还可出现酸碱失衡、电解质紊乱和心律失常等。

第五节　呼吸衰竭

一、概念

呼吸衰竭（respiratory failure）是指由于外呼吸功能严重障碍，导致在海平面、静息状态下，动脉血氧分压（PaO_2）低于 60 mmHg，伴或不伴有二氧化碳分压（$PaCO_2$）高于 50 mmHg，由此发生一系列生理和代谢功能障碍的临床综合征。是呼吸功能不全的严重阶段，可以分为 I 型和 II 型两种。I 型称为低氧血症型呼吸衰竭，血气特点为 $PaO_2<60$ mmHg，$PaCO_2$ 降低或正常；II 型称为伴有高碳酸血症型低氧血症呼吸衰竭，血气特点为 $PaO_2<60$ mmHg，同时伴有 $PaCO_2>50$ mmHg。

二、原因及发病机制

（一）原因

凡能引起机体外呼吸功能障碍的疾病，均可导致呼吸衰竭。

1. 呼吸中枢损伤或功能抑制　见于脑血管病变、脑炎、脑外伤、脑肿瘤、药物中毒等，直接损伤呼吸中枢；过量使用麻醉剂、镇静剂、安眠药物和毒品，可抑制呼吸中枢功能。

2. 周围神经病变　见于脊髓灰质炎、多发性神经炎和脊髓损伤等，是因影响神经肌

肉的信号传导功能而引起通气不足。

3. 呼吸肌疾患　重症肌无力、多发性肌炎、呼吸肌萎缩或麻痹和低钾血症等，是因损害呼吸动力而引起通气不足。

4. 胸廓及胸膜病变　胸廓畸形、胸外伤、手术创伤、胸膜粘连与纤维化、气胸和胸腔积液等，影响胸廓和肺脏扩张。

5. 呼吸道病变　喉头水肿、喉癌、支气管炎症、支气管痉挛、慢性阻塞性肺疾病（COPD）、异物阻塞、肿瘤及压迫等，是因导致气道狭窄或阻塞，引起通气不足。

6. 肺组织病变　肺心病、肺炎、肺结核、肺不张、肺气肿、肺水肿、急性呼吸窘迫综合征（ARDS）和矽肺等，影响肺通气和（或）肺换气功能。

7. 肺血管疾病　肺梗死、弥漫性血管内凝血、肺动脉栓塞、肺动脉炎和肺动脉痉挛等，影响肺泡通气 / 血流比值。

粟粒性肺结核

（二）发生机制

机体外呼吸包括肺通气和肺换气。因此，呼吸衰竭的发生机制就是肺通气功能障碍（图 13-11）和 / 或肺换气功能障碍。

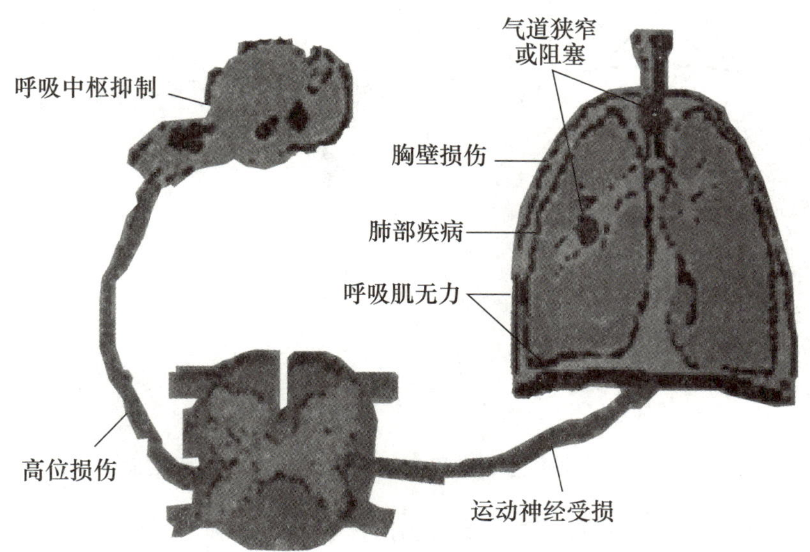

图 13-11　肺通气障碍常见原因

1. 肺通气功能障碍　是指肺泡与外界气体交换障碍。包括限制性和阻塞性通气障碍。

（1）限制性通气障碍（restrictive hypoventilation）：是指吸气时肺泡扩张受限引起的通气障碍。常见于：呼吸肌活动障碍，胸廓顺应性降低，肺顺应性降低。

（2）阻塞性通气障碍（obstructive hypoventilation）：是指因呼吸道狭窄或阻塞所致的通气障碍。如气管痉挛、管壁肿胀或纤维化，管腔被黏液、渗出物、异物等阻塞等，均可使气道内径变窄或不规则而增加气流阻力，引起阻塞性通气障碍。

根据阻塞部位，可分为中央性气道阻塞与外周性气道阻塞。中央性气道阻塞（图

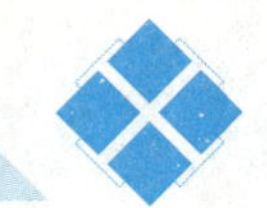

13-12）：指气道阻塞部位位于气管分叉处以上。若阻塞位于胸外气管分叉处以上部位，吸气时气流经病灶引起的压力减低，可使气道内压明显低于大气压，导致气道狭窄加重，表现为吸气性呼吸困难。若阻塞位于胸内气管分叉处以上部位，呼气时胸内压升高而压迫气道，使气道狭窄加重，表现为呼气性呼吸困难。外周性气道阻塞：指内径小于 2 mm 的细小支气管阻塞，主要见于慢性阻塞性肺疾病。这种小支气管的软骨呈不规则的块状，而细支气管完全无软骨支撑，管壁薄，又与管周围的肺泡结构紧密相连，因此其内径随吸气与呼气而扩大和缩小。慢性阻塞性肺疾病主要侵犯小气道，可使管壁增厚、痉挛和顺应性降低，管腔被分泌物堵塞，因此小气道阻力大大增加。特别是在呼气时，胸腔内压增加可使小气道缩短变窄，故呼气时气道阻力增加更为明显，表现为呼气性呼吸困难。

肺通气功能障碍时，总肺泡通气量不足，导致流经肺毛细血管的血液不能被充分动脉化，致 PaO_2 降低和 $PaCO_2$ 升高，引起 II 型呼吸衰竭。

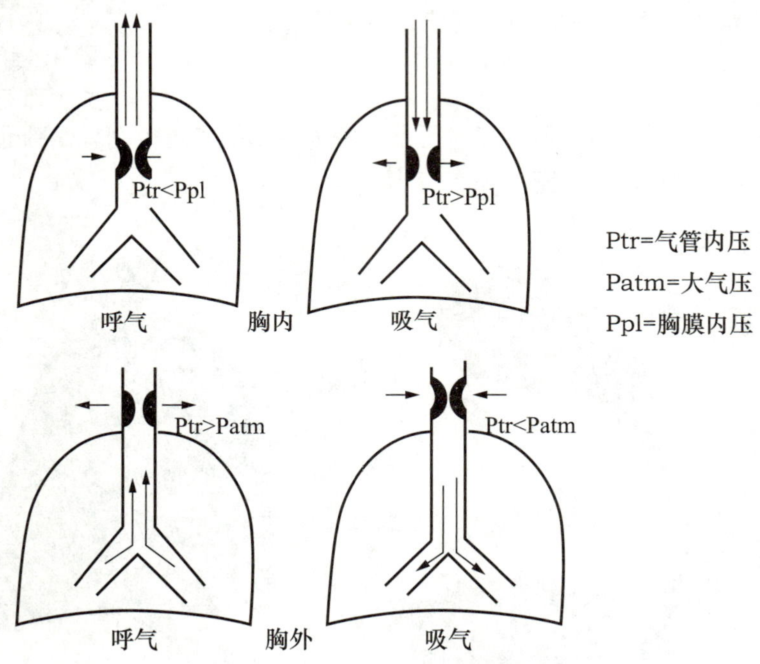

图 13-12　中央性气道阻塞不同部位阻塞呼吸困难表现

2. 肺换气功能障碍　肺换气功能障碍包括弥散障碍、肺泡通气与血流比例失调以及解剖分流增加。

（1）弥散障碍（diffusion impairment）：是指肺泡与毛细血管血液之间气体交换障碍。原因有：肺泡膜面积减少，肺泡膜厚度增加，由于 CO_2 弥散速度比 O_2 快，所以单纯弥散障碍只引起低氧血症的发生。

（2）肺泡通气与血流比例失调（ventilation-perfusion imbalance）：肺泡通气与血流比例（VA/Q）是指肺泡每分钟通气量（VA）与每分钟血流量（Q）之间的比值。在病理情况下，VA/Q 失调有两种。①部分肺泡通气不足：有支气管哮喘、慢性支气管炎、阻塞性肺气肿等引起的阻塞性通气障碍，可导致肺泡通气的严重不足和不均。②部分肺

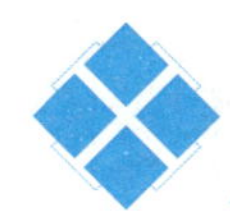

泡血流不足：肺动脉栓塞、肺动脉炎等，使 VA/Q 显著升高，肺泡通气不能被充分利用，称为死腔样通气。

无论是部分肺泡通气不足还是部分肺泡血流不足，均可导致 PaO_2 降低。而 PaO_2 可正常或降低，但 VA/Q 严重失调时 $PaCO_2$ 也可升高。

（3）解剖分流增加：生理情况下，占输出量 2% ～ 3% 的静脉血经肺内动 - 静脉吻合支直接流入肺静脉，称为真性分流。支气管扩张症、肺栓塞等可促使肺内动 - 静脉短路开放，使解剖分流量增加。某些肺的严重病变，如肺实质变和肺不张等，可是该部分肺泡完全失去通气功能，但仍有血流，流经的血液完全未进行气体交换而渗入动脉血，类似解剖分流。

在临床上呼吸衰竭的发生常常是以上多个机制共同作用的结果。

三、机体代谢及功能变化

呼吸衰竭使机体处于缺氧状态，无论是否伴有 CO_2 潴留，都会影响全身各系统器官的代谢与功能。首先会引起一系列代偿性适应反应，以改善组织供氧和内环境的相对稳定。但呼吸衰竭严重时，机体代偿不全，则出现严重的代谢和功能紊乱。

（一）酸碱平衡和电解质代谢紊乱

1. 代谢性酸中毒　所有呼吸衰竭均存在低氧血症。严重缺氧时无代谢增强，乳酸等酸性代谢产物增多，可导致代谢性酸中毒。

2. 呼吸性酸中毒　常见于 II 型呼吸衰竭。

3. 呼吸性碱中毒　I 型呼吸衰竭因缺氧而出现过度换气，可引起呼吸性碱中毒。

4. 电解质代谢紊乱　呼吸衰竭最容易引起血清钾和氯的浓度的改变。①高钾血症：因代谢性酸中毒和呼吸性酸中毒，导致细胞外液 H^+ 浓度升高，引起细胞内外 H^+-K^+ 交换增强，大量 K^+ 移至细胞外而导致。②低钾血症：呼吸性碱中毒，导致细胞外液 H^+ 浓度降低，引起细胞内外 H^+-K^+ 交换增强，大量 K^+ 移至细胞内而导致。③高氯血症：代谢性酸中毒，致 HCO_3^- 浓度降低，肾排 Cl^- 减少，引起血氯升高；呼吸性碱中毒，发生细胞内外离子交换，使血氯升高。

（二）呼吸系统变化

外呼吸功能障碍导致的低氧血症和高碳酸血症从不同途径影响呼吸功能，常表现为呼吸幅度、频率、节律的变化和呼吸困难，是慢性呼吸衰竭最早、最突出的表现。

PaO_2 低于 60 mmHg 可显著刺激颈动脉体与主动脉化学感应器，引起呼吸加深加快。PaO_2 为 30 mmHg 时通气最大；但 PaO_2 低于 30 mmHg 时，可以抑制呼吸中枢而导致呼吸变浅变慢。

引起呼吸衰竭的呼吸系统疾病本身，也会导致运动形式的变化。如中枢性呼吸衰竭时，可表现出浅而慢甚至节律紊乱的呼吸；阻塞性通气障碍时，由于阻塞的部位不同，可表现为吸气性或呼气性呼吸困难。

（三）心血管系统变化

轻、中度 PaO_2 降低和 PaO_2 升高，可通过兴奋心血管运动中枢，使心率加快、心肌收缩力加强、外周血管收缩，加上呼吸运动增强使静脉回流增加，可使心输出量增多。心血管运动中枢兴奋时，还可通过交感神经的作用使血流重新分布，保证心、脑血液供应。严重缺氧和二氧化碳潴留，可直接抑制心血管中枢和心脏活动，导致血管扩张、血压下降、心肌收缩力下降和心律失常等严重后果。

呼吸衰竭所致肺动脉高压的形成机制：①缺氧和二氧化碳潴留引起肺小动脉收缩，使肺动脉压升高。②肺小动脉长期收缩和缺氧可导致肺血管壁增厚和硬化，管腔变窄，形成持久而稳定的肺动脉高压。③长期缺氧引起代偿性红细胞增多，可使血液的黏度增高，增加了肺血流阻力及右心负荷。④肺部病变如肺小动脉炎、肺毛细血管床大量破坏、肺栓塞等也会引起肺动脉高压。

（四）中枢神经系统变化

中枢神经系统对缺氧最敏感。呼吸衰竭会引起中枢神经系统功能紊乱，出现一系列神经精神症状，如头痛、烦躁不安、定向与记忆障碍、精神错乱、嗜睡等，严重者出现惊厥和昏迷。由呼吸衰竭引起的脑功能障碍统称为肺性脑病。其中由二氧化碳潴留引起的脑功能障碍又称为二氧化碳麻醉。

（五）血液系统变化

慢性呼吸衰竭会出现红细胞和血红蛋白增多，是由于低氧刺激肾脏分泌促红细胞生成素增多所致。

（六）泌尿系统变化

缺氧与高碳酸血症可引起交感神经兴奋，导致肾血管收缩，引起肾血流量明显减少。轻者尿中出现蛋白、红细胞、白细胞及管型等，严重时可发生急性肾功能衰竭，出现少尿、氮质血症和代谢性酸中毒。

（七）消化系统变化

呼吸衰竭可出现胃肠黏膜糜烂、坏死、出血与溃疡形成等病变。发生机制：①严重缺氧可使胃壁血管收缩，降低胃黏膜的屏障作用。②二氧化碳潴留可增强胃壁细胞碳酸酐酶活性，使胃酸分泌增多。

四、防治原则

1. 防治原发病和去除诱因。针对原发病进行预防，或发病后及时进行积极处理。提高 PaO_2 是紧急且必要的措施。I 型呼吸衰竭可吸入较高浓度的氧（一般不超过 50%），II 型呼吸衰竭一般以持续低浓度低流量（30%左右为宜）。应使 PaO_2 达到安全水平即 60 ～ 70 mmHg，既改善组织氧供，又可以避免引起二氧化碳麻醉。

2. 降低 $PaCO_2$。①保持气道通畅：如清除气道内物或分泌物，解除支气管痉挛和抗

炎治疗等。②增加呼吸动力：原发于呼吸中枢抑制的可给予呼吸中枢兴奋剂。③辅助通气：必要时行气管插管或气管切开，合理使用机械辅助通气。

3. 密切观察，预防并发症。

4. 纠正水、电解质和纠正缺氧、酸碱平衡紊乱，保护心、脑、肝和肾等重要器官。预防常见的严重并发症如肺性和肾功能衰竭等。

第六节　呼吸系统疾病与临床护理联系

一、肺炎的防护原则

1. 病情观察　观察患者的血压、脉搏、呼吸、体温、咳嗽、咳痰（颜色、性质、量等），胸痛（性质、部位、程度），呼吸困难的程度，口唇黏膜及皮肤颜色，肺部呼吸音，肺部有无实变体征等。

2. 对症护理　呼吸困难明显的患者给予吸氧，出现心力衰竭的患者给予强心、利尿等护理。

3. 生活护理　室内空气流通，适当保暖、休息、增加营养；对重症急性呼吸综合征患者要采取严格隔离、彻底消毒等措施。

4. 健康教育　避免诱发因素，加强锻炼，提高机体免疫力，预防呼吸道感染。

二、慢性阻塞性肺疾病及慢性肺源性心脏病的防护原则

1. 病情观察　注意观察患者咳嗽、咳痰（量、颜色、有无带血、气味等），呼吸状态，胸部的形态变化，呼吸困难的程度，心率，肝、脾，有无全身水肿，有无颈静脉怒张，口唇黏膜及皮肤颜色等。

2. 对症护理。

3. 生活护理。

4. 健康教育。

三、呼吸衰竭的护理原则

1. 病情观察。

2. 保持呼吸道通畅。

3. 根据血气分析和临床情况合理给养。

4. 危重患者按照人工气道及机械通气的要求进行护理，做好特护记录。

5. 一般护理。

学习检测

【A2 型题】

1. 某男性患者，35 岁，淋雨受凉后出现寒战、高热、咳嗽、咳铁锈色痰等症状，体温 39℃，怀疑该患者患 （ ）

A. 肺结核　　B. 肺脓肿　　C. 大叶性肺炎

D. 疟疾　　E. 感冒

2. 某患者患慢性支气管炎 30 年，下列哪项情况不会出现？ （ ）

A. 肺间质不典型增生　　B. 支气管扩张　　C. 右心肥厚

D. 气管壁炎细胞浸润　　E. 气管软骨塌陷

【A3 型题】

（3~5 题共用题干）

患者，男，62 岁，干咳，痰中带少许血丝 1 年多。患者自幼吸烟，每天 2 ~ 3 盒。体格检查：左胸廓饱满，左胸腔穿刺抽出血性胸腔积液 57.3 mL。X 线示左下肺周边一 3 cm×5 cm 大小、边界毛糙的致密阴影。

3. 其诊断最可能的是 （ ）

A. 肺结核　　B. 肺脓肿

C. 支气管扩张症　　D. 周围型肺癌

4. 病毒性肺炎常为

A. 大叶性实变　　B. 小叶性实变

C. 肺间质性炎症　　D. 肺泡性炎

5. 确诊支原体肺炎的依据是 （ ）

A. 患者多为儿童和青年

B. 痰液中培养出支原体

C. 起病急，多有发热、头痛、咽痛及剧烈干咳

D. 病变呈间质性炎，肺泡腔内可无渗出物

第十四章
消化系统疾病

学习目标

1. 掌握溃疡病、门脉性肝硬化的病理变化、结局。

2. 熟悉慢性胃炎的病理变化，溃疡病的病理临床联系，门脉性肝硬化的病理临床联系。

3. 了解上述疾病的发生机制和防治原则。

学习导入

患者，男性，39岁，主诉：上腹部疼痛2个月，饭后加重，时而反酸，因饮酒后出现腹部剧痛入院。查体：体温38 ℃，脉搏100次/分，血压150/95 mmHg；腹部弥漫性压痛、反跳痛。行剖腹探察术，术中见胃小弯幽门部溃疡穿孔，腹腔内见胃内容物，遂行胃大部切除手术。术后病理检查：胃大部切除标本，幽门部小弯侧圆形溃疡，直径2.0 cm，边缘整齐，胃黏膜向溃疡边缘集中，溃疡穿透胃壁全层。镜检：溃疡底部见表面为炎性渗出物（中性粒细胞和纤维素），其下见薄层组织坏死，坏死组织下方为肉芽组织，底层为纤维瘢痕组织，其中可见小动脉呈增生性动脉内膜炎改变，神经纤维呈球状增生。溃疡周边胃黏膜变薄，可见杯状细胞。胃壁浆膜面血管扩张充血，大量中性粒细胞浸润。

头颅CT示：左侧内囊出血。胸片显示心影呈“靴形”。尿蛋白(+)。

思考

1. 根据大体和镜下检查所见，对本病例应做出何种病理诊断？

2. 结合本病例分析消化性溃疡病变特点是什么。

消化系统由消化管和消化腺两大部分组成，其基本功能是摄取食物，进行物理和化学性消化，吸收分解后的营养物质，排出剩余食物残渣。本章主要介绍慢性胃炎、溃疡病、病毒性肝炎、门脉性肝硬化、肝功能不全。

第一节　慢性胃炎

慢性胃炎（chronic gastritis）是一种十分常见的疾病，是由各种致病因素所致胃黏膜的慢性非特异性炎症，可分为慢性浅表性胃炎、慢性萎缩性胃炎、慢性肥厚性胃炎和疣状胃炎等四类。

一、病因和发病机制

目前尚未完全明了，可能与下列因素有关：

1. 长期慢性刺激　如长期酗酒、过度吸烟、滥用水杨酸类药物、喜食热烫辛辣刺激性食物致急性胃炎反复发作。

2. 胆汁、十二指肠液返流　返流液对胃黏膜屏障的破坏。

3. 自身免疫损伤　如血中有抗胃壁细胞微粒体的自身抗体。

4. 幽门螺杆菌（helicobacter pylori，HP）感染　幽门螺杆菌既能适应胃内高酸环境，又能降解胃黏膜表面黏液，目前被认为是慢性胃炎的病原体。

二、类型及病理变化

（一）慢性浅表性胃炎

慢性浅表性胃炎

慢性浅表性胃炎（chronic superficial gastritis）为胃黏膜最常见的病变，以胃窦部最常见。

1. 胃镜检查　病变呈多灶或弥漫性，胃黏膜充血、水肿、表面有灰白色或灰黄色分泌物覆盖，黏膜变混浊，失去正常光泽，伴或不伴点状出血和糜烂。

2. 镜下观察　炎性病变限于黏膜浅层（黏膜上 1/3），表现为水肿、点状坏死和表浅上皮坏死脱落，固有层内有淋巴细胞和浆细胞浸润，胃腺体无异常改变，不伴有黏膜腺体萎缩。

3. 结局　大多经合理饮食或治疗可完全康复，少数可转化为慢性萎缩性胃炎。

（二）慢性萎缩性胃炎

慢性萎缩性胃炎（chronic atrophic gastritis）以胃黏膜萎缩变薄，腺体减少或消失为特征。病因较复杂，部分由慢性浅表性胃炎迁延发展而来，可能与吸烟、酗酒或用药不当有关，还有部分与自身免疫有关。

慢性萎缩性胃炎分为 A 型和 B 型。A 型与自身免疫有关，患者血中有抗胃壁细胞和内因子的自身抗体，病变部位以胃体部和胃底部多见，并合并恶性贫血。B 型与自身

免疫无关，与吸烟、酗酒或滥用水杨酸类药物（如 APC）等有关，亦称单纯性萎缩性胃炎，病变以胃窦部多见。两型萎缩性胃炎的胃黏膜病变基本类似。

1. 胃镜检查　正常胃黏膜橘红色色泽消失，代之以灰色或灰绿色；萎缩的胃黏膜明显变薄，皱襞变浅，几乎消失，黏膜下血管分支清晰可见（图 14-1）；表面呈细颗粒状，偶见出血和糜烂。

2. 镜下观察　胃腺萎缩，腺体变小、数目减少，可伴有囊状扩张，腺上皮出现上皮化生，有肠上皮化生和假幽门腺化生。肠上皮化生是指病变区胃黏膜上皮被肠上皮所取代的现象。在胃窦部病变区，胃黏膜表层上皮中出现分泌酸性黏液的杯状细胞、有纹状缘的吸收上皮和潘氏细胞等。假幽门腺化生是指在胃体或胃底病变区黏膜呈现胃窦部腺体样结构，即胃底腺壁细胞和主细胞消失，为类似幽门腺的分泌黏液的细胞所取代。黏膜固有层内有慢性炎细胞浸润（如无或极少浆细胞时可称为静止性，如淋巴细胞、浆细胞较多时，可以称为慢性活动性，如伴有较多嗜中性粒细胞浸润时称为急性活动性），病程较长的病例可见淋巴小结的形成；黏膜内可见纤维组织的增生。

3. 结局　部分可发生癌变，我国较多见。

（三）慢性肥厚性胃炎

慢性肥厚性胃炎又称肥厚性胃病（hypertrophic gastropathy）。病因不明，常发生于胃底和胃体。肉眼观见胃黏膜肥厚，皱襞肥大加深变宽呈脑回状（图 14-2）。镜下见黏膜全层肥厚，腺体增生肥大，腺管延长，有时增生的腺体可穿过黏膜肌层。黏膜表面黏液分泌细胞增多，壁细胞及主细胞减少，黏膜固有层炎性细胞浸润不显著。临床上多数患者因胃酸分泌减少，黏液形成增多而致消化不良。大量蛋白质从胃液中丢失而导致低蛋白血症。

图 14-1　慢性萎缩性胃炎

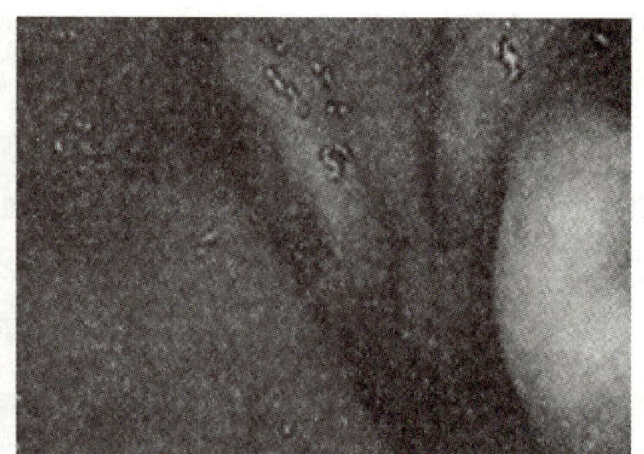

图 14-2　慢性肥厚性胃炎

（四）疣状胃炎

疣状胃炎（gastritis verrucosa）为有特征性病变的胃炎，病因不清。胃黏膜糜烂，其周围黏膜隆起，形成中心凹陷的病灶，形如痘疹。主要分布在幽门窦部。病变活动期，病灶中心凹陷部上皮变性、坏死和脱落，伴急性渗出。经局部黏膜上皮再生修复。有时可见修复上皮呈不典型增生。

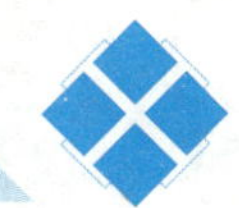

三、临床病理联系

慢性胃炎病程迁延，大多没有明显症状，有时可有上腹饱胀不适，特别是在餐后，有无规律性上腹隐痛，嗳气、返酸、呕吐等症状。慢性萎缩性胃炎由于胃腺萎缩、壁细胞和主细胞减少或消失，可使胃内游离盐酸减少或缺乏，导致消化不良、食欲减退，加上炎症刺激可引起上腹不适或钝痛等症状。A 型胃炎患者由于壁细胞破坏明显，内因子缺乏，维生素 B_{12} 吸收障碍，导致恶性贫血。目前认为肠上皮化生的胃黏膜易发生癌变。

第二节　溃疡病

一、概述

溃疡病（ulcer disease）是发生在胃和十二指肠的慢性溃疡，因溃疡形成与胃酸 - 胃蛋白酶的消化作用有关，故又称为消化性溃疡（peptic ulcer），是一种常见病，多见于青壮年，男性多于女性。发作有季节性，秋冬与冬春之交比夏季多见。患者常有周期性上腹部疼痛、返酸、嗳气等症状，易反复发作，呈慢性经过，黏膜形成慢性溃疡为本病的特征。据统计十二指肠溃疡约占 70%，胃溃疡约占 25%，复合性溃疡只占 5%。

溃疡病

二、病理变化

胃溃疡病变与十二指肠溃疡病变大致相似。

1. 肉眼观察　绝大多数（98% 以上）的消化性溃疡位于十二指肠球部和胃。最常见的是十二指肠球部溃疡，其中前壁多于后壁，其次为胃窦部小弯侧近幽门处。溃疡多为单个，但也有部分患者（10% ～ 20%）胃和十二指肠可同时发生溃疡。胃溃疡直径多小于 2 cm，偶可大于 4 cm；十二指肠溃疡直径多小于 1 cm。溃疡大多呈圆形或椭圆形，边缘整齐、状如刀切，其深浅不一，早期较浅，仅达黏膜和黏膜肌层，以后可穿越黏膜下层，达肌层，甚至浆膜层。溃疡底部一般平坦而干净，底部肌层可完全破坏，代之以肉芽及瘢痕组织，溃疡周围的黏膜皱襞呈放射状排列（图 14-3）。

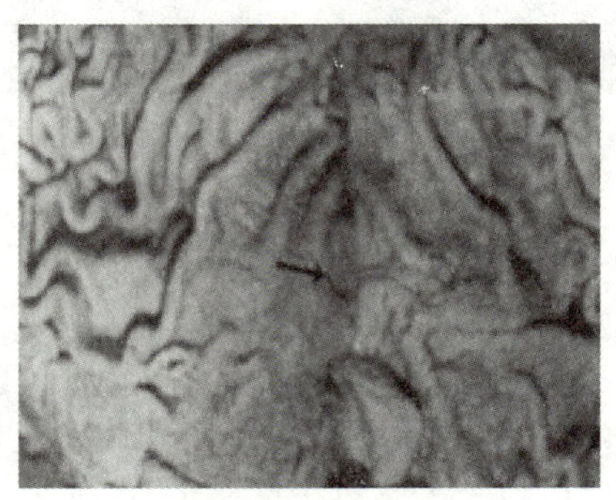

图 14-3　胃溃疡

2. 镜下观察　溃疡底由四层组织构成，从胃腔面向外依次为：①渗出层主要由中性粒细胞和纤维素构成；②坏死层由无结构的坏死组织构成；③肉芽组织层由成纤维细胞和毛细血管构成；④瘢痕层由大量胶原纤维和少数纤维细胞构成。因反复炎症刺激，瘢痕底部小动脉常有增殖性动脉内膜炎，使小动脉管壁增厚，管腔狭窄或有血栓形成，因而可造成局部血供不足，妨碍组织再生使溃疡不易愈合。但这种变化却可防止溃疡血管破裂、出血。溃疡底部的神经节细胞及神经纤维常发生变性和断裂及小球状增生，这种变化可能是患者产生疼痛症状的原因之一。

三、结局及合并症

1. 愈合　如果溃疡不再发生，渗出物及坏死组织逐渐被吸收、排除。已被破坏的肌层不能再生，由底部的肉芽组织增生形成瘢痕组织充填修复。同时周围黏膜上皮再生覆盖溃疡面而愈合。

2. 并发症

（1）出血：是消化性溃疡最常见的并发症，10% ～ 35% 的患者可伴有出血，部分患者可以大出血为首发表现。

【知识拓展】

出血量的估计

成人每日消化道出血量超过 5 mL 粪便潜血试验出现阳性；每日出血量达 50 ～ 100 mL，可出现黑粪，其持续时间取决于排便次数，1 次 / 日可约 3 天后恢复正常。胃内积血量在 250 ～ 300 mL，可引起呕血。一次出血量在 400 mL 以下时，因组织液及脾储血补充血容量，一般无全身症状。出血量达 400 ～ 500 mL，可出现全身症状，如头昏、心悸、乏力等。短期内出血量超过 1000 mL，可出现周围循环衰竭表现。

（2）穿孔：是消化性溃疡最危险的并发症，虽发生率仅 5% 左右，却占本病死亡原因的 2/3。穿孔可引起弥漫性腹膜炎。

（3）幽门狭窄和胃变形。

（4）癌变：十二指肠溃疡几乎不发生癌变，胃溃疡有 1% 可发生癌变。

四、临床病理联系

1. 周期性上腹部疼痛　消化性溃疡主要的症状是上腹节律性疼痛，但疼痛机制不明。

2. 呕吐、返酸

3. 嗳气

4. 钡餐检查　病灶常呈龛影。

第三节　病毒性肝炎

病毒性肝炎（virul hepatitis）是肝炎病毒引起的传染病，主要特征是以肝实质细胞变性坏死为主要病变的变质性炎症。临床表现为食欲减退、厌食油腻、疲乏、肝大、黄疸、肝区疼痛和肝功能异常等。

一、病因和传染途径

常见的肝炎病毒有甲、乙、丙、丁和戊5型，分别引起甲、乙、丙、丁和戊型肝炎。各型肝炎病毒均可存在于肝组织、血、尿、粪及体液中。甲、戊型肝炎病毒多经口感染，常来源于饮水及食物的污染，有时可造成流行性暴发；乙、丙及丁型经密切接触，或输血、输液、注射等途径感染；其中丁型为缺陷性病毒，致病须同时伴有乙型肝炎病毒感染。

二、基本病理变化

各型病毒性肝炎病变基本相同，都是以肝细胞的变性、坏死为主，同时伴有不同程度的炎细胞浸润、肝细胞再生和纤维组织增生。属于变质性炎症，病变包括：

（一）肝细胞变性、坏死

1. 肝细胞变性　常见有两种类型的变性。

（1）细胞水肿：为最常见的病变。肝细胞受损后，细胞内水分增多致肝细胞明显肿大，胞质疏松呈网状、半透明，称为胞质疏松化。进一步发展，肝细胞体积更加肿大，由多角形变为圆球形，胞质几乎完全透明，称气球样变。

（2）嗜酸性变：此种变性一般仅累及单个或数个肝细胞，散在于肝小叶内。病变肝细胞由于胞浆水分脱失浓缩使肝细胞体积变小，胞质嗜酸性增强，故红染。细胞核染色亦较深。

2. 肝细胞坏死　一般也有两种类型。

（1）嗜酸性坏死：由上述的嗜酸性变发展而来，胞质进一步浓缩，核浓缩消失，最终形成红染的圆形小体，称为嗜酸性小体，为单个肝细胞的死亡，属细胞凋亡。

（2）溶解性坏死：由严重的细胞水肿发展而来，整个肝细胞逐渐溶解、消失。不同类型的病毒性肝炎其坏死的范围和分布不同，可分为：

点状坏死：为单个或数个肝细胞的坏死， 该处伴有炎细胞浸润，常见于急性普通型肝炎。

碎片状坏死：为肝小叶周边界板肝细胞的灶状坏死和崩解，常见于慢性肝炎。

桥接坏死：指中央静脉与汇管区之间，两个汇管区之间，或两个中央静脉之间出现的互相连接的带状坏死，常见于中度与重度慢性肝炎。

大片坏死：为几乎累及整个肝小叶的大范围肝细胞坏死，常见于重型肝炎。

（二）炎细胞浸润

汇管区和小叶内不同程度的炎细胞浸润，主要为淋巴细胞和单核细胞，有时见浆细

胞和中性粒细胞。呈散在性或灶状浸润于肝小叶内或汇管区。

（三）细胞增生

1. 肝细胞再生　坏死的肝细胞由周围的肝细胞通过直接或间接分裂再生而修复。再生的肝细胞体积较大，胞质略呈嗜碱性，细胞核大且深染，有时可见双核。若坏死范围小，再生肝细胞沿残存的网状纤维支架排列，恢复原来小叶结构；若坏死范围较大，网状支架塌陷，则再生的肝细胞间失去支架不能成索状排列，而呈团块状排列，称为结节状再生。

2.Kupffer 细胞增生　Kupffer 细胞增生是肝内单核－巨噬细胞系统的反应。增生的细胞呈梭形或多角形，胞质丰富，突出于窦壁或脱落入窦内成为游走的巨噬细胞，参与炎细胞浸润。

3. 肝星状细胞和肌成纤维细胞增生　星状细胞是散在于窦周间隙中的一种细胞，具有多向分化的潜能。肝组织损伤时，该细胞可分化为组织细胞和肌成纤维细胞。肌成纤维细胞增生参与修复。若肝细胞坏死反复发生，且范围广泛，可出现大量纤维组织增生，进而可发展为肝纤维化及肝硬化。

4. 小胆管增生　慢性且坏死较严重的病例，在汇管区或大片坏死灶内，可见小胆管增生。

三、临床病理类型

病毒性肝炎的临床表现和病理类型不仅与病毒类型有关，而且还取决于宿主的免疫状态。根据临床病理特点将病毒性肝炎分为普通型和重型两大类。普通型最常见，分急性和慢性两型。重型肝炎较少见，分急性和亚急性两型。

（一）急性普通型肝炎

为最常见肝炎类型，临床分为黄疸型和无黄疸型。我国以无黄疸型居多，其中多为乙型肝炎，一部分为丙型肝炎。黄疸型肝炎的病变略重，病程较短，多见于甲型、丁型、戊型肝炎。黄疸型与无黄疸型肝炎病理变化基本相同。

病变特点：①广泛的肝细胞发生变性，以胞质疏松化和气球样变为主（图 14-4），肝血窦受压变窄。坏死范围小，以点状坏死和嗜酸性坏死为主，散在分布于小叶内，黄疸型较无黄疸型坏死稍多，部分黄疸型肝炎肝细胞内及胆管内胆汁积聚；②汇管区和肝小叶内有轻度淋巴细胞浸润；③肝细胞和 Kupffer 细胞轻度增生；④肝小叶和汇管区正常结构的轮廓仍然存在。

本型肝炎多数在半年内痊愈，少数（丙型肝炎、乙型肝炎）可转为慢性，极少数可转变为急性重型肝炎。

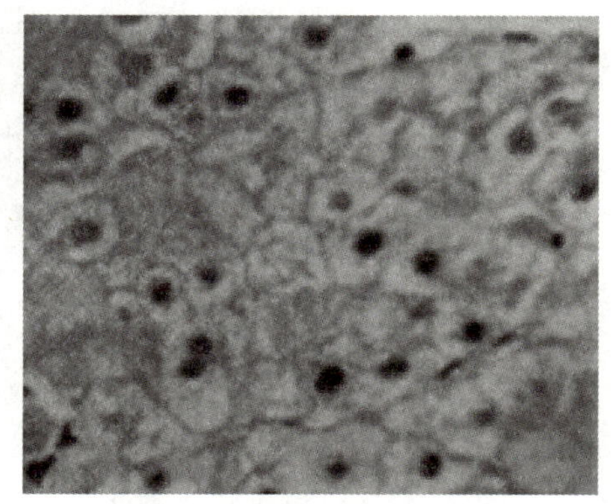

图 14-4　胞质疏松化和气球样变

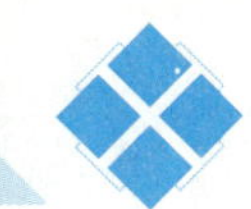

（二）慢性普通型肝炎

病程在半年以上。根据炎症、坏死和纤维化程度，慢性普通型肝炎分为轻度、中度和重度三类。

1. 轻度慢性普通型肝炎　肝细胞以点状、小灶状坏死为主，偶见轻度碎片状坏死。汇管区周围轻度纤维组织增生，肝小叶界板无破坏，小叶结构完整。

2. 中度慢性普通型肝炎　肝细胞中度碎片状坏死，出现典型的桥接坏死。汇管区纤维增生明显，肝小叶结构基本完整。

3. 重度慢性普通型肝炎　多处肝细胞可有灶状坏死、重度碎片状坏死和大范围桥接坏死。坏死区肝细胞结节状再生，小叶内及汇管区纤维组织增生，并互相连接分割肝小叶，小叶结构被破坏。晚期肝表面不光滑，呈颗粒状，质地较硬，可转化为早期肝硬化。

依据病毒复制状态及机体免疫反应状况，病情相对稳定或持续发展演变成肝硬化。若在慢性肝炎的基础上发生新的大片坏死，即转为重型肝炎。

（三）重型肝炎

1. 急性重型肝炎　发病急，病变发展迅速，病死率高，又称暴发型肝炎。

病变特点：①肝细胞大片坏死，仅小叶周边部残存少量变性的肝细胞，肝血窦扩张明显，充血甚至出血；② Kupffer 细胞增生肥大，吞噬活跃；③数日后肝网状支架大量塌陷，残留的肝细胞无明显再生现象；④坏死区及汇管区大量炎细胞浸润，以淋巴细胞和单核细胞浸润为主。肉眼观察：肝脏体积明显缩小，重量减轻至 600 ～ 800 g，以左叶为甚，切面呈红褐色或土黄色，包膜皱缩，称为急性红色肝萎缩或急性黄色肝萎缩（图 14-5）。

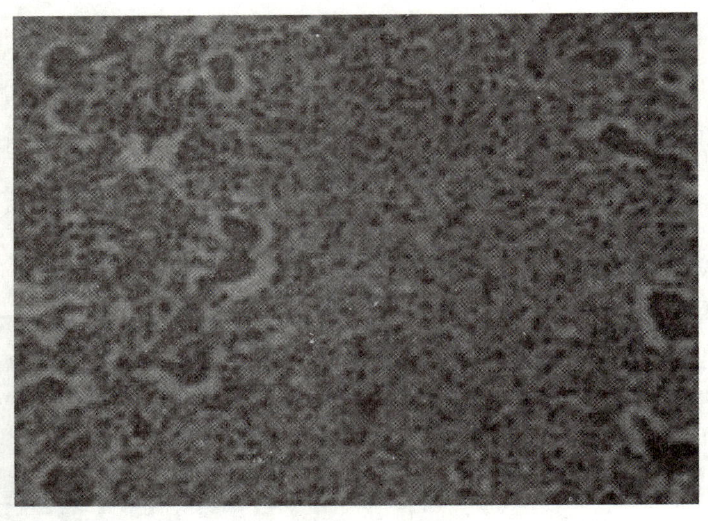

图 14-5　急性重型肝炎

大多数患者常因迅速出现肝性脑病、肝肾综合征和弥散性血管内凝固（DIC）而短期内死亡，少数迁延为亚急性重型肝炎。

2. 亚急性重型肝炎　病程较长，数周至数月，起病稍缓慢，多数由急性重型肝炎迁

延而来，少数由急性普通型肝炎恶化进展而来。

病变特点：①大片肝细胞坏死，较急性重型肝炎轻，残存肝细胞呈结节状再生；②小叶内有大量淋巴细胞和单核细胞浸润；③坏死区网状纤维支架塌陷和胶原纤维化；④小叶周边小胆管增生并可有胆汁淤积形成胆栓。肉眼观察：肝脏体积缩小，包膜皱缩，呈黄绿色，病程较长者肝脏表面和切面见大小不等的结节，质地略硬。切面黄绿色（胆汁淤积）与红褐色或土黄色交错（坏死区）。可发展为坏死后性肝硬化。

此型肝炎如及时治疗病变可停止发展并有治愈可能。大多数患者常死于肝功能不全或继续发展为坏死后性肝硬化。

四、临床病理联系

1. 肝大、肝区疼痛　见于急、慢性肝炎，由于肝细胞变性、再生及炎细胞浸润，导致肝大，肝包膜紧张，牵拉、刺激神经末梢所致。

2. 血清转氨酶增高　由于肝细胞变性坏死，胞质内的转氨酶进入血液所致。

3. 黄疸　属于肝细胞性黄疸。由于肝细胞变性坏死，使肝细胞摄取、结合、排泄胆红素障碍，导致胆红素返流入血。

肝细胞性黄疸

4. 出血　肝功能损伤，合成凝血因子障碍，如：凝血酶原、纤维蛋白原、凝血因子Ⅴ等缺乏，患者可有牙龈出血、皮下出血、呕血和便血等。合并弥散性血管内凝血时，也可导致出血。

5. 肝性脑病　患者晚期常出现神经精神等症状。

第四节　门脉性肝硬化

由于肝细胞弥漫性变性坏死、纤维组织增生、肝细胞结节状再生这三种病变反复交错进行，致使肝小叶结构和血液循环途径逐渐被改建，使肝脏变形、变硬而形成肝硬化。晚期出现门脉高压和肝功能障碍。结合病因和病变特点将肝硬化分为门脉性、坏死后性、胆汁淤积性、瘀血性、寄生虫性和色素性肝硬化等。其中门脉性肝硬化最常见，本节主要介绍门脉性肝硬化。

一、病因和发病机制

肝硬化的病因很多，常见的因素有：

1. 病毒性肝炎　在我国病毒性肝炎（尤其是乙型和丙型）是引起肝硬化的主要原因。

2. 慢性酒精中毒　在欧美国家因酒精性肝病引起的肝硬化可占总数的60%～70%。

3. 营养缺乏　动物实验表明，饲喂缺乏胆碱或蛋氨酸食物的动物，可经过脂肪肝而发展为肝硬化。

4. 毒物中毒　某些化学毒物，如砷、四氯化碳、黄磷等对肝长期作用可引起肝硬化。

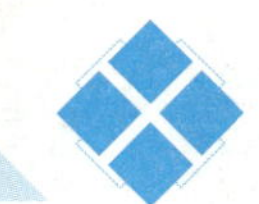

在上述各种病因的作用下，肝细胞发生坏死，网状支架塌陷，网状纤维融合成胶原纤维；汇管区增生的胶原纤维通过被破坏的界板向肝小叶内延伸；残留的肝细胞结节状再生；病变进行性发展，最终使肝小叶结构和肝内血液循环通路改建致使肝硬化形成。

二、基本病变

1. 镜下观察　①正常肝小叶结构被破坏，由广泛增生的纤维组织将肝小叶分割包绕成大小不等、圆形或椭圆形肝细胞团，称为假小叶（图 14-6）。假小叶内肝细胞索排列紊乱，肝细胞可有变性、坏死及再生现象。再生的肝细胞体积较大，核大深染，常出现双核；中央静脉缺如、偏位或有两个以上。②假小叶外周增生的纤维组织中有多少不等的慢性炎症细胞浸润，小胆管受压而出现胆汁淤积现象，同时也可见到新生的细小胆管和无管腔的假胆管。

2. 肉眼观察　早、中期肝脏体积正常或略增大，质地正常或稍硬。后期肝脏体积缩小，重量减轻，由正常的 1500 g 减至 1000 g 以下。肝脏硬度增加，表面呈颗粒状或小结节状，大小相仿，最大结节直径不超过 1.0 cm。切面见小结节，周围为纤维组织条索包绕（图 14-7）。结节呈黄褐色（脂肪变）或黄绿色（淤胆），弥漫分布于全肝。

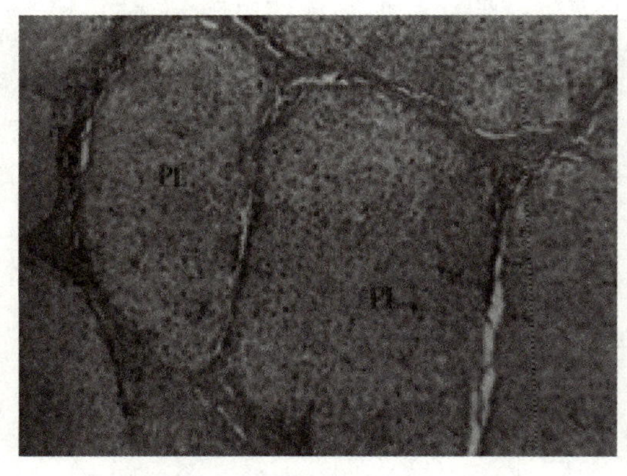

图 14-6　门脉性肝硬化（镜下）

图 14-7　门脉性肝硬化（切面观）

由于肝细胞变性坏死、纤维组织增生和假小叶形成，相应地破坏并改建肝内肝血管系统，导致异常吻合支的形成和血管网的减少。

三、临床病理联系

（一）门脉高压症

主要是由于肝的正常结构被破坏，肝内血液循环被改建造成的。门静脉压升高后，胃、肠、脾等器官的静脉血回流受阻。晚期患者常出现以下临床症状和体征：

1. 脾肿大　肉眼观脾肿大，重量多在 500 g 以下（正常 140 ～ 180 g），少数可达 800 ～ 1000 g。质地变硬，包膜增厚，切面呈红褐色。镜下见脾血窦扩张，血窦内皮细胞增生，脾小体萎缩。红髓内有含铁血黄素沉着及纤维组织增生，形成黄褐色的含铁结节。脾肿大后可引起脾功能亢进，常伴有血小板、白细胞减少和贫血等。

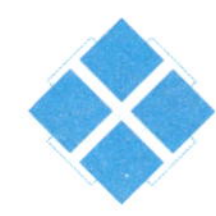

2. 胃肠瘀血水肿　胃肠的消化、吸收功能降低，导致患者出现腹胀，食欲不振等症状。

3. 腹水　在晚期出现，为淡黄色透明的漏出液，量较大，以致腹部明显膨隆。腹水形成原因主要有：①肠壁、肠系膜等处瘀血、水肿，水肿液由肠壁、肠系膜表面漏入腹腔；②门静脉高压使门静脉系统的毛细血管流体静压升高，液体自窦壁漏出，部分经肝表面漏入腹腔；③肝细胞合成白蛋白功能降低，导致低蛋白血症，使血浆胶体渗透压降低；④血中醛固酮、抗利尿激素等在肝内灭活降低，水平升高，引起钠、水潴留。

4. 侧支循环形成　门静脉压升高使部分门静脉血经门体静脉吻合支绕过肝脏直接通过上、下腔静脉回到右心（图 14-8）。主要的侧支循环和合并症有：

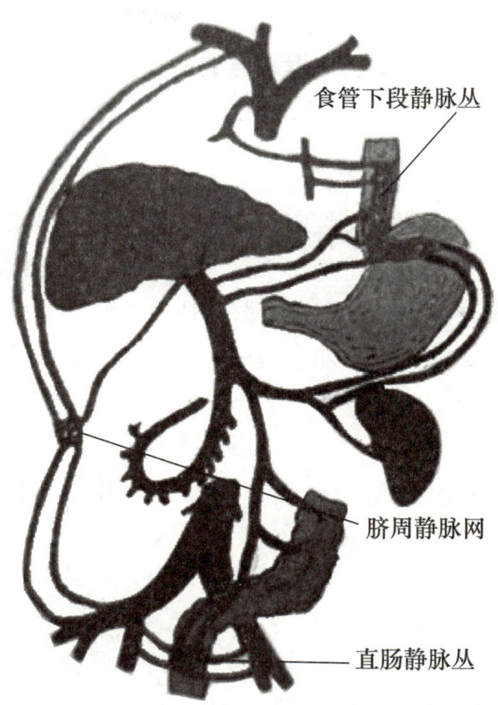

图 14-8　门脉高压侧支循环形成示意图

①食管、胃底静脉丛曲张、出血，血液经胃左静脉、食管下端静脉丛、奇静脉入上腔静脉。如食管、胃底静脉丛曲张发生破裂可引起大呕血，是肝硬化患者常见的死因之一。

【知识拓展】

食管、胃底静脉丛曲张破裂出血的抢救配合

1. 立即准备抢救用物和药品，如双气囊三腔管、止血药、吸引器和静脉切开包等。

2. 置病人于抢救室，平卧位、禁食、吸氧、保持安静。

3. 安慰病人及家属以消除恐惧心理，及时清除呕吐物及其污染物品。

4. 立即建立静脉通路，保持静脉输液通畅，迅速补充血容量。

5. 对应用脑垂体后叶素的病人，应注意静脉输液速度，以及有无恶心、便意、心悸、面色苍白等不良反应。

6. 密切观察血压、脉搏、面色等变化，观察呕吐物及粪便量、颜色和性质，有无肝性脑病先兆。

②直肠静脉（痔静脉）丛曲张：血液经肠系膜下静脉、直肠上静脉、直肠静脉（痔静脉）丛、直肠下静脉、髂内静脉、髂总静脉回流入下腔静脉。该静脉丛破裂常发生便血，长期便血可引起贫血。

③脐周及腹壁静脉曲张：血液经附脐静脉，脐周静脉网，腹壁上、下静脉，分别入上、下腔静脉。脐周静脉网高度扩张，形成“海蛇头”现象。

（二）肝功能不全

主要是肝细胞长期反复受破坏的结果。由此而引起的临床表现有：

1. 对激素的灭活作用减弱　由于肝对雌激素灭活作用减弱，导致雌激素水平升高，体表的小动脉末梢扩张形成蜘蛛状血管痣和肝掌（患者手掌大、小鱼际处常发红，加压后褪色）。此外，男性患者可出现睾丸萎缩、乳腺发育症。女性患者出现月经不调、不孕等。

2. 出血倾向　患者有鼻衄、牙龈出血、黏膜、浆膜出血及皮下瘀斑等。主要是由于肝合成凝血酶原、凝血因子和纤维蛋白原减少以及脾肿大、脾功能亢进，血小板破坏过多所致。

3. 胆色素代谢障碍　因肝细胞坏死及肝内胆管胆汁淤积而出现肝细胞性黄疸，多见于肝硬化晚期。

4. 蛋白质合成障碍　肝细胞受损伤后，合成蛋白质的功能降低，使血浆蛋白减少。同时由于从胃肠道吸收的一些抗原性物质不经肝细胞处理，直接经过侧支循环进入体循环，刺激免疫系统合成球蛋白增多，故出现血浆白 / 球蛋白比值降低甚至倒置现象。

5. 肝性脑病　是肝功能极度衰竭的结果，主要是由于肠内含氮物质不能在肝内解毒而引起的氨中毒，是导致肝硬化患者死亡的又一重要原因。

四、结局

肝硬化早期，如能及时消除病因，积极接受治疗，病变可相对静止甚至减轻，肝功能有所改善。即使病变发展到相当程度，肝组织结构难以恢复到正常，由于肝有强大的代偿能力，妥当的治疗可使病变处于相对稳定或停止发展的状态。肝硬化晚期则预后不良，造成死亡的主要原因有肝性脑病，食管、胃底静脉丛曲张破裂大出血和严重感染。

第五节　肝功能不全

各种致肝脏损伤的因素作用于肝脏后，一方面可引起肝组织变性、坏死、纤维化及肝硬化等结构的改变，另一方面可导致肝脏代谢、分泌、合成、解毒及免疫等方面的功能障碍，机体出现黄疸、出血、继发感染、肾功能障碍及肝性脑病等临床综合征，称为肝功能不全（hepatic insufficiency）。肝功能不全发展到晚期为肝功能衰竭（hepatic failure）。

一、肝功能不全对机体的影响

（一）物质代谢障碍

肝脏是物质代谢的枢纽。因此，当肝功能不全，特别是肝功能衰竭时，可出现多种代谢紊乱。

1. 低糖血症　肝脏是合成和储存糖原、氧化葡萄糖和产生能量的场所，肝糖原在调节血糖浓度以及维持其稳定中起重要作用。因此，当肝功能衰竭时，可引起低糖血症的发生。严重肝功能衰竭患者常因低糖血症而诱发肝性脑病。

2. 脂类代谢障碍　肝内脂肪酸是在线粒体内进行分解的。通过 β－氧化反应，脂肪酸被氧化为乙酰辅酶 A，并产生大量能量；肝脏还能合成甘油三酯和脂蛋白，参与磷脂和胆固醇的代谢等。因此，当肝功能受损时，肝内脂肪氧化障碍或脂肪合成增多，而又不能有效地运出，中性脂肪在肝细胞内堆积导致脂肪肝。此外，当肝细胞受损时，血浆胆固醇的酯化作用减弱，血浆胆固醇酯浓度下降。

3. 低白蛋白血症　肝脏与蛋白质代谢的关系极为密切，它是人体蛋白质合成和分解的主要器官，也是血浆蛋白质（包括血浆白蛋白、凝血因子以及多种酶类）的重要来源。因此在肝硬化发生时，由于有效肝细胞总数减少和肝细胞代谢障碍，白蛋白减少，以致出现低白蛋白血症，是肝性腹水发病的机制之一。此外，肝脏受损时，某些氨基酸在肝内的分解代谢障碍，导致其在血浆中的含量升高，出现血浆氨基酸失衡，如芳香族氨基酸明显升高。

4. 低钾血症和低钠血症　肝功能衰竭时，患者常发生低钾血症和低钠血症。低钾血症的发生与醛固酮的作用增强有关，肝功能受损时，醛固酮灭活减弱；同时，因严重肝脏疾患常伴有腹水，导致有效循环血量减少引起醛固酮分泌增加，醛固酮含量增加可引起钾随尿排出增多而出现低钾血症。低钾血症以及继发的代谢性碱中毒可诱发肝性脑病。低钠血症则由水潴留引起。在肝功能障碍时，血浆抗利尿激素（ADH）释放增加、灭活减弱，肾脏排水减少导致稀释性低钠血症。

（二）排泌功能障碍

肝脏的分泌和排泄功能，主要表现为肝细胞对胆汁酸的分泌、胆红素的排泄以及对药物和毒物的排泄作用。因此当肝功能受损时，常因肝脏对胆红素的排泄障碍，导致高胆红素血症和肝内胆汁淤积，临床表现为黄疸。

（三）凝血功能障碍

正常情况下，凝血与抗凝血保持着动态平衡，若平衡失调则发生出血或血栓形成。肝脏在这一动态平衡的调节中起着重要作用，因为肝脏几乎合成全部的凝血因子（除凝血因子Ⅳ为无机钙离子外）；肝脏也是清除多种活化凝血因子的场所；制造纤溶酶原；制造抗纤溶酶，以免发生过度的纤维蛋白溶解；清除循环中的纤溶酶原激活物，防止纤维蛋白过度溶解。因此，严重肝病时常伴有凝血和（或）纤维蛋白溶解异常，易发生出血倾向或出血。

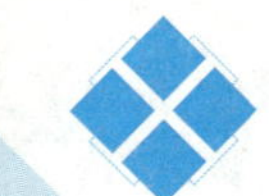

（四）免疫功能障碍

Kupffer 细胞有很强的吞噬能力，能吞噬血中的异物、细菌、内毒素及其他颗粒物质。这种吞噬能力在纤维粘连蛋白协助下会变得更加强大。门静脉中的细菌约有 99% 在经过肝血窦时被吞噬。因此，Kupffer 细胞是肝脏抵御细菌、病毒感染的重要屏障。在严重肝功能障碍时，Kupffer 细胞的吞噬功能受损，故感染的概率增加，常合并细菌感染与菌血症以及肠源性内毒素血症。

（五）生物转化功能障碍

体内物质代谢中产生的各种生物活性物质、代谢终末产物，特别是来自肠道的毒性分解产物（如氨、胺类等），以及由外界进入体内的各种异物（药物、毒物等），机体或将它们直接排出体外，或先经肝的生物转化作用（氧化、还原、水解、结合等反应）将其转变成水溶性物质再排出。因此，当肝功能衰竭时，药物、毒物及各种生物活性物质的生物转化效率降低，易在体内蓄积，产生毒性作用。如氨可引起中枢神经功能障碍（肝性脑病）；对激素的灭活功能减低，如胰岛素和雌激素水平升高等。

二、肝性脑病

肝性脑病（hepatic encephalopathy）是指严重肝病时，大量毒性代谢产物在血液循环中堆积，在临床上出现一系列神经精神症状，最终出现肝性昏迷。这种继发于严重肝病的神经精神综合征，称为肝性脑病。

（一）病因、分类与分期

1. 病因　肝性脑病常由严重肝脏疾病引起，以晚期肝硬化最常见，其次为急性重型病毒性肝炎。也可见于晚期肝癌、严重急性肝中毒及门－体静脉分流术后。

2. 分类　根据原因不同分为两类。

（1）内源性肝性脑病多数由重型病毒性肝炎或严重急性肝中毒等引起肝细胞广泛坏死发展而来。由于肝功能严重障碍，毒性物质在通过肝脏时未经解毒直接进入体循环而引起肝性脑病。

（2）外源性肝性脑病多数由慢性肝脏疾患如门脉性肝硬化、血吸虫性肝硬化等发展而来。由于门脉高压有门－体静脉分流（即侧支循环），由肠道吸收入门脉系统的毒性物质绕过肝脏，未经解毒处理直接进入体循环而引起肝性脑病。

3. 分期　肝性脑病按病情轻重分为四期。

一期：轻微的神经精神症状，可表现出欣快或抑郁、反应迟钝、睡眠昼夜颠倒，有轻度的扑翼样震颤。

二期：上述症状加重，表现出对时、地、人的概念混乱，语言书写障碍，行为异常，嗜睡等，肌张力增强，经常出现扑翼样震颤。

三期：有明显的精神错乱、语无伦次等症状，昏睡但能唤醒，肌张力明显增强。

四期：完全昏迷，一切反应消失，可有阵发性抽搐。

上述分期没有截然的界限，前后临床表现可有重叠，病情发展或经治疗程度可进级或退级。

（二）发病机制

肝性脑病发病机制尚不完全清楚，尚未发现其脑内特异性的病理形态改变。目前普遍认为，肝性脑病主要是由于脑组织的功能和代谢障碍所致。现将肝性脑病发病机制的主要学说简述如下：

1.氨中毒学说　临床上60%～80%的肝性脑病患者有血氨升高，经降血氨治疗后，其肝性脑病的症状明显得到缓解，表明血氨升高对肝性脑病的发生发展起着十分重要的作用。机体内氨的生成与清除处于动态平衡，严重肝病时，由于氨的清除不足而生成过多，引起血氨升高及氨中毒。过多的氨通过血－脑脊液屏障进入脑组织，干扰脑的能量代谢和功能，导致肝性脑病。

（1）血氨升高的原因

血氨升高主要是由于氨清除不足或生成过多所致，其中肝清除血氨功能障碍是血氨明显升高的重要原因。

氨清除不足：正常机体内生成的氨绝大部分要在肝内经鸟氨酸循环合成尿素，并经肾排出体外。肝功能衰竭时，由于肝内酶系统受损，ATP 供给不足，鸟氨酸循环发生障碍，尿素合成减少使氨清除不足。此外，已建立门－体侧支循环或门－体静脉分流术后的肝硬化患者，由于来自肠道的氨部分未经肝清除而直接进入体循环，引起血氨升高。

氨生成过多：血氨主要来源于肠道含氮物质的分解，小部分来自肾、肌肉及脑。正常人体肠道内产生的氨，经门静脉入肝，通过鸟氨酸循环合成尿素而被解毒。肝功能障碍时，由于消化、吸收和排泄功能障碍，肠道内未经消化的蛋白质等食物成分增多或消化道出血，大量血液蛋白增多，在肠道内细菌作用下可产生大量氨。另外，肝硬化晚期常并发功能性肾衰竭引起氮质血症，大量尿素弥散至胃肠道，在肠道内细菌尿素酶作用下可产生大量氨。临床上肝性脑病患者，常有躁动不安等神经精神症状而致肌肉活动增强，使肌肉中腺苷酸分解增强致产氨增多。

（2）血氨升高对脑的毒性作用

干扰脑组织的能量代谢：血氨升高主要导致葡萄糖生物氧化发生障碍。当脑组织氨增多时，氨能与三羧酸循环中的 α－酮戊二酸结合生成谷氨酸，后者再与氨结合生成谷氨酰胺。由于 α－酮戊二酸被大量消耗，三羧酸循环速度减慢。同时，消耗了大量还原型辅酶 I（NADH），妨碍了呼吸链中的递氢过程，以致 ATP 生成不足。氨还抑制丙酮酸脱羧酶的活性，使乙酰辅酶 A 生成减少，影响三羧酸循环的正常进行，也可使 ATP 生成减少。加之谷氨酰胺的形成又消耗了 ATP，脑组织因 ATP 生成减少而发生功能紊乱。

脑内兴奋性和抑制性神经递质平衡紊乱：正常机体脑内兴奋性神经递质与抑制性神经递质保持平衡。血氨升高引起脑的能量代谢障碍的同时也引起脑内乙酰胆碱、谷氨酸等兴奋性神经递质减少，而谷氨酰胺、γ－氨基丁酸等抑制性神经递质增多，从而使神经递质间的平衡失调，导致中枢神经系统功能紊乱。

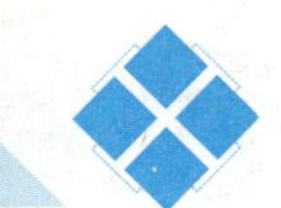

对神经细胞膜有抑制作用：血氨升高可干扰神经细胞膜上的 Na^+-K^+-ATP 酶的活性，影响复极后膜的离子转运，使脑细胞的膜电位变化和兴奋性异常；氨与 K^+ 有竞争作用，以致影响 Na^+、K^+ 在神经细胞膜内外的正常分布，从而干扰神经传导活动。

2. 假性神经递质学说　正常机体蛋白质在肠内分解成氨基酸，其中芳香族氨基酸如苯丙氨酸、酪氨酸经肠道细菌的脱羧酶作用生成苯乙胺和酪胺，这些胺类在肝脏单胺氧化酶作用下，被氧化分解而解毒。当肝功能衰竭时，由于肝脏解毒功能严重降低，或经侧支循环绕过肝脏，这些来自肠道的苯乙胺和酪胺直接经体循环进入脑组织。尤其是门脉高压时，胃肠瘀血致消化功能降低，肠内蛋白质腐败分解过程增强，产生大量苯乙胺和酪胺入血。在脑干网状结构的神经细胞内，苯乙胺和酪胺分别在 β - 羟化酶作用下生成苯乙醇胺和羟苯乙醇胺。二者化学结构与正常神经递质——去甲肾上腺素和多巴胺极为相似，因此可被脑干网状结构中的肾上腺素能神经元所摄取，并储贮存在突触小体的囊泡中，但其释放后的生理效应远较正常神经递质弱，故称为假性神经递质。脑内假性神经递质增多，可竞争性占据正常神经递质的受体，从而阻断了正常神经递质的功能，致使脑干网状结构中的上行激动系统功能失常，传至大脑皮质的兴奋冲动受阻，大脑功能发生抑制，出现意识障碍乃至昏迷。

3. 血浆氨基酸失衡学说　肝功能衰竭时血浆氨基酸间的比值发生改变，表现为支链氨基酸（如亮氨酸、异亮氨酸、缬氨酸）减少而芳香族氨基酸（如酪氨酸、苯丙氨酸、色氨酸）增多。其机制主要是由于肝功能衰竭对胰岛素和胰高血糖素灭活减少，使两者血中浓度均增高。增多的胰岛素能促进肌肉和脂肪组织对支链氨基酸的利用与分解，使血中支链氨基酸含量下降。增多的胰高血糖素使组织的蛋白质分解代谢增强，致使大量芳香族氨基酸释放入血。芳香族氨基酸只在肝内进行分解，肝功能衰竭时，血浆中芳香族氨基酸的水平就会升高。当脑内酪氨酸和苯丙氨酸增多时，在芳香族氨基酸脱羧酶的作用下，分别生成羟苯乙醇胺和苯乙醇胺，二者系假神经递质。色氨酸在脑内可生成 5-羟色胺，它是中枢神经系统上行投射神经元的抑制性递质，同时 5- 羟色胺可被儿茶酚胺神经元摄取而取代储存的去甲肾上腺素成为假神经递质。苯丙氨酸、酪氨酸、色氨酸大量进入脑细胞，使假神经递质生成增多，导致肝性脑病的发生。氨基酸失衡学说实际上是假性神经递质学说的补充和发展。

4. γ - 氨基丁酸学说　γ - 氨基丁酸（γ-amino butyric acid，GABA）是机体中枢神经系统内主要的抑制性神经递质。肝功能衰竭时，肝细胞对来自肠道 GABA 的摄取和代谢降低，使血中 GABA 浓度增高，经通透性增强的血 - 脑屏障进入中枢神经系统，当突触前神经元兴奋时，与突触后神经元 GABA 受体结合，使细胞膜对 Cl^- 通透性增高，使神经元处于超极化状态，从而引起突触后的抑制效应，产生肝性脑病。

总之，目前还没有一种机制能完满地解释临床上所有肝性脑病的发生机制，可能是多种毒物共同作用的结果，其确切机制还需进一步研究。

（三）诱发因素

1. 消化道出血　消化道出血是肝硬化患者发生肝性脑病最常见的诱因，多由食管、

胃底静脉丛曲张破裂所致。流入肠道的血液蛋白质在细菌作用下大量分解为氨，引起血氨升高。此外，血容量减少，血压下降，可加重肝脏损害和脑功能障碍，从而诱发肝性脑病。

2. 碱中毒　肝硬化伴腹水患者常用利尿剂治疗，使钾丢失过多，导致低钾性碱中毒。碱中毒可使 NH_4^+ 转变为 NH_3，同时，碱中毒时肾小管上皮细胞产生的氨以铵盐形式排出减少，而以 NH_3 的形式弥散入血增多，使血氨升高，诱发肝性脑病。

3. 感染　肝功能不全时，由于肝脏 Kupffer 细胞的吞噬功能受损，常合并有严重的感染和内毒素血症。严重感染使体内分解代谢增强致产氨增多及血浆氨基酸失衡，以及细菌和毒素加重肝实质的损害，而诱发肝性脑病。

4. 肾功能障碍　肝功能不全晚期常伴发肝肾综合征，一旦发生，则使经肾排出的尿素等毒性物质减少，导致血中毒性物质增多，诱发肝性脑病。

5. 高蛋白饮食　肝功能不全时，肠道对蛋白质的消化吸收功能降低，若一次摄入大量蛋白食物，蛋白被肠道细菌分解，产生大量氨及毒性物质，吸收入血增多，而诱发肝性脑病。

6. 镇静剂　能增强 γ－氨基丁酸的抑制效应，促进和加重肝性脑病的发生。

（四）防治原则

1. 消除诱因　消除和预防诱因是防治肝性脑病的有效措施。

（1）消化道出血：避免食用粗糙质硬或刺激性食物，预防上消化道大出血，一旦发生应及时止血，同时给以泻药或清洁灌肠，使积血迅速排出。

（2）控制蛋白的摄入：严格控制与调整饮食中的蛋白量，是减少肠源性毒物产生的重要措施。

（3）纠正碱中毒：碱中毒可促进氨的生成与吸收，一旦发生碱中毒应及时纠正。

【知识拓展】

肝性脑病患者的饮食控制

昏迷病人应暂时禁食蛋白质，以减少氨的生成。保证足够热量，以碳水化合物为主，不能进食者鼻饲或静脉补充葡萄糖，以减少蛋白质的分解。清醒后可逐渐恢复，从小量开始，每天 20 g，每隔 2 天增加 10 g，逐渐达到 50 g 左右，但需密切注意病人对蛋白质的耐受力，反复尝试，掌握较适当的蛋白质量。如有复发现象，则再度禁用蛋白质。病人恢复蛋白质饮食以植物蛋白为好，因为植物蛋白含蛋氨酸、芳香氨基酸较少，含非吸收性纤维素较多，有利于氨的排除，也可少量选用酸牛奶等含必需氨基酸的蛋白质。脂肪可延缓胃的排空，尽量少用。

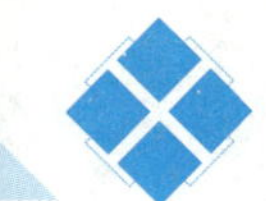

（4）防止便秘：减少肠道内有毒物质进入体内。

2. 降低血氨　应用肠道不吸收或吸收很少的抗生素抑制肠道细菌，减少产氨；口服乳果糖酸化肠道，减少肠道产氨和利于氨的排出；应用谷氨酸和精氨酸降低血氨。

3. 其他　口服或静脉注射以支链氨基酸为主的氨基酸混合液，纠正氨基酸失衡；采用左旋多巴，促进患者清醒；应用苯二氮卓受体拮抗剂阻断 γ－氨基丁酸的毒性作用。

三、肝肾综合征

急、慢性肝功能不全患者，在缺乏其他已知肾功衰竭病因的临床、实验室及形态学证据的情况下，发生的一种原因不明的肾功能衰竭。表现为少尿、无尿、氮质血症等，将这种继发于严重肝病的肾功能衰竭称为肝肾综合征（hepatorenal syndrome）。肝肾综合征是肝功能不全患者极为严重的并发症，其发生率较高。

（一）病因

各种类型的肝硬化、重症病毒性肝炎、暴发性肝衰竭、肝癌、妊娠、急性脂肪肝等均可导致肝肾综合征。

（二）发生机制

肝肾综合征的发生机制复杂，目前尚未完全阐明。一般认为主要是由于肾血流量减少与肾小球滤过率下降所致的急性功能性肾功能衰竭。肾缺血的原因有以下两个方面：

1. 有效循环血量下降　严重肝功能不全患者常合并门脉高压、腹水、消化道出血、感染等，使有效循环血量下降，导致肾血流量减少，肾小球滤过率明显降低而发生少尿。

2. 血管活性物质的作用　肝功能不全时，由于有效循环血量的下降，导致肾血流量减少，引起血管活性物质的变化，作用于肾血管使肾血流发生重新分布，即皮质肾单位血流明显减少，而较大量的血流转入近髓肾单位，最终造成肾小球滤过率下降，肾对钠、水的重吸收增加。

（1）交感神经系统活动增强：肝功能不全时，由于有效循环血量的下降，反射性引起交感－肾上腺髓质系统兴奋性，不仅使肾血流量减少，致肾小球滤过率降低，同时引起肾内血液重新分布，钠、水的重吸收增加。

（2）肾素－血管紧张素－醛固酮系统活性增强：有效循环血容量的下降、肾血流量减少及交感神经兴奋等均可激活肾素－血管紧张素－醛固酮系统，使醛固酮分泌增多，而肝功能障碍对醛固酮的灭活减少，加重醛固酮在体内的蓄积。血管紧张素Ⅱ增高促进肾血管收缩，使肾小球滤过率下降；高醛固酮血症则促进钠、水潴留。

（3）激肽系统活性减低：由于肝功能不全时激肽释放酶的生成减少，使肾内缓激肽及其他类等肾内扩血管物质相对减少，使缩血管物质效应明显增强。

（4）前列腺素类与血栓素 A2 平衡失调：正常情况下，前列腺素类与血栓素 A2 处于动态平衡。当肝功能不全时，由于肾缺血使肾合成前列腺素类减少，而血小板易发生凝集，释放血栓素 A2 增多，导致肾内缩血管因素占优势，使肾血管收缩，加重肾缺血。

（5）假性神经递质增多：当严重肝功能不全时，会有假性神经递质在外周神经系

统蓄积，并取代外周神经递质——去甲肾上腺素，引起皮肤、肌肉等组织的小动脉扩张，从而加重肾缺血。

（6）内毒素血症：肝功能障碍时，因肝脏清除内毒素功能障碍而发生内毒素血症，内毒素可能使交感神经兴奋致肾缺血和损伤血管内皮细胞并促进血小板释放凝血因子，造成肾微血管内凝血，引起肾功能障碍。

（三）防治原则

1. 应用扩血管药物　如山莨菪碱（654-2）具有拮抗儿茶酚胺，抑制血栓素A2合成的作用，故应用此药可扩张肾血管，改善肾血流，增加肾小球滤过率。酚妥拉明为α受体阻断药，可扩张肾血管，还能降低门静脉压力，改善微循环，增加肾血流量。

2. 应用抑制肾素分泌药物　卡托普利是血管紧张素Ⅰ转换酶抑制剂，不仅可使血管紧张素Ⅱ生成减少，还可反馈性降低肾素水平，使肾血流阻力降低。

3. 应用八肽升压素　此药能激活血管舒缓素及激肽系统，抑制内皮因子释放，改善肾内血液分流，从而增加肾小球滤过率。

4. 抗内毒素治疗　口服乳果糖可预防和减轻肠源性内毒素血症，因为乳果糖能酸化肠道，减少和改变肠内菌群，从而降低可被吸收的内毒素量。

5. 对症治疗　纠正水、电解质和酸碱平衡紊乱。当有氮质血症、高钾血症和酸中毒发生时以高热量、高维生素、低盐、高糖饮食为宜，严格控制蛋白摄入量。病情严重者应用人工透析治疗。

第六节　消化系统疾病与临床护理联系

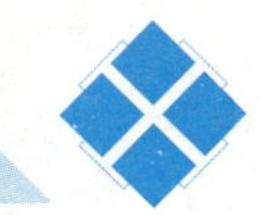

学习检测

【A2 型题】

1. 男性，59 岁，患有肝性脑病。采用下列哪项措施是错误的？ （ ）

A. 盐水清洁灌肠

B. 肥皂水清洁灌肠

C. 低浓度醋酸液清洁灌肠

D. 甲硝唑口服

E. 新霉素口服

2. 对某肝硬化腹水患者进行的治疗，下面哪项是错误的？ （ ）

A. 限盐 0.6 ~ 1.2 g/ 日，限水约 1000 mL/ 日

B. 利尿治疗，以每周减轻体重不超过 2 kg 为宜

C. 腹水回输

D. 静脉输注白蛋白，能促进腹水消退

E. 腹腔穿刺放液每次 3000 mL 以上

3. 男性，50 岁，20 年前曾患“乙肝”，近几年面胸部等常出现蜘蛛状血管痣。1 月前发现黄疸，肝脏明显肿大，表面高低不平，质较硬，X 线摄片发现肺内多个球形阴影，AFP 阳性，最可能的诊断是 （ ）

A. 肝硬化，肺转移性肝癌

B. 肝硬化，肝转移性肺癌

C. 肝炎后性肝硬化，合并肝癌及肺转移癌

D. 胆汁性肝硬化，合并肝癌及肺转移癌

E. 肝硬化，肺癌合并肝癌（双原发癌）

4. 患者，男性，50 岁。主诉：中上腹不适，疼痛 15 年。B 超示肝胆无特殊，胃镜示胃黏膜红白相间。病理检查示：胃腺减少，腺间距增宽，伴中等淋巴细胞浸润和中重度肠腺化生，偶见黏膜肌层，该患者的病理诊断为 （ ）

A. 胃溃疡

B. 十二指肠溃疡

C. 急性胰腺炎

D. 胃出血

E. 慢性萎缩性胃炎

【A3 型题】

（5~7 题共用题干）

男性，38 岁，胃溃疡史 2 年，近 1 月来上腹无规律疼痛，进食后显著。钡透：胃黏膜增粗，紊乱，胃窦见 1.0 cm×1.2 cm 龛影。

5. 该患者的诊断为　（　）

A. 胃溃疡恶变　B. 复合性溃疡

C. 胃溃疡并慢性胃炎　D. 胃溃疡并幽门梗阻

E. 胃溃疡并胃黏膜脱垂

6. 如 BP 为 65/50 mmHg，脉搏 110 次 / 分，烦躁，出汗，首选的处理是　（　）

A. 快速输血　B. 口服去甲肾上腺素

C. 快速输盐水　D. 快速输葡萄糖

E. 肌注巴曲酶

7. 哪种病情需紧急手术?

A. 穿透性溃疡　B. 并幽门梗阻

C. 胃溃疡可疑癌变　D. 大出血停止后不到 1 日，又有大出血

E. 反复上消化道出血，现又排柏油便　（　）

（8~10 题共用题干）

男性，58 岁，反复不规则上腹胀痛 4 年，胃镜诊断为萎缩性胃窦炎。

8. 慢性胃炎活动期判定根据是　（　）

A. 胃黏膜糜烂　B. 胃黏膜出血

C. 胃黏膜中性粒细胞增多　D. 胃黏膜中主要是淋巴细胞浆细胞

E. 胃黏膜有溃疡形成

9. 临床疑有胃炎引起的上消化道出血，为确诊，合适的诊断方法是　（　）

A. 急诊钡透　B. 剖腹探查

C. 急诊胃镜检查　D. 便隐血试验

E. 吞线试验

10. 下列病理改变，不但见于萎缩性胃炎，亦见于正常老年人的是　（　）

A. 轻度不典型增生　B. 假性幽门腺增生

C. 炎症细胞浸润　D. 腺体萎缩

E. 肠腺化生

第十五章 泌尿系统疾病

学习目标

1. 掌握肾小球肾炎、肾盂肾炎等病变的临床病理联系。

2. 熟悉肾衰竭的基本发病环节，尿毒症时的功能和代谢变化。

3. 了解肾小球肾炎的病因、发病机制；肾功能不全的原因、分类及防治原则。

学习导入

患者，女，15岁，血尿、少尿3周，死于肾衰竭。

思考

1. 患者患的可能是什么病？

2. 此患者的临床症状与肾脏病理变化有何关系？

泌尿系统由肾、输尿管、膀胱、尿道组成。肾脏具有重要的生理功能。泌尿系统疾病种类很多，肾脏疾病最为常见，特别是肾小球疾病，是重点内容，应充分理解肾小球疾病临床表现的病理学基础，并熟练掌握各型原发性肾小球疾病的临床病理特征。

第一节　肾小球肾炎

肾小球疾病也称为肾小球肾炎，是以肾小球损害为主的一组疾病，较为常见。主要临床表现为蛋白尿、血尿、水肿和高血压。

一、病因及发病机制

肾小球肾炎的病因和发病机制尚未完全明了。大量临床和实验研究表明，大多数肾炎属于Ⅲ型变态反应，即由抗原抗体结合形成免疫复合物沉积于肾小球导致损伤。

1. 病因　已知引起肾炎的抗原种类很多，根据其来源可分为两大类：①内源性抗原：包括肾小球性（肾小球基底膜抗原、足细胞的足突抗原、内皮细胞和系膜细胞的细胞膜抗原等）和非肾小球性（DNA/ 核抗原、免疫球蛋白、肿瘤抗原和甲状腺球蛋白等）；②外源性抗原：主要为生物性病原体（细菌、病毒、寄生虫、真菌和螺旋体等）感染的产物，以及药物、外源性凝集素和异种血清等。

2. 发病机制　抗原抗体复合物是引起肾小球损伤的主要原因。肾小球内免疫复合物的出现主要通过原位免疫复合物形成和循环免疫复合物沉积两种方式。

（1）原位免疫复合物形成：抗体直接与肾小球本身的抗原成分或经血液循环植入肾小球的抗原反应，导致肾小球内原位免疫复合物形成。

（2）循环免疫复合物沉积：非肾小球性的内源性抗原或外源性可溶性抗原与抗体结合，在血液循环中形成免疫复合物，随血流流经肾脏时沉积于肾小球继而引起损伤。

二、基本病理变化

1. 变质性变化　渗出的血浆蛋白、增多的基底膜和系膜基质以及胶原纤维，这些成分光镜下呈均质红染无结构的嗜酸性物质堆积。

2. 渗出性变化　急性炎症时可出现中性粒细胞等炎细胞和纤维素渗出，血管壁可发生纤维素样坏死，可伴血栓形成。

3. 增生性变化　肾小球内细胞数目增多是多种肾小球肾炎的特征之一。主要是肾小球固有细胞的增生，导致肾小球硬化。

4. 肾小管和间质的改变　肾小管上皮细胞可以发生变性。肾小管管腔内出现蛋白质、细胞或细胞碎片浓聚形成的管型。肾间质可发生充血、水肿，并伴有炎细胞浸润。

三、临床病理联系

肾小球疾病引起的不同症状和体征，主要包括尿量的改变（少尿、无尿、多尿或夜尿）、尿性状的改变（血尿、蛋白尿和管型尿）、水肿和高血压等。

肾小球肾炎的临床表现主要分为以下几个类型：

1. 急性肾炎综合征　急性起病，主要表现为明显的血尿、轻至中度蛋白尿，常伴高血压和轻度水肿。主要病理类型是毛细血管内增生性肾小球肾炎。

2. 快速进行性肾炎综合征　起病或急或缓，出现水肿、血尿、蛋白尿等改变后，迅速发展为少尿或无尿，伴氮质血症，并发生急性肾功能衰竭。病理类型主要是新月体性肾小球肾炎。

3. 肾病综合征　主要表现：①大量蛋白尿，每天尿中蛋白质含量达到或超过 3.5g；②低蛋白血症；③明显水肿；④高脂血症和脂尿。引起肾病综合征的病理学类型很多，主要有膜性肾小球肾炎、膜增生性肾小球肾炎、系膜增生性肾小球肾炎、微小病变性肾小球肾炎和局灶性节段性肾小球硬化。

4. 无症状性血尿或蛋白尿　常表现为持续或反复发作的肉眼或镜下血尿，或轻度蛋白尿，也可两者同时发生。病理学类型主要是 IgA 肾病。

5. 慢性肾炎综合征　主要表现为多尿、夜尿、低比重尿、高血压、贫血、氮质血症和尿毒症，见于各型肾炎的终末阶段。

四、肾小球肾炎的病理类型

近年来随着肾脏病理学的发展，对肾小球疾病的病理学分类已趋一致。目前被普遍采用的命名主要参考世界卫生组织（WHO）1995 年制定的分类方法。本节重点阐述几种常见类型。

（一）急性弥漫性增生性肾小球肾炎

急性弥漫性增生性肾小球肾炎是临床最常见的肾小球肾炎类型，简称急性肾炎。多在扁桃体炎等上呼吸道感染 1—2 周后发病，其发病与感染，尤其是 A 组乙型溶血性链球菌感染有关，故又称感染后或链球菌感染后肾小球肾炎。多见于儿童、青少年。发病机制为循环免疫复合物沉积所致。

1. 病理变化　病变弥漫性累及两肾的大多数肾小球，病变特点是肾小球毛细血管内皮细胞核系膜细胞增生为主并伴渗出或变质性改变。

肉眼观：两肾轻到中度肿大，被膜紧张、表面光滑明显充血、色较红，故称“大红肾”，有时在肾的表面和切面可见散在的出血点，又称为“蚤咬肾”。肾脏切面皮质增厚。

光镜下：肾小球体积增大，细胞数目显著增多。系膜细胞、内皮细胞明显增生肿胀为主，并有中性粒细胞和单核细胞浸润（图 15-1）。肿胀、增生的细胞使毛细血管管腔狭窄甚至闭塞，从而导致肾小球内血流减少。病变严重处血管壁发生纤维素样坏死，局部出血，可伴血栓形成。部分病例可伴壁层上皮细胞增生。肾小管管腔内出现蛋白管型、红细胞或白细胞管型及颗粒管型。肾间质轻度充血水肿并可见炎细胞浸润。

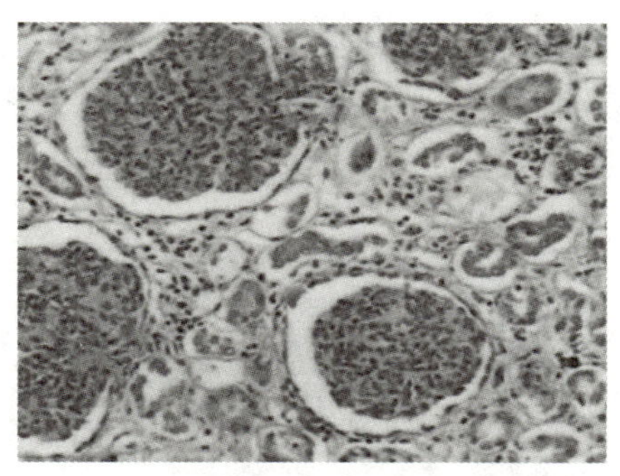

图 15-1　急性弥漫性增生性肾小球肾炎（镜下观）

2. 临床病理联系　此型肾小球肾炎主要表现为急性肾炎综合征。多数预后较好。

尿的变化：①尿量减少：由于肾小球内皮细胞和系膜细胞增生肿胀，压迫毛细血管致使其管腔狭窄、闭塞，血流受阻，滤过率降低，而肾小管重吸收功能无明显障碍，故引起少尿。严重者可无尿，代谢产物在体内潴留，导致氮质血症。②血尿、蛋白尿及管型尿：因免疫复合物沉积造成肾小球毛细血管壁损伤，通透性增强，红细胞漏出引起血尿，轻者为镜检尿中出现红细胞，重者肉眼见尿呈红色。蛋白质滤出形成蛋白尿；各种异常成分在肾小管中凝集形成管型尿。

水肿：主要原因为肾小球滤过率下降导致的水钠潴留，变态反应引起全身毛细血管通透性增加也加重水肿。水肿为轻度或中度，主要发生于疏松结缔组织，轻者仅为晨起眼睑水肿，重者波及全身。

高血压：主要是水、钠潴留使血容量增加所致，血压多为轻度或中度升高，少数严重者可导致心力衰竭及高血压脑病。

3. 转归　此型肾炎多数预后较好，尤其儿童患者，80% ～ 90% 可在数周或数月内痊愈。少数患者，且多为成年患者病变可迁延不愈，逐渐发展为慢性硬化性肾小球肾炎。极少数患者可在短期内发生急性肾衰竭，或发展为毛细血管外增生性肾小球肾炎。

（二）急进性（新月体性）肾小球肾炎

急进性肾小球肾炎又称快速进行性肾小球肾炎，临床表现为急进性肾炎综合征，由蛋白尿、血尿等症状迅速发展为少尿和无尿。本组肾炎的病理特征是肾球囊壁层上皮细胞增生，形成大量新月体，故又有新月体性肾小球肾炎或毛细血管外增生性肾小球肾炎之称。

1. 病理变化　肉眼观：两肾弥漫性增大，颜色苍白，表面可有点状出血，切面皮质增厚。

光镜下：大多数肾小球囊内有新月体形成（图 15-2）。早期，构成新月体的主要成分是增生的肾小囊上皮细胞，其间混有单核 - 巨噬细胞、中性粒细胞和纤维蛋白，称为细胞性新月体（cellular crescent）。进而上述细胞转化为成纤维细胞，并产生胶原纤维，形成细胞和纤维共存的细胞纤维性新月体（fibrous crescent）。后期，细胞成分完全被纤维组织代替，形成纤维性或硬化性新月体。目前认为肾小球囊上皮细胞增生主要是渗出的纤维蛋白刺激所致。病变严重者肾小球毛细血管壁发生纤维素样坏死和出血。新月体使

肾小球囊腔变窄或闭塞，并压迫毛细血管丛。最后，肾小球毛细血管丛萎缩、纤维化及玻璃样变性，所属肾小管萎缩消失。肾小囊壁层上皮细胞显著增生，在毛细血管丛周围堆积形成新月形小体。

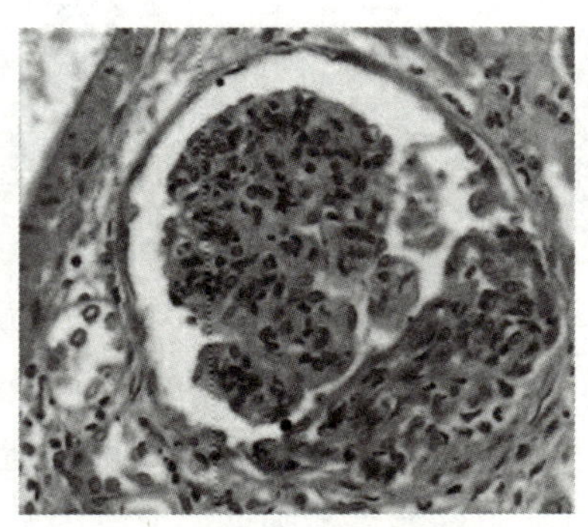

图 15-2　新月体性肾小球肾炎（镜下观）

2. 临床病理联系　临床表现为快速进行性肾炎综合征。发病时常表现为血尿，伴红细胞管型、中度蛋白尿，并有不同程度的高血压和水肿。由于新月体的形成和球囊腔阻塞，病人迅速出现少尿、无尿和氮质血症等症状。

3. 转归　随着病变进展，肾小球发生玻璃样变，肾单位功能丧失，最终发生肾功能衰竭。

（三）膜性肾小球肾炎

膜性肾小球肾炎（membranous glomerulonephritis），简称膜性肾炎，又称膜性肾病。

1. 病理变化　此型肾炎的病变特点是肾小球上皮下免疫复合物沉积导致毛细血管基底膜弥漫性增厚，不伴有炎症反应。

肉眼观：病变早期肾体积增大，颜色苍白，呈现“大白肾”外观，切面皮质明显增厚。晚期肾体积缩小，表面呈细颗粒状。

光镜下：早期病变轻微，随着病变进展，肾小球毛细血管逐渐均匀增厚并不断加重。上皮下免疫复合物沉积，免疫复合物之间新生的基底膜样物质形成钉状突起。初期毛细血管管腔无显著变化，后期基底膜显著增厚，毛细血管管腔狭窄甚至闭塞，肾小球发生硬化及玻璃样变性。

电镜下：以上皮下电子致密物沉积和电子致密物之间新生基底膜样物质形成钉状突起为特征，病变早期沉积物少，钉突细小，以后沉积物逐渐增多、增大，钉突明显，基底膜显著增厚，而沉积物被埋入其中。最后，沉积物部分溶解消失，不规则增厚的基底膜呈虫蚀状。

免疫荧光： IgG、C3 沿毛细血管壁呈颗粒状沉积，偶见 IgM 的沉积。

2. 临床病理联系　膜性肾小球肾炎多发生于成人，约 40% 的成人肾病综合征由膜性肾小球肾炎引起。起病隐匿，临床表现为肾病综合征。由于基底膜损伤严重，滤过膜通透性明显增加，大量血浆蛋白（包括大分子蛋白）由肾小球滤过，引起严重的非选择性蛋白尿，约半数患者发病后十年左右进展至慢性肾衰竭。

3. 转归　膜性肾小球肾炎病程较长，对皮质激素治疗效果不显著，40% 的患者最终发展为慢性肾衰竭，多数病人预后较差。

（四）微小病变性肾小球肾炎

微小病变性肾小球肾炎是一种常见的原发性肾小球疾病，因光镜下肾小球无明显变化或病变较轻微而得名。又因在肾小管上皮细胞内可见大量脂质沉积，故被称为“脂性肾病”。临床特点是大量蛋白尿或肾病综合征。好发于儿童和青少年。

1. 病理变化　肉眼观：肾脏肿胀，色苍白。切面肾皮质因肾小管上皮细胞内脂质沉积而出现黄白色条纹。光镜下：肾小球无病变或仅见局灶节段性轻度异常。近端肾小管上皮细胞内可见大量脂滴和玻璃样空泡。电镜下：多数肾小球脏层上皮细胞肿胀，胞质空泡变性，足突广泛融合消失，故又称为足突病。肾小球基底膜和系膜无显著变化，未发现有电子致密物沉积，免疫荧光亦未见阳性反应。

2. 临床病理联系　临床上表现为肾病综合征，高选择性大量蛋白尿尤为突出，尿中主要为小分子的白蛋白。水肿为最早出现的症状，一般无血尿和高血压发生。

3. 转归　此型肾病临床表现突出，但预后好。激素治疗对大多数患儿具有良好效果。病变在数周内可完全恢复正常。成年患者恢复较慢。复发率高，但预后也较好，一般不发展为慢性。肾功能无损害。糖皮质激素治疗效果好。

（五）慢性肾小球肾炎

慢性肾小球肾炎不是一个独立的肾小球肾炎病理类型，而是许多类型肾小球肾炎的终末阶段。病变特点是大量肾小球发生玻璃样变和硬化，故又称为慢性硬化性肾小球肾炎。多数患者有肾炎病史，但也有部分患者起病隐匿，无自觉症状，发现时病变已进入晚期。

硬化性肾小球肾炎

1. 病理变化　此型肾炎的病变特点是大量肾小球纤维化及玻璃样变性。肉眼观：两侧肾脏对称性缩小，重量减轻，质地变硬，表面呈弥漫性微细颗粒状，称为颗粒性固缩肾。切面观，肾皮质变薄，皮髓质分界不清。小动脉增厚、变硬，呈哆开状。光镜下：病变累及双侧肾脏，弥漫分布，以大量肾小球纤维化、玻璃样变为主要特征（图 15-3）。硬化肾小球所属肾小管萎缩、消失，使玻璃样变的肾小球相互靠拢集中。残留肾单位常呈代偿性肥大，肾小球体积增大，肾小管扩张。间质纤维组织增生并有大量淋巴细胞、浆细胞浸润。间质内小动脉硬化，管壁增厚，管腔狭窄。

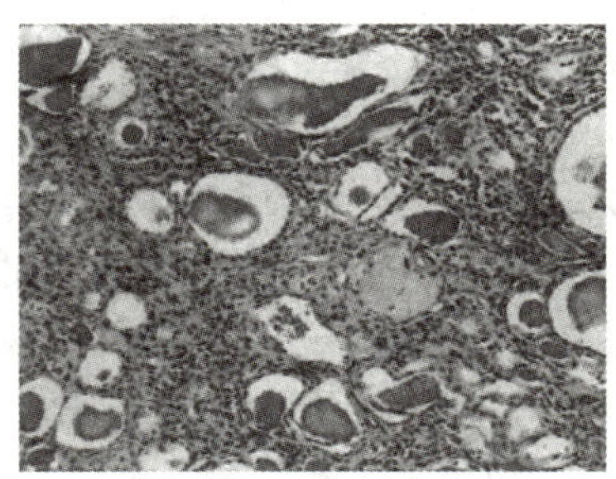

图 15-3　慢性硬化性肾小球肾炎　（镜下观）

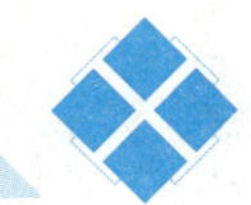

2. 临床病理联系

（1）尿的改变：由于大量肾单位被破坏，血液只能通过少数代偿肥大的肾单位，导致肾小球滤过速度加快，滤过量显著增加，原尿通过肾小管的速度也加快，超过了肾小管的重吸收能力，尿浓缩功能下降，因而出现多尿、夜尿和低比重尿。由于残存的肾单位结构和功能相对正常，故蛋白尿、血尿、管型尿常不明显。

（2）贫血：由于大量肾小球纤维化，肾单位大量破坏，促红细胞生成素形成减少。同时，长期肾功能不全造成代谢产物在体内堆积，抑制了骨髓造血功能。

（3）高血压：因肾小球硬化，部分肾单位缺血，肾素分泌增多。高血压导致细、小动脉硬化，肾缺血加重，血压持续增高。

（4）氮质血症：大量肾单位受损，代谢产物不能及时排出，水、电解质和酸碱平衡失调，出现氮质血症和尿毒症。

3. 转归　慢性肾小球肾炎病程长短不一，部分病变发展缓慢，病程可迁延数年至数十年。病变发展至晚期，预后极差。如不能及时进行有效的血液透析或肾移植，患者可死于尿毒症或高血压引起的心力衰竭或脑出血。

第二节　肾盂肾炎

肾盂肾炎是由感染引起的肾盂、肾小管和肾间质的化脓性炎症。发生于任何年龄，以女性多见，其发病率为男性的 9 ～ 10 倍。依据病程可分为急性和慢性两类。

肾盂肾炎

一、病因及发病机制

肾盂肾炎主要由细菌感染引起，致病菌多为革兰氏阴性细菌，大肠杆菌最多见，占 85%，其他细菌包括变形杆菌、产气杆菌、葡萄球菌等。肾盂肾炎的感染途径主要有以下两种：

1. 上行性感染　又称逆行性感染，是本病最常见的感染途径。多继发于尿道炎、膀胱炎之后。细菌自尿道或膀胱经输尿管或沿输尿管周围的淋巴管上行至肾盂、肾盏和肾间质，引起肾盂黏膜及肾间质的炎症。致病菌主要为大肠杆菌。病变可累及一侧或双侧肾脏。 肾盂肾炎多由上行性感染引起。女性因尿道短，故上行性感染较男性多见，特别是当各种原因引起局部或全身抵抗力降低时，易发生肾盂肾炎。

2. 血源性感染　细菌从身体某处感染灶侵入血流，随血流到达肾引起病变。发生败血症或感染性心内膜炎时，细菌随血流进入肾脏引起感染。病变一般先侵犯肾皮质，后经髓质蔓延至肾盂。病原菌多为葡萄球菌，两侧肾同时受累。

正常情况下，排尿对泌尿道有冲洗自净作用，膀胱黏膜的白细胞及产生的抗体具有抗菌作用，细菌不易在泌尿道繁殖，膀胱内尿液呈无菌状态。只有当防御机制削弱时，细菌才可乘虚而入，感染泌尿道，引起急性肾盂肾炎。常见的诱发因素有：

①尿道阻塞：泌尿道结石、前列腺肥大、妊娠子宫和肿瘤的压迫等引起的尿道阻塞

可致尿流不畅、尿液潴留，有利于细菌感染、繁殖。

②医源性因素：导尿术、膀胱镜检查及其他泌尿道手术引起的尿道损伤，或带入病原菌导致感染，诱发肾盂肾炎。尤其是长期留置导尿管是诱发本病的重要因素。

③尿液反流：膀胱三角区解剖结构异常、下尿道梗阻、膀胱功能紊乱等引起的膀胱输尿管返流是导致细菌由膀胱到达输尿管和肾盂的重要途径。

二、类型及病理变化

（一）急性肾盂肾炎

1. 病理变化　急性肾盂肾炎的主要病变是肾盂和肾间质的急性化脓性炎症。

肉眼观：肾脏肿大，充血，质软。表面散在大小不等的黄白色脓肿，脓肿周围是紫红色的充血带。切面见脓肿不规则地分布于肾皮质和髓质各处，并见黄色条纹状病灶由髓质向皮质延伸，或呈楔形分布。肾盂黏膜充血、水肿，表面有脓性渗出物覆盖，有时可见小出血点。

镜下观：组织学特征为肾间质的化脓性炎症或脓肿形成和肾小管上皮细胞的坏死、崩解。上行性感染引起的病变首先累及肾盂，局部黏膜充血水肿，大量中性粒细胞浸润，形成脓肿或条索状化脓病灶。脓肿和化脓灶破坏肾小管，管腔内可见大量中性粒细胞和脓细胞。肾小球通常无病变，严重的病例大量肾组织坏死可破坏肾小球。血源性感染引起的肾盂肾炎常累及肾皮质，病变发生于肾小球及其周围肾间质，随后逐渐进展，破坏邻近组织，并向肾盂蔓延。

2. 临床病理联系　急性肾盂肾炎起病急，可出现发热、寒战、中性粒细胞增多等全身症状。肾肿大和化脓性炎症常可引起腰痛和肾区叩击痛。化脓性病灶破入肾小管，中性粒细胞、脓细胞和细菌等从尿中排出，因而尿中可查出脓细胞、细菌和白细胞，有的形成白细胞管型。上行性感染引起者由于泌尿道炎症对膀胱和尿道黏膜的刺激，还出现尿频、尿急、尿痛等膀胱刺激征。

3. 结局　急性肾盂肾炎经及时彻底治疗多可痊愈，如治疗不彻底或尿路阻塞未解除，易反复发作而转为慢性。

（二）慢性肾盂肾炎

慢性肾盂肾炎属于慢性肾小管 - 间质性炎症，特点是显著的肾间质慢性化脓性炎症和肾实质瘢痕形成，引起肾盂和肾盏的纤维化和变形，可由急性肾盂肾炎演变而来或者病变开始即呈慢性经过，是慢性肾衰竭的常见原因之一。

1. 病理变化　肉眼观：病变可为单侧性或双侧性，肾脏体积缩小，质地变硬，出现不规则的瘢痕。如病变为双侧，两肾大小不等，病变分布不对称。切面可见皮髓质界限不清，肾盂黏膜增厚、粗糙，肾乳头萎缩，肾盂和肾盏因瘢痕收缩而变形。镜下观：病变呈不规则灶状分布，以肾间质和肾小管最为严重。肾间质呈典型慢性炎症反应，有较多淋巴细胞及单核细胞浸润，淋巴滤泡形成，间质纤维化。部分肾小管萎缩，部分代偿性扩张，管腔内充满红染的胶样管型。肾盂和肾盂黏膜及黏膜下组织可见大量慢性炎细

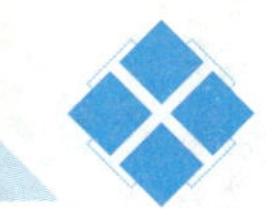

胞浸润及纤维化。早期，肾小球病变较轻，仅可见肾小球囊周围纤维化，晚期可引起肾小球纤维化及玻璃样变性。此种改变有别于慢性硬化性肾小球肾炎。

2. 临床病理联系　本病由于肾小管病变较为严重，故临床主要表现为肾小管浓缩功能下降，出现多尿、夜尿；钠、钾和碳酸氢盐丧失过多引起低钠血症、低钾血症和代谢性酸中毒；肾组织纤维化和小血管硬化引起肾组织缺血，肾素分泌增加，引起高血压；晚期肾组织破坏严重，出现氮质血症和尿毒症。慢性肾盂肾炎急性发作时可出现急性肾盂肾炎的表现。

3. 结局　慢性肾盂肾炎病程长，可反复发作。如能及时治疗并消除诱发因素，病情可得到控制。晚期，病变广泛累及双侧肾脏，引起高血压和慢性肾功能衰竭而危及生命。

第三节　肾衰竭

一、急性肾衰竭

急性肾衰竭是指各种病因在短期内引起两肾泌尿功能发生急剧的障碍，代谢废物在体内迅速积聚，从而引起机体内环境出现严重紊乱的全身性病理过程。临床主要表现有水中毒、氮质血症、高钾血症和代谢性酸中毒等。多数患者伴有少尿或无尿，以少尿或无尿为主要表现者称为少尿型急性肾衰竭；部分患者尿量无明显减少，称为非少尿型急性肾衰竭。

（一）病因和发病机制

1. 肾前性因素　能引起肾血液灌注量急剧减少而导致急性肾衰竭的各种因素。常见于各类休克、创伤及大手术，严重烧伤，挤压伤，大出血，严重脱水，急性心力衰竭，严重感染和其他。

由于有效循环血量不足，肾血液灌注量急剧减少，通过交感－肾上腺髓质系统的兴奋以及肾素－血管紧张素系统的被激活等引起持续的肾血管收缩，导致肾小球滤过率明显降低而发生急性肾衰竭。此时，肾脏尚无器质性病变，一旦血流量恢复，肾功能也迅速恢复，故由肾前性因素引起的肾衰竭属于功能性肾衰竭。

2. 肾性因素　能引起肾实质病变而导致急性肾衰竭的各种因素。临床上以肾缺血和肾毒物引起的急性肾小管坏死最常见，也见于急性肾小球肾炎、恶性高血压、急性肾盂肾炎等引起的弥漫性肾实质性病变。由肾性因素引起的肾衰竭属于器质性肾衰竭。各种肾实质病变引起的急性肾衰竭，可能与肾血流灌注量减少、肾小管阻塞、原尿回漏等多种因素有关。

由于有效循环血量的减少、肾毒物等的作用，致使交感－肾上腺髓质系统兴奋、肾素－血管紧张素系统被激活、激肽与前列腺素的生成减少；同时，肾缺血缺氧也使肾毛细血管内皮细胞肿胀甚至肾内 DIC 形成等，均可使肾血流灌注量减少和肾内血液分布异

常，而使肾小球有效滤过压和滤过率均降低。

肾缺血和肾毒物引起肾小管坏死时，坏死脱落的肾小管上皮细胞碎片及各种管型均可引起肾小管阻塞，妨碍小管液通过；同时又可使肾小管管腔的压力升高，影响肾小球滤过而引起少尿。肾小管上皮细胞的坏死脱落使肾小管管壁的完整性被破坏，导致肾小管内液从管壁破裂处回漏至周围肾间质。这一方面直接造成尿量的减少，另一方面又引起肾间质的水肿，使肾间质内压力增高，压迫肾小管及周围毛细血管，进一步加重肾小管阻塞和肾缺血，使肾小球滤过率进一步下降。

3. 肾后性因素　从肾盂到尿道口的任何部位的急性梗阻。常见于双侧尿路结石、盆腔肿瘤和前列腺肥大、前列腺癌等。

早期肾脏并无实质损害，由于肾小球有效滤过压下降导致肾小球滤过率降低，可出现氮质血症、酸中毒等。如及时解除梗阻，肾泌尿功能可很快恢复。

（二）机体的功能代谢变化

少尿型急性肾衰竭的发展过程可分为少尿期、多尿期和恢复期三个阶段。

1. 少尿期　少尿期主要表现为尿少、尿成分异常和机体内环境紊乱。是病情最危重阶段，此期持续时间越久，预后愈差。

1）尿变化

① 少尿或无尿：少尿是指尿量 <400 mL/d 或 <17 mL/h，无尿是指尿量 <100 mL/d。少尿及无尿的发生与肾血流量急剧减少、肾小管阻塞和原尿返漏有关。

② 尿钠增高：由于肾小管上皮细胞重吸收钠、水功能障碍，尿液浓缩功能减退所致。

③尿中有管型、蛋白质及多种细胞：急性肾小管坏死时，由于肾小球滤过功能障碍和肾小管受损，尿中可出现蛋白质，红细胞、白细胞和脱落的肾小管上皮细胞，还可见到透明管型、颗粒管型和细胞管型。

2）水中毒

急性肾小管坏死时，由于肾排水减少（少尿、无尿）；体内分解代谢增强，内生水增多；输液过量或输液速度过快使水摄入过多，导致体内水潴留和稀释性低钠血症，出现全身浮肿，严重者可引起肺水肿、脑水肿和心功能不全，这是急性肾小管坏死患者死亡的重要原因。因此，在少尿期内，应密切观察并严格控制输液速度和输液量。

3）氮质血症

含氮代谢产物如尿素、肌酐、尿酸等在体内蓄积，引起血中非蛋白氮含量显著增高，称为氮质血症。急性肾功能不全时，由于肾小球滤过率（GFR）降低，非蛋白氮排出减少。另外，创伤、烧伤、感染和中毒等使蛋白质的分解代谢增强，非蛋白氮产生增多，也可促进氮质血症发生。

4）高钾血症

高钾血症是少尿期的首位死亡原因，是急性肾衰竭最危险的并发症。引起高钾血症的原因有：①尿量减少和肾小管功能受损，使肾排钾减少；②组织损伤、分解代谢增强及代谢性酸中毒，使细胞内钾转移至细胞外；③输入库存血或摄入含钾量高的食物及药物，使钾的摄入量增多。高钾血症可引起心脏传导阻滞、心律失常，甚至心室纤维颤动、心脏停搏。因此，对高钾血症患者应密切监测血钾及心电图，必要时作血液净化疗法。

5）代谢性酸中毒

急性肾衰竭时，由于肾小管排泌 H^+、NH_3 功能障碍，使碳酸氢钠重吸收减少，GFR 严重降低使固定酸排出减少，分解代谢增强使固定酸生成增多而引起代谢性酸中毒。

2. 多尿期　当 24 小时尿量超过 400 mL 时，即进入多尿期。进入多尿期，尿量增加是病情好转、肾功能开始恢复的标志。

出现多尿的机制主要是：①肾血流量和肾小球滤过功能逐渐恢复。②肾小管阻塞解除，间质水肿消退。③损伤的肾小管上皮细胞开始再生修复，但新生的上皮细胞功能尚未成熟，对钠水的重吸收功能低下。④滞留在血中的代谢废物从肾小球大量滤出，产生渗透性利尿。

应注意的是在多尿期早期，尿量虽有所增加，但氮质血症、高钾血症和代谢性酸中毒等仍然存在，不能很快改善。一直到多尿期后期，这些变化才能逐渐纠正，但此时由于多尿又可引起脱水、低钾血症、低钠血症等水、电解质平衡紊乱，需引起重视。多尿期一般持续 1 ～ 2 周，即可进入恢复期。

3. 恢复期　此期尿量和尿成分已基本恢复正常，水、电解质和酸碱平衡紊乱已得到纠正，但肾小管功能的恢复需要半年至一年甚至更长的时间。尿液浓缩功能的恢复更慢。少数患者因肾小管上皮细胞和基底膜严重破坏，可转变为慢性肾衰竭。

非少尿型急性肾衰竭肾内病变和临床表现一般较轻，尿量并不明显减少，24 小时尿量通常在 400 ～ 1000 mL 之间，尿比重降低，尿钠含量降低，有氮质血症，但很少出现高钾血症。此型肾衰竭病程较短，预后较好。但非少尿型急性肾衰竭和少尿型急性肾衰竭可相互转化。

二、慢性肾衰竭

慢性肾衰竭（CRF）是指各种慢性肾脏疾病导致肾单位进行性破坏，以致残存有功能的肾单位不能充分排出体内的代谢废物和维持内环境恒定时，导致体内出现代谢废物的潴留，水、电解质和酸碱平衡的紊乱以及肾脏内分泌功能的障碍，并伴有一系列临床表现的临床综合征。

（一）病因

凡能引起肾实质进行性破坏的疾病，均可引起慢性肾衰竭。常见的有以下几类。

1. 肾疾病　慢性肾小球肾炎、慢性肾盂肾炎、肾结核、肾肿瘤、系统性红斑狼疮等，其中以慢性肾小球肾炎最常见，占 50% ～ 60%。

2. 肾血管病变　如高血压性肾小动脉硬化、糖尿病性肾小动脉硬化等。

3. 尿路慢性梗阻　如尿路结石、前列腺肥大、肿瘤等。

（二）发病机制

慢性肾衰竭的发病机制十分复杂，目前尚不十分清楚。一般认为可能与健存肾单位

日益减少、矫枉失衡、肾小球过度滤过及肾小管－肾间质损害等因素有关。

（三）发展进程

慢性肾衰竭的病程是进行性加重的，是肾功能由代偿走向失代偿的一个动态的发生发展过程。

1. 代偿期　此期肾实质破坏尚不严重，肾脏尚能维持内环境稳定，无临床症状。内生肌酐清除率在正常值的 30% 以上，血液生化指标无异常。但肾脏储备功能降低，不能耐受额外的负担，在感染、创伤以及水、钠、钾负荷突然增加时，就会出现内环境紊乱。

2. 失代偿期　此期又可分为以下三个阶段：

（1）肾功能不全期：此期肾实质进一步受损，肾脏已不能维持内环境稳定，内生肌酐清除率降至正常值的 25% ～ 30%。临床可出现多尿、夜尿、轻度氮质血症和贫血等。

（2）肾衰竭期：此期内生肌酐清除率降至正常值的 20% ～ 25%。有明显的临床表现，出现氮质血症、酸中毒、高磷血症、低钙血症、严重贫血等。

（3）尿毒症期：此期内生肌酐清除率降至正常值的 20% 以下，有严重的水、电解质和酸碱平衡紊乱以及多系统功能障碍，并出现一系列尿毒症中毒症状。

（四）功能代谢变化

1. 尿量的变化　慢性肾衰竭的早、中期，表现为夜尿、多尿，晚期发展成为少尿。

（1）夜尿：夜间尿量增多，接近甚至超过白天尿量，称为夜尿。正常人每日尿量约为 1500 mL，夜间尿量仅占 1/3，慢性肾衰竭早期即有夜尿增多，发生机制尚不清楚。

（2）多尿：成人 24 h 尿量超过 2000 mL，称为多尿（polyuria）。

（3）少尿：慢性肾衰竭晚期，健存肾单位极度减少，尽管此时单个健存肾单位原尿生成仍较多，但终因滤过面积太小，每日尿量仍可少于 400 mL。

2. 尿渗透压的变化

（1）低渗尿：慢性肾衰竭早期，因肾浓缩功能障碍，尿相对密度最高只能达到 1.012（正常尿相对密度为 1.015 ～ 1.025），称为低渗尿。

（2）等渗尿：晚期因肾浓缩与稀释功能均障碍，尿渗透压接近血浆晶体渗透压，尿相对密度固定在 1.008 ～ 1.012，称为等渗尿。

3. 尿成分变化

（1）蛋白尿：由于肾小球滤过膜通透性增高或 / 和肾小管上皮细胞功能受损，使蛋白质滤过增多而重吸收减少，出现蛋白尿。蛋白尿可以是肾小管上皮细胞损伤的后果，也是肾小管上皮细胞损伤的重要原因。过多的蛋白质进入管腔，近端小管大量重吸收尿蛋白可直接导致肾小管上皮细胞受损，并进一步造成肾小管－间质的损害。目前普遍认为，蛋白尿本身即是引起慢性肾脏疾病持续进展的重要因素。

（2）血尿、脓尿：当肾小球基底膜严重受损、破坏时，红细胞、白细胞也可从肾小球滤过，随尿排出，分别称为血尿和脓尿。

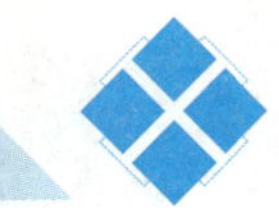

（五）体液内环境改变

1. 氮质血症　慢性肾功能不全时，由于肾单位大量破坏，GFR 显著降低，体内含氮代谢产物如尿素、尿酸、肌酐、多肽类、胍类、氨基酸等在体内蓄积，出现氮质血症。

2. 水、电解质和酸碱平衡紊乱

（1）水、钠代谢障碍：慢性肾功能不全时，由于健存肾单位数量少以及肾脏浓缩与稀释功能障碍，肾脏对水负荷的调节能力减退，当水的摄入量增加时，可因不能相应增加排泄而发生水潴留、水肿、水中毒甚至充血性心力衰竭，若摄入过少或伴有呕吐、腹泻引起体液丢失，则易发生血容量减少、脱水等。

（2）钾代谢障碍：如果厌食使钾摄入不足，呕吐、腹泻或长期应用利尿剂引起钾丢失过多，也可出现低钾血症；如果钾的摄入量过多、尿量减少、酸中毒、长期应用保钾利尿剂等，又产生高钾血症。

3. 钙、磷代谢障碍　慢性肾功能不全时，常常出现血磷增高，血钙降低，并出现肾性骨营养不良。慢性肾衰竭时，由于肾小球滤过率不断下降，肾排磷减少而致血磷升高。为维持血浆中钙磷浓度间的关系，血磷升高时血钙就会降低；低血钙刺激甲状旁腺分泌甲状旁腺素（PTH），由于 PTH 的溶骨作用，增加骨质脱钙；同时，慢性肾衰竭时伴有的代谢性酸中毒也可促进骨盐的溶解，从而引起肾性骨营养不良，导致儿童发生肾性佝偻病，成人发生骨质软化、纤维性骨炎和骨质疏松等，患者出现骨痛、行动困难，易发生病理性骨折。

4. 代谢性酸中毒　慢性肾衰竭早期，肾小管上皮细胞分泌 NH_3 障碍引起 H^+ 分泌减少，使 $NaHCO_3$ 重吸收减少以及酸性代谢产物的排出减少，导致代谢性酸中毒。

（六）其他病理生理变化

1. 肾性高血压　由肾脏实质病变引起的高血压，称为肾性高血压，是最常见的继发性高血压。肾性高血压的发生机制包括：①钠、水潴留使血容量增多，引起心输出量增加；②肾素 - 血管紧张素系统（R-A-S）活性增强使外周阻力提高；③肾合成 PGE2，PGA2 等扩血管物质减少，引起血管收缩，进一步提高外周阻力。高血压能增加肾小球毛细血管张力，增加肾小球的滤过负荷，加速肾小球硬化。

2. 肾性贫血　97% 的慢性肾衰竭患者贫血，且出现较早。可能是部分慢性肾衰竭患者早期就诊的唯一原因。贫血程度往往与肾功能损害程度一致。由于肾实质破坏，促红细胞生成素减少是肾性贫血的主要原因。同时，血液内潴留的毒性物质抑制骨髓造血功能、红细胞破坏增多、出血、铁的吸收利用障碍等均可导致或加重贫血。

3. 出血倾向　慢性肾衰竭患者常有鼻出血、牙龈出血、消化道出血。主要原因是血小板功能障碍，慢性肾功能不全患者体内的毒性代谢产物可抑制血小板第三因子释放，使血小板黏附性和聚集性降低。此外，部分患者血小板数量可能减少，也是出血的原因之一。

三、尿毒症

急、慢性肾衰竭发展到最严重的阶段，由于代谢终末产物和内源性毒性物质在体内潴留，水、电解质和酸碱平衡的严重紊乱以及肾脏内分泌功能的失调，从而引起一系列的自体中毒症状，称为尿毒症（uremia）。

尿毒症是一个复杂的病理过程，临床表现多种多样。目前防治原则主要是治疗原发病、减轻肾负担、饮食疗法、透析疗法以及肾移植。肾移植是目前治疗严重慢性肾衰竭与尿毒症最根本的方法。但目前存在供肾来源困难、移植肾被排斥及移植受体感染等问题，因而限制了肾移植的广泛开展。随着技术不断提高，更有效的免疫抑制剂的应用，以及异种器官移植研究的进步，这些措施会给肾移植带来更光明的前景。

第四节　肾脏疾病与临床护理联系

一、常用的护理诊断

1. 营养失调，低于机体需要量　与消化道功能紊乱、限制蛋白质摄入、贫血等有关。
2. 体液过多　与肾小球滤过功能降低致钠、水潴留，多饮水或补液不当有关。
3. 活动无耐力　与营养失调和心功能减退等有关。

二、 护理措施

（一）一般护理

1. 休息与活动　以休息为主，避免过度劳累。休息与活动的量视病情而定：症状不明显、病情稳定者，可在护理人员或亲属陪伴下活动，以不出现疲乏、心慌气喘及头晕为度。 症状明显，病情加重者，应绝对卧床休息，并提供安静的休息环境，协助病人做好各项生活护理。对长期卧床者，应指导或帮助其进行适当的床上活动，定时为病人翻身和做被动肢体活动，防止压疮或肌肉萎缩。
2. 饮食护理　给予优质蛋白质、足够热量、高维生素易消化饮食，少摄入植物蛋白。
3. 皮肤及口腔护理

（二）病情观察

1. 严密监测病人的生命体征、意识状态；准确记录 24 h 出入液量，做好病情记录，观察有无各系统症状、有无电解质紊乱等征象。
2. 用药护理　遵医嘱用药，观察药物疗效及不良反应。
3. 心理护理　护理人员应以热情、关切的态度去接近病人，使其感受到真诚和温暖。

（三）健康指导

包括疾病知识指导、生活指导、透析指导、心理指导等。

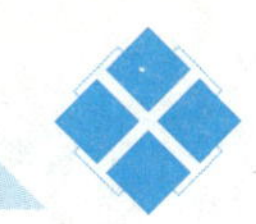

学习检测

【A2 型题】

1. 某已婚女性，受凉后出现尿频、尿急症状，尿常规检查，WBC：5 个 /HP，该患者可能患 （ ）

A. 尿毒症　　　　B. 急性肾小球肾炎

C. 急性肾盂肾炎　　　　D. 肾脓肿

E. 肾梗死

2. 某患者患慢性肾小球肾炎 20 年，发病以来患者出现高血压，血压为 160/105 mmHg，则该患者属于 （ ）

A. 恶性高血压　　　　B. 急进性高血压

C. 原发性高血压　　　　D. 功能性高血压

E. 继发性高血压

【A3 型题】

（3~4 题共用题干）

女性，56 岁，因盆腔肿瘤切除术后 2 小时出现少尿（17 mL/h），血尿素氮：15 mmol/L，肌酐 178 μmol/L，尿比重 1.025。

3. 尿量减少最可能的原因是 （ ）

A. 肾后性急性肾衰竭　　　　B. 急性肾小管坏死

C. 慢性肾衰竭　　　　D. 肾前性急性肾衰竭

E. 急性间质性肾炎

4. 急性肾衰竭少尿期治疗原则不包括 （ ）

A. 控制感染

B. 调节电解质平衡

C. 采用低蛋白、低热量、高纤维素饮食

D. 补液原则应是“量出为入”

E. 必要时采用透析治疗

第十六章 生殖系统疾病

学习目标

1. 掌握子宫颈癌、子宫内膜癌、乳腺癌的病变特点。

2. 熟悉慢性子宫颈炎、子宫内膜增生症的病理变化及临床病理联系。

3. 了解前列腺增生症的病变特点。

学习导入

患者女，62岁，主诉：不规则阴道流血2月余，量多，伴较多血块；闭经7年，既往有轻度高血压病史8年，无其他病史。

思考

患者所患什么疾病？

本章主要包括男、女生殖系统和乳腺的常见疾病，包括炎症、肿瘤和与内分泌失调及妊娠相关的疾病等。生殖系统炎症虽然比较常见，但病理变化比较单一，因此，生殖系统和乳腺肿瘤是本章学习重点。

第一节 子宫疾病

宫颈癌的进展过程

一、子宫颈疾病

（一）慢性子宫颈炎

慢性子宫颈炎（chronic cervicitis）为育龄期妇女最常见的妇科疾病，常由急性子宫颈炎演变而来，临床主要表现为白带增多，偶有血性白带伴下腹部坠胀、腰骶部酸痛等症状。

1. 病因及发病机制　慢性子宫颈炎常由链球菌、肠球菌、大肠杆菌和葡萄球菌或特殊的病原微生物引起，分娩、机械损伤也是慢性子宫颈炎的诱发因素。

2. 类型及病理变化　镜下观：子宫颈黏膜充血水肿，间质内有淋巴细胞、浆细胞和单核细胞浸润（图 16-1）。根据其临床病理特点分为以下类型：①子宫颈糜烂：慢性子宫颈炎时，阴道部的复层鳞状上皮坏死脱落，子宫颈管单层柱状上皮增生向子宫颈阴道部延伸，将缺损部位覆盖，并有腺体形成。上皮下固有膜充血、水肿，常见淋巴细胞、浆细胞浸润。肉眼下宫颈外口周围黏膜呈大小不等、边界清楚的鲜红色糜烂区，似无上皮覆盖，故称为子宫颈糜烂。②子宫颈腺体囊肿：慢性子宫颈炎过程中，子宫颈腺上皮因炎症刺激，伴有增生及鳞状上皮化生。如增生的鳞状上皮覆盖和阻塞子宫颈管腺体的开口，导致腺体分泌物潴留，腺腔扩张形成囊肿，称为子宫颈腺体囊肿。③子宫颈息肉：慢性子宫颈炎时，子宫颈黏膜上皮、腺体和间质结缔组织局限性增生，并向表面突起，形成带蒂的小肿物，称为子宫颈息肉。息肉色红、质软、易出血，子宫颈息肉为良性病变，切除即可治愈，极少恶变。

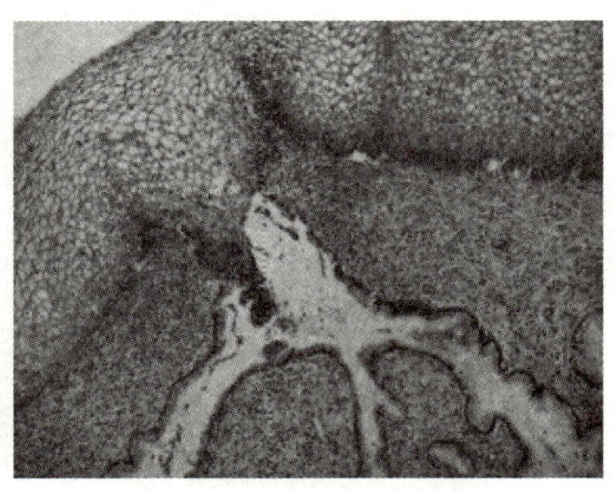

图 16-1　慢性子宫颈炎

子宫黏膜腺体增生，间质内可见淋巴细胞、浆细胞等慢性炎细胞浸润

（二）子宫颈癌

子宫颈癌

子宫颈癌（cervical carcinoma）是女性生殖系统常见的恶性肿瘤。好发年龄为 40 ～ 60 岁，是女性肿瘤死亡的主要原因之一。

1. 病因及发病机制　一般认为子宫颈癌与早婚、多产、宫颈裂伤、局部卫生不良、包皮垢刺激等多种因素有关，经性传播 HPV 感染与子宫颈癌关系密切。

【知识拓展】

子宫颈癌与 HPV

德国医学家 Haraldzur Hausen 发现经性传播 HPV 感染可诱发子宫颈癌。按照 HPV 与癌症发生危险性的高低分为低危型和高危型；如 HPV-16、HPV-18 与子宫颈癌发生密切相关，属高危型病毒；而 HPV-6、HPV-11 与扁平疣、尖锐湿疣等生殖道疣类病变等的发生有关，属低危型病毒。

2. 病理变化　子宫颈癌组织学类型以鳞状细胞癌居多，约占 80%；15% 为腺癌；其余 5% 为腺鳞癌和神经内分泌癌。

（1）子宫颈鳞状细胞癌：子宫颈鳞状细胞癌（图 16-2）依据其进展过程，分为早期浸润癌和浸润癌。

几乎所有的子宫颈浸润性鳞状细胞癌都由子宫颈上皮内瘤变（CIN）发展而来，其演变呈连续发展的过程，即子宫颈上皮内瘤变—原位癌—浸润癌。

早期浸润癌或微小浸润性鳞状细胞癌（microinvasive squamous cell carcinoma）：癌细胞突破基膜，向固有膜间质浸润，在固有膜内形成不规则的癌细胞巢或条索，但浸润深度不超过基膜下 5 mm。早期浸润癌一般肉眼不能判断，只有在显微镜下才能确诊。

浸润癌（invasive carcinoma）：癌组织向间质内浸润性生长，浸润深度超过基膜下 5 mm 者，称为浸润癌。按癌细胞分化程度分为高分化、中分化和低分化鳞癌。

（2）子宫颈腺癌（cervical adenocarcinoma）：子宫颈腺癌（图 16-3）较鳞癌少见，占子宫颈癌的 15% 左右。肉眼观和鳞癌无明显区别。可分为高分化、中分化和低分化三型。子宫颈腺癌对放射和化学药物疗法均不敏感，预后较差。

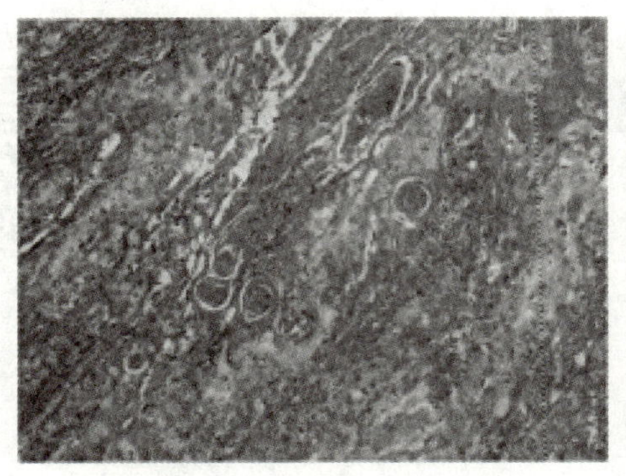

图 16-2　子宫颈鳞状细胞癌

癌细胞浸润至间质，可见角化珠形成

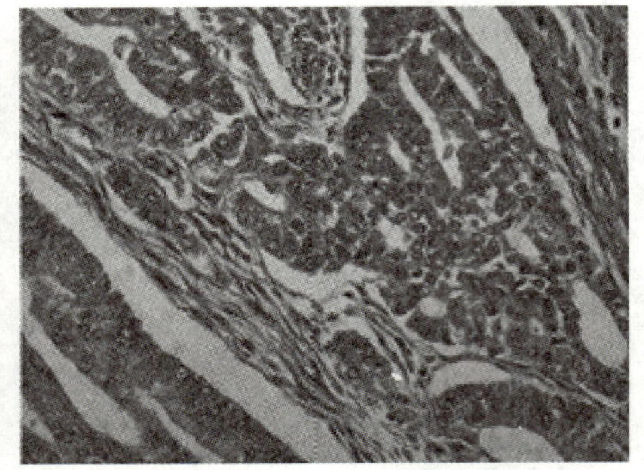

图 16-3　子宫颈腺癌

异型的腺体在子宫颈间质内浸润生长

3. 扩散

（1）直接蔓延　癌组织向上浸润破坏整段子宫颈，但很少侵犯子宫体。向下可累及阴道穹隆及阴道壁，向两侧可侵及宫旁及盆壁组织，若肿瘤侵犯或压迫输尿管可引起肾盂积水。晚期向前可侵及膀胱，向后可累及直肠。

（2）淋巴道转移　是子宫颈癌最常见和最重要的转移途径。

（3）血道转移　血道转移较少见，晚期可经血道转移至肺、骨及肝。

4. 临床病理联系　早期子宫颈癌常无自觉症状，与子宫颈糜烂不易区别。随病变进展，患者出现不规则阴道流血及接触性出血。白带增多，有特殊腥臭味。可出现下腹部及腰骶部疼痛。癌组织侵及膀胱及直肠时，可引起子宫膀胱瘘或子宫直肠瘘。

【知识拓展】

液基薄层细胞学检测技术 (TCT)

TCT 是目前国际上较先进的一种宫颈防癌细胞学检查技术。用于代替传统宫颈刮片 (巴氏涂片)，宫颈防癌细胞学检查对宫颈癌细胞的检出率为 100%，同时还能发现部分癌前病变。液基薄层细胞学检查（TCT）是普查子宫颈癌，早期诊断，早期治疗，降低宫颈癌病死率的有效方法。

二、子宫体疾病

（一）子宫内膜增生症

子宫内膜增生症（endometrial hyperplasia）也称子宫内膜增生过长，主要表现为功能性子宫出血，育龄期和更年期妇女均可发病。

子宫内膜增生症基于细胞形态和腺体结构增生和分化程度的不同，分两种病理

类型：

1. 增生不伴不典型性（hyperplasia without atypia）　腺体数量增加，某些腺体扩张成小囊。腺体与子宫内膜间质的比例大于1:1。腺体和间质的比例多少不一，腺体可拥挤呈背靠背图像。衬覆腺体的上皮一般呈复层柱状，无异型性，细胞形态和排列与增殖期子宫内膜相似（图16-4）。1%～3%的患者可进展为高分化子宫内膜样腺癌。

2. 子宫内膜不典型/子宫内膜样上皮内瘤变（atypical hyperplasia/endometrial intraepithelial neoplasia，AH/EIN）　本型是子宫内膜样癌的前驱病变，在子宫内膜增生的背景下，腺上皮排列拥挤，腺上皮细胞具有异型性，细胞极性紊乱，体积增大，核浆比例增加，核染色质浓聚，核仁醒目，常伴有鳞状细胞化生。在被诊断为EIN的患者中，约有1/3的患者在诊断时伴有癌或在1年内发展为腺癌。

（二）子宫内膜异位症

子宫内膜异位症（endometriosis）是指子宫内膜腺体和间质出现于子宫内膜以外的部位。约80%发生于卵巢。异位于距子宫内膜基底层3 mm以上的子宫肌层中，称作子宫腺肌病（adenomyosis）（图16-5）。异位于子宫外器官称子宫外子宫内膜异位症，患者常表现为痛经或月经不调。病因未明，一般有以下几种学说：月经期子宫内膜经输卵管反流至腹腔器官；子宫内膜因手术种植在手术切口或经血流播散至远隔器官；异位的内膜由体腔上皮化生而来。

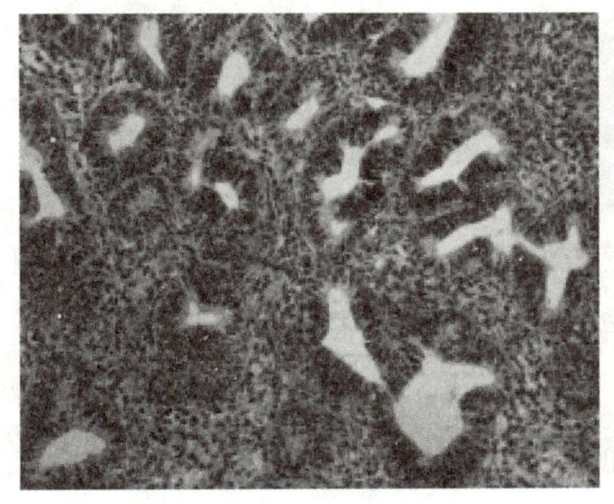

图16-4　子宫内膜增生不伴不典型性

子宫内膜腺体增多，伴有扩张，上皮细胞复层化，无细胞异型性

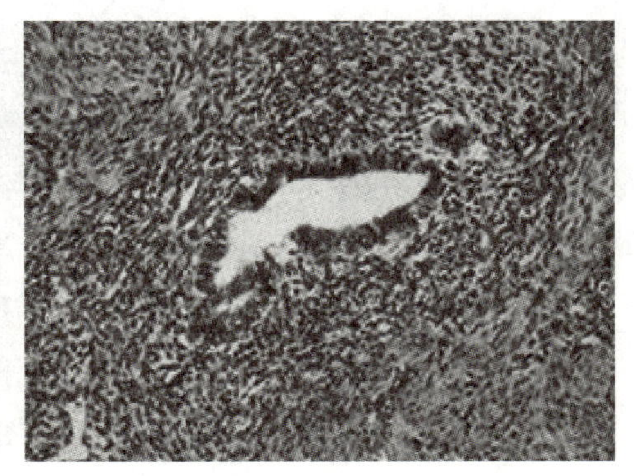

图16-5　子宫腺肌病

子宫肌层中出现子宫内膜腺体及间质

1. 病理变化　受卵巢分泌激素影响，异位子宫内膜产生周期性反复性出血。

肉眼观：为紫红或棕黄色，结节状，质软似桑葚，因出血后机化可与周围器官发生纤维性粘连。如发生在卵巢，反复出血可致卵巢体积增大，形成囊腔，内含黏稠的咖啡色液体，称巧克力囊肿。

镜下观：可见与正常子宫内膜相似的子宫内膜腺体、子宫内膜间质及含铁血黄素；少数情况下，因时间较久，可仅见增生的纤维组织和含有含铁血黄素的巨噬细胞。

2. 临床病理联系　本病主要见于育龄妇女，月经初期前少女不发生，绝经期后腺肌病增生停止或退化。经产妇的子宫腺肌病子宫增大，65% 的妇女月经量多，20% ～ 40% 有痛经，20% 伴子宫内膜增生。

（三）子宫肿瘤

1. 子宫平滑肌瘤 子宫平滑肌瘤（leiomyoma of the uterus）是女性生殖系统最常见的良性肿瘤。多发生于 30 岁以上的妇女，多数肿瘤在绝经期以后可逐渐萎缩。

（1）病理变化

肉眼观：肿瘤可发生在子宫的任何部位。多数位于子宫肌层，可单发或多发，肿瘤表面光滑，界限清楚，无包膜（图 16-6）。切面灰白，质韧，编织状或旋涡状。有时肿瘤可出现均质的透明变性、黏液变性或钙化。当肌瘤间质血管内有血栓形成时，肿瘤局部可发生梗死伴出血，肉眼呈暗红色，称红色变性。

镜下观：瘤细胞与正常子宫平滑肌细胞相似，梭形、束状或旋涡状排列，胞质红染，核呈长杆状，两端钝圆，核分裂少见，缺乏异型性。肿瘤与周围正常平滑肌界限清楚（图 16-7）。

平滑肌瘤极少恶变，如肿瘤组织出现坏死，边界不清，细胞异型，核分裂增多，应诊断为平滑肌肉瘤（leiomyosarcoma）（图 16-8）。

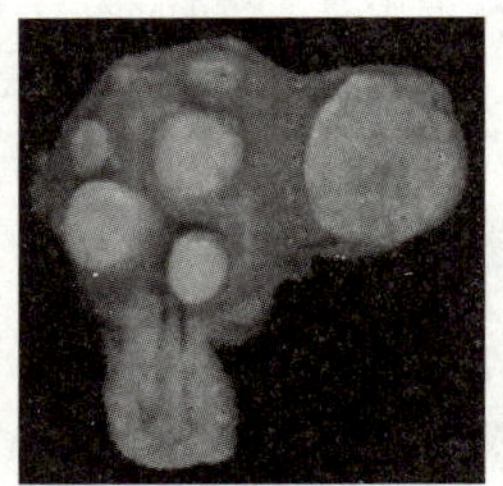

图 16-6　子宫平滑肌瘤
界限清楚，切面灰白色

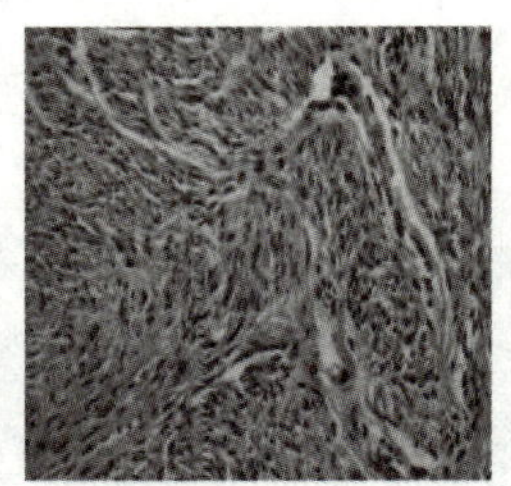

图 16-7　子宫平滑肌瘤
瘤细胞束状或旋涡状排列

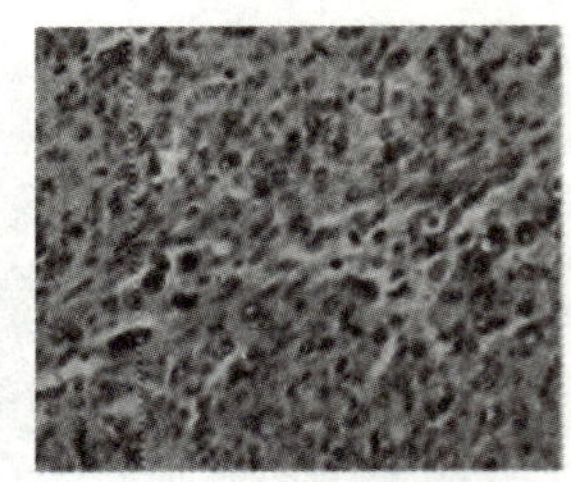

图 16-8　子宫平滑肌肉瘤
瘤细胞密集呈梭形或椭圆形

（2）临床病理联系

子宫平滑肌瘤的主要症状是由黏膜下平滑肌瘤引起的出血，或压迫膀胱引起的尿频。血流阻断可引起突发性疼痛和不孕。其次，平滑肌瘤可导致自然流产，胎儿先露异常和绝经后流血。平滑肌肉瘤切除后有很高的复发倾向，一半以上可通过血流转移到肺、骨、脑等远隔器官，也可在腹腔内播散。

2. 子宫体癌 子宫体癌又称子宫内膜腺癌（endomertrial adenocarcinoma），多见于绝经期和绝经期后妇女，以 55 ～ 65 岁为发病高峰。近年来子宫体癌发病率呈上升趋势。

（1）病理变化

肉眼观：分为弥漫型和局限型两种。弥漫型表现为子宫内膜弥漫性增厚，表面粗糙不平，灰白质脆，常有出血坏死或溃疡形成，并不同程度地浸润子宫肌层。局限型多位于子宫底或子宫角，常呈息肉或乳头状突向宫腔。

镜下观：癌组织可呈高、中、低分化，以高分化腺癌居多。①高分化腺癌：腺管排列拥挤、紊乱，细胞轻度异型，结构似增生的内膜腺体；②中分化腺癌：腺体不规则，

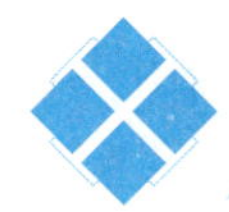

排列紊乱，癌细胞异型性明显，向腺腔内生长可形成乳头或筛状结构，并见实性癌灶（图 16-9）；③低分化腺癌：癌细胞分化差，少形成腺样结构，多呈实体片状排列，核异型性明显，核分裂多见。

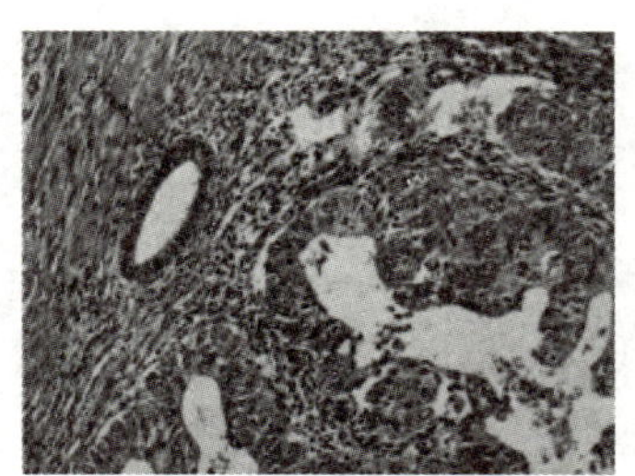

图 16-9　子宫内膜腺癌

腺体排列紊乱，局部可见腺体共壁，细胞异型性明显，内含清亮液体

（2）扩散

子宫内膜癌以直接蔓延为主，预后与子宫壁的浸润深度相关。晚期可经淋巴道转移，血道转移比较少见。

（3）临床病理联系

最常见的临床表现是阴道不规则流血，部分患者可有阴道分泌物增多，呈淡红色。如继发感染则呈脓性，有腥臭味。晚期，癌组织侵犯盆腔神经，可引起下腹部及腰骶部疼痛。

第二节　滋养层细胞疾病

滋养层细胞疾病（gestational trophoblastic diseases，GTD）包括葡萄胎、侵袭性葡萄胎、绒毛膜上皮癌、胎盘部位滋养细胞肿瘤和上皮样滋养叶细胞肿瘤，共同特征为滋养层细胞异常增生。以下主要介绍前 3 种。

一、葡萄胎

葡萄胎（hydatidiform mole）又称水泡状胎块，是胎盘绒毛的一种良性病变，可发生于育龄期的任何年龄，以 20 岁以下和 40 岁以上女性多见，病因未明。

1. 病理变化　葡萄胎分为完全性和部分性两种。若所有绒毛均呈葡萄状，称为完全性葡萄胎；部分绒毛呈葡萄状，仍保留部分正常绒毛，伴有或不伴有胎儿或其附属器官者称为不完全性或部分性葡萄胎。

肉眼观：病变局限于宫腔内，不侵入肌层。胎盘绒毛高度水肿，形成透明或半透明的薄壁水泡，内含清亮液体，有蒂相连，形似葡萄（图 16-10）。

镜下观：葡萄胎有以下三个特征：（1）绒毛间质高度水肿（图 16-11）；（2）绒毛间质内血管消失；（3）滋养层细胞有不同程度增生。滋养层细胞增生为葡萄胎的最重要特征。

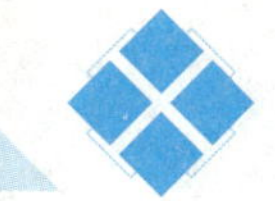

增生的滋养层细胞有合体滋养层细胞和细胞滋养层细胞，大多两种细胞混合存在，滋养层细胞界限清楚，呈多角形，胞浆丰富、淡染。合体细胞体积大，形状不规则。

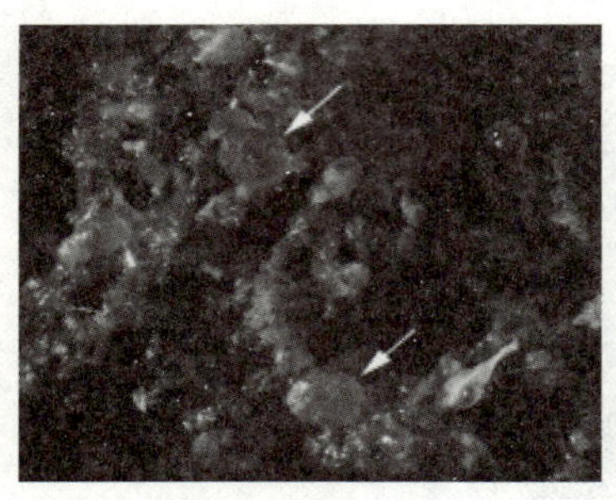

图 16-10 葡萄胎（肉眼观）

胎盘绒毛形成透明或半透明的薄壁水泡，有蒂相连形似葡萄

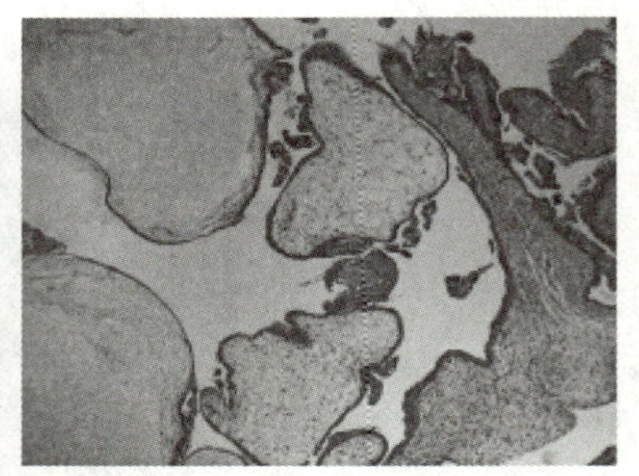

图 16-11 葡萄胎（镜下观）

胎盘绒毛显著肿大，间质水肿，血管消失，滋养层细胞明显增生

2. 临床病理联系　葡萄胎经彻底清宫后，绝大多数能痊愈。约有 10% 患者可转变为侵袭性葡萄胎，2.5% 左右可恶变为绒毛膜上皮癌。葡萄胎清宫后，要定期检测血、尿中的 HCG，以排除持续性滋养细胞疾病或恶变的可能。如患者不需要再生育，可考虑子宫切除。

二、侵袭性葡萄胎

侵袭性葡萄胎（invasive mole）为界于葡萄胎和绒毛膜上皮癌之间的交界性肿瘤。

1. 病理变化　侵袭性葡萄胎和良性葡萄胎的主要区别是水泡状绒毛侵入子宫肌层，引起子宫肌层出血坏死，甚至向子宫外侵袭累及阔韧带或阴道，或经血管栓塞至肺、脑等远方器官，绒毛不会在栓塞部位继续生长并可自然消退，和转移有明显区别。

镜下观：滋养层细胞增生程度和异型性比良性葡萄胎显著。常见出血坏死，其中可查见水泡状绒毛或坏死的绒毛。有无绒毛结构是本病与绒毛膜上皮癌的主要区别。

2. 临床病理联系　临床主要表现是在葡萄胎排除后，子宫复旧不全，体积仍呈不同程度增大。血或尿中 HCG 持续阳性，阴道持续或不规则流血。因肿瘤侵入肌层，故多次刮宫仍不见好转。有时阴道可出现转移的紫蓝色结节，破溃时可发生大出血。若肺内有栓塞，患者可伴有咯血。大多数侵袭性葡萄胎对化疗敏感，预后良好。即使不用化疗，转移灶内的瘤组织也有可能自然消退。

三、绒毛膜上皮癌

绒毛膜上皮癌（choriocarcinoma）简称绒癌，发病机制不详。

1. 病理变化

肉眼观：癌结节呈单个或多个，位于子宫的不同部位，大者可突入宫腔，常侵入深肌层，甚而穿透宫壁达浆膜外。由于明显出血坏死，癌结节质软，色暗红或紫蓝色。

镜下观：瘤组织由分化不良的细胞滋养层和合体滋养层两种瘤细胞组成，细胞异型性明显，核分裂象易见（图 16-12）。两种细胞混合排列成巢状或条索状，偶见个别癌巢主要由一种细胞组成。肿瘤自身无间质、血管。癌细胞不形成绒毛和水泡状结构，这一点和侵袭性葡萄胎明显不同。

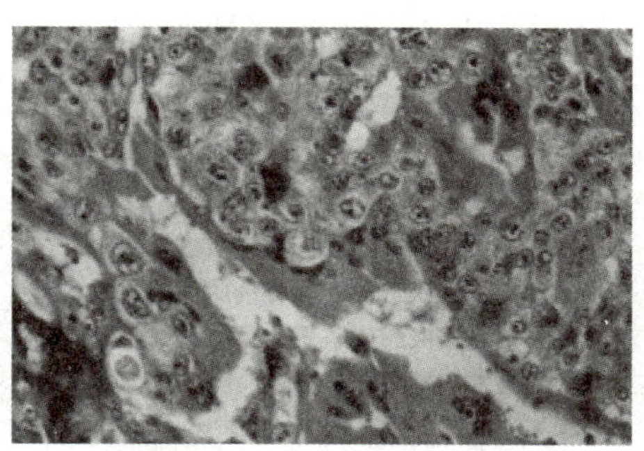

图 16-12　绒毛膜癌

由细胞滋养层和合体滋养层两种肿瘤细胞组成，
可见细胞异型，肿瘤内无间质和血管

2. 扩散　绒毛膜上皮癌侵袭破坏血管能力很强，除局部破坏蔓延外，极易经血道转移，以肺和阴道壁最常见，其次为脑、肝、脾和肾等。少数病例在原发灶切除后，转移灶可自行消退。

3. 临床病理联系　临床主要表现为葡萄胎流产和妊娠数月甚至数年后，阴道出现持续不规则流血，子宫增大，血或尿中 HCG 持续升高。血道转移是绒毛膜上皮癌的显著特点，出现在不同部位的转移灶可引起相应症状。绒癌是恶性度很高的肿瘤，治疗以往以手术为主，多在一年内死亡。自应用化疗后，治愈率已接近 100%，即便已发生转移的病例也可治愈，甚至治愈后可正常妊娠。

第三节　卵巢常见肿瘤

卵巢肿瘤种类繁多，结构复杂，依照其组织发生可分为三大类。

一、卵巢上皮性肿瘤

（一）浆液性囊腺瘤

浆液性囊腺瘤（serous cystadenoma）是卵巢最常见的肿瘤，其中浆液性囊腺癌占全部卵巢癌的 40%。良性和交界性肿瘤多发于 30 ～ 40 岁的女性，而囊腺癌患者则年龄偏大。

肉眼观：浆液性囊腺瘤由单个或多个纤维分隔的囊腔组成，内含清亮液体，偶混有黏液。良性瘤囊内壁光滑，一般无囊壁的上皮性增厚和乳头状突起。交界性囊腺瘤可见较多的乳头；大量的实性组织和乳头在肿瘤中出现时应疑为癌。

镜下观：良性瘤囊腔由单层立方或矮柱状上皮衬覆，具有纤毛，与输卵管上皮相似，

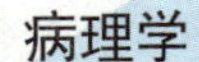

虽有乳头状结构形成，但一般乳头较宽，细胞形态较一致，无异型性（图 16-13）。交界瘤上皮细胞层次增加，乳头增多，细胞异型，但无破坏性间质浸润；浆液性囊腺癌除细胞层次增加超过三层外，最主要的特征是伴有癌细胞破坏性间质浸润（图 16-14）。癌细胞异型性明显，核分裂象多见，乳头分支多而复杂，或呈未分化的特点。常可见砂粒体（psammoma bodies）。

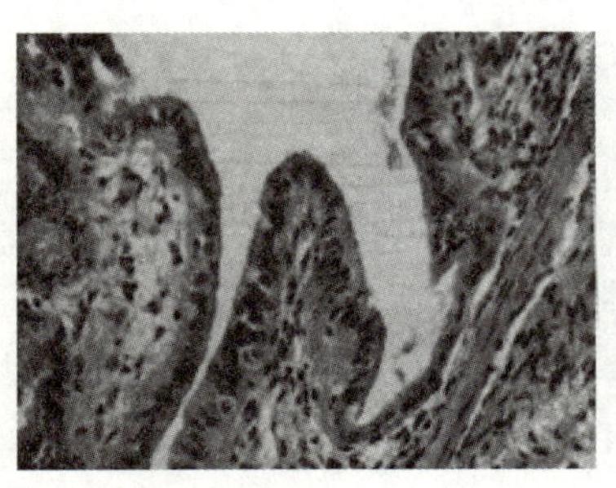

图 16-13　卵巢浆液性乳头状囊腺瘤

肿瘤呈乳头状生长，表面被覆单层立方上皮，形态一致，无异型性

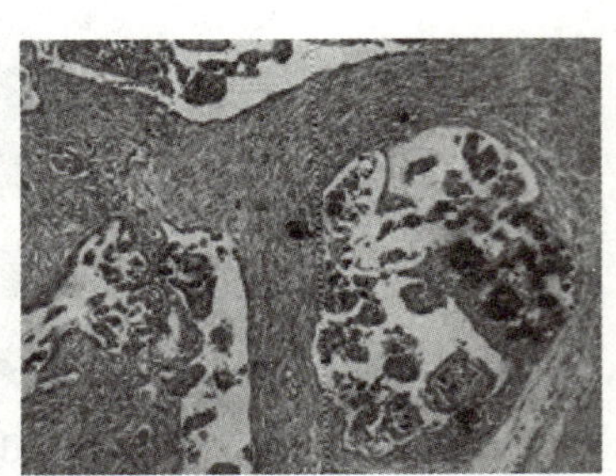

图 16-14　卵巢浆液性乳头状囊腺癌

肿瘤细胞层次显著增多，异型性明显，向卵巢间质内浸润

（二）黏液性囊腺瘤

黏液性囊腺瘤（mucinous tumors）较少见，占所有卵巢肿瘤的 30%，多为良性，占 77% ～ 87%，交界性约占 10%，其余为恶性。发病年龄与浆液性囊腺瘤相同。

肉眼观：肿瘤表面光滑，由多个大小不一的囊腔组成，腔内充满黏稠液体，常发生在单侧（图 16-15）。如肿瘤有较多乳头和实性区域，或有出血、坏死及包膜浸润，则或为恶性。

镜下观：良性肿瘤的囊腔被覆单层高柱状上皮，核在基底部，上部充满黏液，无纤毛，类似于胃小凹细胞或肠杯状细胞（图 16-16）。交界性肿瘤含有较多的乳头结构，细胞层次增加，一般不超过三层，核轻至中度异型，无间质和被膜的破坏性浸润。如能确认有间质明显破坏性浸润，深度超过 5 mm，则可诊断为癌（图 16-17）。

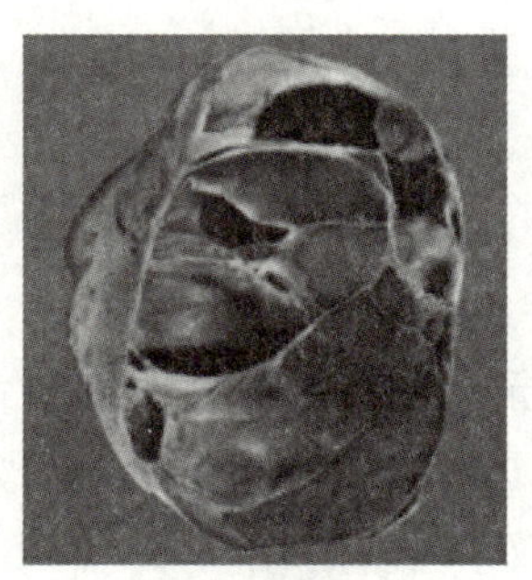

图 16-15　卵巢黏液性囊腺瘤

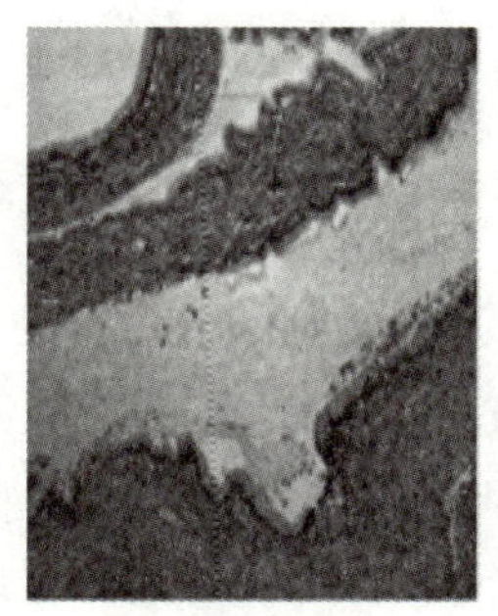

图 16-16　卵巢黏液性囊腺瘤

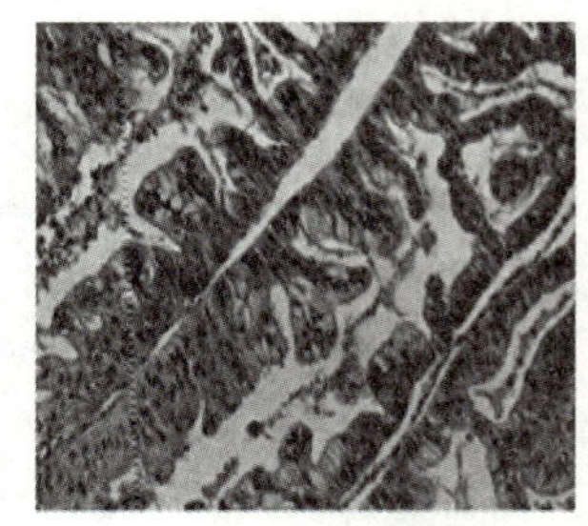

图 16-17　卵巢黏液性囊腺癌

（三）浆黏液肿瘤（seromucinous tumor）

本型肿瘤含有2种或2种以上上皮成分，以浆液性上皮和子宫颈黏液上皮最为常见。少数情况下，可见子宫内膜样上皮、透明细胞、移行细胞和鳞状细胞癌。其临床病理改变和浆液性囊腺瘤及黏液性囊腺瘤相似，可分为良性、交界性和恶性。

二、卵巢性索－间质肿瘤

（一）粒层细胞瘤

粒层细胞瘤（granulosa cell tumor）是伴有雌激素分泌的功能性肿瘤。虽然该瘤极少发生转移，但可发生局部扩散，应被看作低度恶性肿瘤。

肉眼观：粒层细胞瘤体积较大，呈囊实性。肿瘤的部分区域呈黄色，为含脂质的黄素化的粒层细胞，间质呈白色，常伴发出血。

镜下观：瘤细胞大小较一致，体积较小，椭圆形或多角形，细胞质少，细胞核通常可查见核沟，呈咖啡豆样外观。瘤细胞排列成弥漫型、岛屿型、梁索型，分化较好的瘤细胞常围绕成腔隙，排列成卵泡样的结构，中央为粉染的蛋白液体或退化的细胞核，称为Call-Exner小体。

（二）卵泡膜瘤

卵泡膜瘤（thecoma）为良性功能性肿瘤，肿瘤细胞可产生雌激素，患者有雌激素增多的体征，表现为月经不调和乳腺增大，多发生于绝经后的妇女。

肉眼观：卵泡膜瘤呈实体状，细胞含有脂质，切面色黄。

镜下观：瘤组织由成束的短梭形细胞组成，核卵圆形，胞质由于含脂质而呈空泡状。玻璃样变的胶原纤维可将瘤细胞分割成巢状。瘤细胞黄素化时，细胞大而圆，核圆居中，与黄体细胞相像，称为黄素化的卵泡膜细胞瘤。

（三）支持－间质细胞瘤

支持－间质细胞瘤（sertoli-leydig cell tumors）主要发生在睾丸，较少发生于卵巢，任何年龄均可发病，多发于年轻育龄期妇女。该瘤可分泌少量雄激素，若大量分泌可表现为男性化。

三、卵巢生殖细胞肿瘤

多数为良性囊性畸胎瘤。儿童和青春期的卵巢肿瘤60%为生殖细胞肿瘤。原始生殖细胞具有多向分化潜能：由原始生殖细胞组成的肿瘤称作无性细胞瘤；原始生殖细胞向胚胎的体壁细胞分化称作畸胎瘤；原始生殖细胞向胚外组织分化，称作卵黄囊瘤；原始生殖细胞向覆盖在胎盘绒毛表面的细胞分化，则称为绒毛膜上皮癌。前文已介绍，此处不再赘述。

（一）畸胎瘤

畸胎瘤是来源于生殖细胞的肿瘤，具有向体细胞分化的潜能，大多数肿瘤含有至少

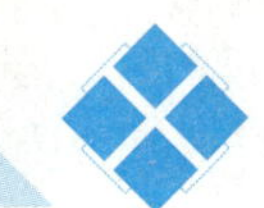

两个或三个胚层组织成分。好发于 20 ～ 30 岁女性。

1. 成熟性畸胎瘤（mature teratoma） 是最常见的生殖细胞肿瘤。肿瘤呈囊性，充满皮脂样物，囊壁上可见头节，表面附有毛发，可见牙齿。肿瘤由三个胚层的成熟组织构成。以表皮和附件组成的单胚层畸胎瘤称为皮样囊肿（dermoid cysts）；以甲状腺组织为主的单胚层畸胎瘤则称为卵巢甲状腺肿（strumaovarii）。老年女性的成熟性畸胎瘤可发生恶性变。3/4 为鳞状细胞癌，其他为类癌、基底细胞癌、腺癌等。

2. 未成熟性畸胎瘤 与成熟性畸胎瘤的主要不同是肿瘤组织中查见未成熟组织。未成熟性畸胎瘤占 20 岁以下女性所有恶性肿瘤的 20%，随年龄的增大发病率逐渐降低。

（二）无性细胞瘤

卵巢无性细胞瘤（dysgeminoma）是由未分化、多潜能原始生殖细胞组成的恶性肿瘤，同一肿瘤发生在睾丸则称为精原细胞瘤（seminoma）。大多数患者的年龄为 10 ～ 30 岁。无性细胞瘤仅占卵巢恶性肿瘤的 2%，精原细胞瘤则是睾丸最常见的肿瘤。

无性细胞瘤对放疗和化疗敏感，五年生存率可达 80% 以上。晚期主要经淋巴道转移至髂部和主动脉旁淋巴结。

（三）胚胎性癌

胚胎性癌（embryonal carcinoma）发生于原始生殖细胞的未分化癌，主要发生于 20 ～ 30 岁的青年人，比无性细胞瘤更具有浸润性，是高度恶性的肿瘤。

（四）卵黄囊瘤

卵黄囊瘤（yolk sack tumor）又称内胚窦瘤（endodermal sinus tumor），多发生在 30 岁以下妇女，是婴幼儿生殖细胞肿瘤中最常见的类型，生物学行为呈高度恶性。

第四节　乳腺疾病

一、乳腺纤维囊性变

乳腺纤维囊性变是一组非肿瘤性病变，以末梢导管和腺泡扩张、间质纤维组织和上皮不同程度的增生为特点，是最常见的乳腺疾病。多发于 25 ～ 45 岁的女性，绝经前达发病高峰，绝经后一般不再进展，极少在青春期前发病。注意应将具有导管上皮不典型增生的纤维囊性变和癌予以区别。发病机制不明。病理变化分为非增生型和增生型两种。

1. 非增生型纤维囊性变

肉眼观：常为双侧，多灶、小结节性分布，边界不清，囊肿大小不一，相互聚集的小囊肿和增生的间质纤维组织相间交错，外观斑驳不一。大的囊肿外表面可呈蓝色，称作蓝顶囊肿（blue-domed cysts）。

镜下观：囊肿被覆的上皮可为柱状或立方上皮，但多数为扁平上皮，上皮亦可完全

阙如，仅见纤维性囊壁。腔内偶见钙化。如囊肿破裂，内容物外溢进入周围的间质，可致炎症性反应和间质纤维组织增生，纤维化的间质进一步发生玻璃样变。

2. 增生性纤维囊性变

除了囊肿形成和间质纤维增生外，常伴有末梢导管和腺泡上皮的增生。上皮层次增多，形成乳头突入囊内，乳头顶部相互吻合，构成筛状结构（图16-18）。上皮异型增生时，视为癌前病变。硬化性腺病是增生性纤维囊性变的一少见类型，主要特征为小叶中央或小叶间的纤维组织增生使小叶腺泡受压而扭曲变形，一般无囊肿形成。影像学检查极易与癌混淆。

二、乳腺纤维腺瘤

纤维腺瘤（fibroadenoma）是乳腺最常见的良性肿瘤，可发生于青春期后的任何年龄，多在 20 ～ 30 岁。单个或多个、单侧或双侧发生。

肉眼观：圆形或卵圆形结节状，与周围组织界限清楚，切面灰白色、质韧、略呈分叶状，可见裂隙状区域，常有黏液样外观。

镜下观：肿瘤主要由增生的纤维间质和腺体组成，腺体圆形或卵圆形，或被周围的纤维结缔组织挤压呈裂隙状；间质通常较疏松，富于黏多糖，也可较致密，发生玻璃样变或钙化（图 16-19）。

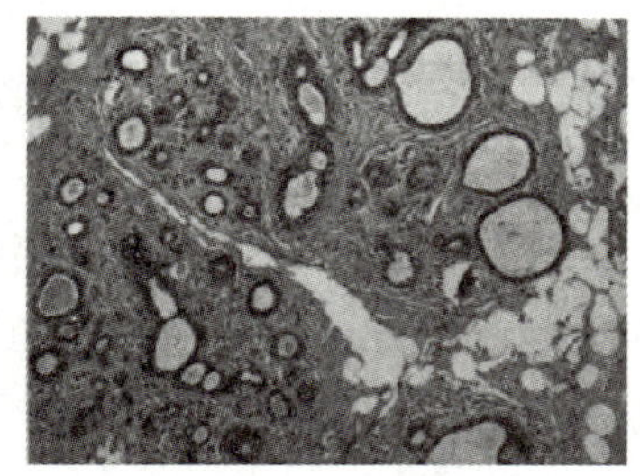

图 16-18　乳腺增生

小导管扩张呈囊状，上皮细胞增生，层次增多，轻度异型性，形成筛状结构

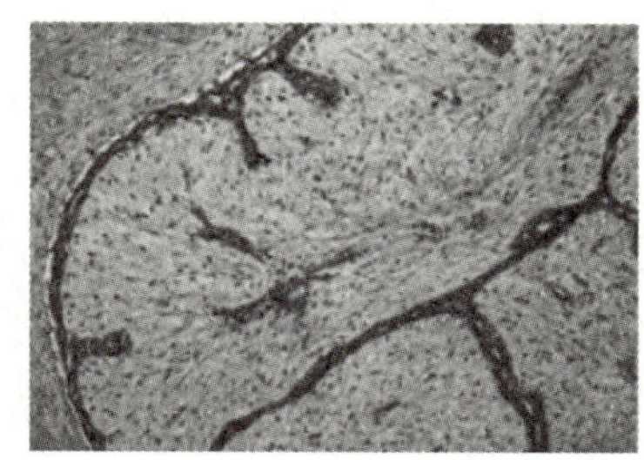

图 16-19　乳腺纤维腺瘤

由增生的腺体和间质组成

三、乳腺癌

乳腺癌（carcinoma of breast）是来自乳腺终末导管小叶单元上皮的恶性肿瘤。发病率居女性恶性肿瘤第一位。常发生于 40 ～ 60 岁的妇女，癌肿半数以上发生于乳腺外上象限，其次为乳腺中央区和其他象限。

1. 病因及发病机制　乳腺癌的发病机制尚未完全阐明，可能与下列因素有关：

（1）激素作用：乳腺癌的发生与雌激素水平高低有关。

（2）遗传因素：大约 10% 的乳腺癌患者有家族遗传倾向，有家族史的妇女乳腺癌发病率比无家族史者高 2 ～ 3 倍。

（3）环境因素：乳腺癌有明显的地理区域分布。

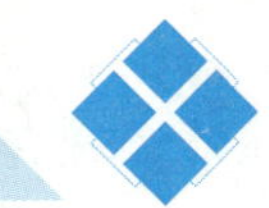

（4）放射线：在原子弹爆炸后的幸存女性中，乳腺癌的发生概率明显增加。

（5）纤维囊性变：导管和腺泡上皮的不典型增生，被视为癌前病变。

2. 病理变化　乳腺癌组织形态十分复杂，类型多，分为以下几类。

（1）非浸润性癌（non-invasive carcinoma）：分为导管内癌和小叶原位癌。

①导管内癌（intraductal carcinoma in situ）：导管明显扩张，癌细胞局限于扩张的导管内，导管基膜完整。根据组织学改变分为粉刺癌和非粉刺型导管内癌。

②小叶原位癌（lobular carcinoma in situ）：扩张的乳腺小叶末梢导管和腺泡内充满呈实体排列的癌细胞，癌细胞体积较导管内癌的癌细胞小，大小形状较为一致，核圆形或卵圆形，核分裂象罕见。增生的癌细胞未突破基膜。一般无癌细胞坏死，亦无间质的炎症反应和纤维组织增生。小叶原位癌多发生于青年女性，约 30% 的患者累及双侧乳腺，常为多中心性，因肿块小，临床上一般扪不到明显肿块，不易和乳腺小叶增生区别。

（2）浸润性癌（invasive carcinoma）：分为导管癌和小叶癌两种。

①浸润性导管癌（invasive ductal carcinoma）：由导管内癌发展而来，癌细胞突破导管基膜向间质浸润，是最常见的乳腺癌类型，约占乳腺癌的 70%。

肉眼观：肿瘤呈灰白色，质硬，切面有砂砾感，无包膜，与周围组织分界不清，活动度差。癌组织常呈树根状侵入邻近组织内，可深达筋膜。

镜下观：组织学形态多种多样，高分化者形成明显的腺样结构，细胞形态较一致，核分裂象少见；低分化癌的细胞排列成巢状、团索状，多形性常较明显，核分裂象多见，可见局部肿瘤细胞坏死。肿瘤间质有致密的纤维组织增生，癌细胞在纤维间质内浸润生长（图 16-20），二者比例各不相同。

②浸润性小叶癌（invasive lobular carcinoma）：占乳腺癌的 5% ～ 10%。癌细胞呈单行串珠状或细条索状浸润于纤维间质之间，或环形排列在正常导管周围。癌细胞小，大小一致，核分裂象少见，细胞形态和小叶原位癌的瘤细胞相似（图 16-21）。大约 20% 的浸润性小叶癌累及双侧乳腺，在同一乳腺中呈弥漫性多灶性分布，因此不容易被临床和影像学检查发现。

肉眼观：切面呈橡皮样，色灰白，柔韧，与周围组织无明确界限。该瘤的扩散和转移亦有其特殊性，常转移至脑脊液、浆膜表面、卵巢、子宫和骨髓。

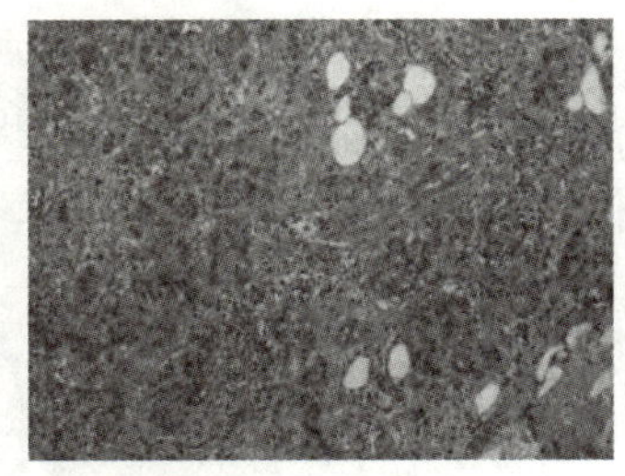

图 16-20　乳腺浸润性导管癌

癌组织呈条索状或岛屿状分布，在间质内浸润性生长

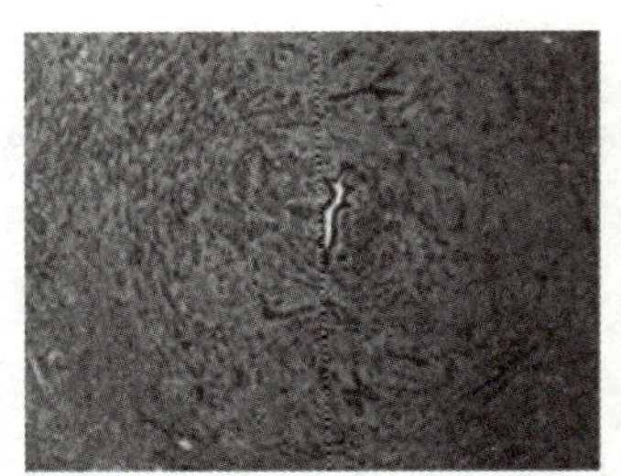

图 16-21　乳腺浸润性小叶癌

癌细胞呈列兵样排列，浸润于纤维间质中，部分围绕乳腺小导管环形排列

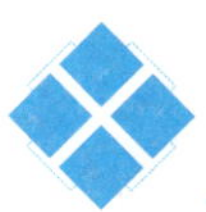

3. 扩散

①直接蔓延：癌细胞沿乳腺导管直接蔓延，可累及相应的乳腺小叶腺泡。或沿导管周围组织间隙向周围扩散到脂肪组织。随着癌组织不断扩大，甚至可侵及胸大肌和胸壁。

②淋巴道转移：乳腺淋巴管丰富，淋巴管转移是乳腺癌最常见的转移途径。首先转移至同侧腋窝淋巴结，晚期可相继至锁骨下淋巴结、逆行转移至锁骨上淋巴结。

③血道转移：晚期乳腺癌可经血道转移至肺、骨、肝、肾上腺和脑等组织或器官。

4. 临床病理联系　早期乳腺癌为无痛性肿块，往往不易发现，当患者偶然自我发现或在体检发现时，约 50% 的病例已发生局部淋巴结转移。影响预后的因素有以下几点：①原发灶大小：直径小于 1 cm，无淋巴结转移者预后较好，多数患者经手术切除可治愈。②淋巴结转移：无淋巴结转移者，5 年生存率达 70% ～ 80%，生存率随淋巴结受累数目的增加而降低。③组织学类型：原位癌早期手术治疗基本上可治愈，浸润性导管癌预后较差，其他特殊类型浸润性癌（小管癌、胶样癌、髓样癌、小叶癌）则预后较好。④组织学分级：主要取决于腺管的分化程度、细胞异型性和核分裂计数。

【知识拓展】

乳房自我检查方法

1. 视诊：站在镜前取各种姿势(两臂放松垂于身体两侧、向前弯腰或双手上举置于头后），观察双侧乳房的大小和外形是否对称；有无局限性隆起、凹陷或皮肤橘皮样改变；有无乳头回缩或抬高等。

2. 触诊：平卧或侧卧，肩下垫软薄枕或将手臂置于头下进行触诊。一侧手的食指、中指和无名指并拢，用指腹在对侧乳房上进行环形触摸，要有一定的压力。从乳房外上象限开始检查，依次为外上、外下、内下、内上象限，然后检查乳头、乳晕，最后检查腋窝有无肿块，乳头有无溢液。若发现肿块和乳头溢液，应及时到医院做进一步检查。

第五节　前列腺疾病

一、前列腺增生症

良性前列腺增生（benign prostatic hyperplasia）又称前列腺肥大，以前列腺上皮和间质增生为特征，是 50 岁以上男性的常见疾病，发病率随年龄的增加而递增。

1. 病因及发病机制　发病机制未完全明了，前列腺增生的发生和雄激素有关。

2. 病理变化　肉眼观：前列腺呈结节状增大，重者可达 300 g，颜色和质地与增生的成分有关，以腺体增生为主的呈淡黄色，质地较软，切面可见大小不一的蜂窝状腔隙，挤压可见奶白色前列腺液体流出；而以纤维平滑肌增生为主者，色灰白，质地较韧，和周围正常前列腺组织界限不清。

镜下观：前列腺增生的成分主要由纤维、平滑肌和腺体组成，三种成分所占比例因人而异。增生的腺体和腺泡相互聚集或在增生的间质中散在随机排列，腺体的上皮由两层细胞构成，内层细胞呈柱状，外层细胞呈立方或扁平形，周围有完整的基膜包绕。

3. 临床病理联系　增生多发生在前列腺的中央区、移行区和尿道周围区，尿道前列腺部受压而产生尿道梗阻的症状和体征，患者可有排尿困难、尿流变细、滴尿、尿频和夜尿增多。一般认为，前列腺增生极少发生恶变。

二、前列腺癌

前列腺癌（prostatic cancer）是源自前列腺上皮的恶性肿瘤，发病原因尚未完全明了，研究表明和年龄、种族、地理环境和激素有关。

1. 病理变化　肉眼观：约 70% 的肿瘤发生在前列腺的周围区，以后叶多见。可在肛诊检查时扪及。切面质硬，砂砾样，与正常前列腺界限不清，肉眼常不易辨认，用手触摸可感知。

镜下观：多数为分化较好的腺癌，肿瘤腺泡较规则，排列拥挤，可见背靠背现象。腺体由单层细胞构成，外层的基底细胞阙如。偶见腺体扩张或腺上皮在腔内呈乳头或筛状。细胞核体积增大，大小形状不一，呈空泡状，有一个或多个大的核仁。核分裂很少见。在低分化癌中，癌细胞排列成条索状、巢状或片状。前列腺癌最可靠的恶性证据是包膜、淋巴管、血管和周围神经的浸润。

2. 临床病理联系　5% ～ 20% 的前列腺癌可发生局部浸润和远处转移，常直接向精囊和膀胱底部浸润。血道转移可转移到骨、肺和肝。男性肿瘤骨转移应首先想到前列腺癌转移的可能。淋巴道转移首先至闭孔淋巴结，其次为内脏淋巴结。

第六节　生殖系统疾病与临床护理联系

一、生殖系统恶性肿瘤的护理措施

1. 一般护理　为病人提供良好的休养环境，保证充足睡眠，合理补充营养，鼓励多进食高蛋白、高维生素、足够热量的易消化饮食，增强机体抵抗力。多食粗纤维食物，保持排便通畅，避免便秘。不能进食者静脉补充营养，辅以全身支持疗法。

2. 心理护理　加强与病人的沟通，了解其心理状态和需求，消除患者的恐惧感、孤独感，与其建立良好的护患关系，帮助患者树立战胜疾病的信心。向患者及家属耐心讲解各种治疗的必要性，使病人及家属能够充分了解治疗方案，做好咨询服务及心理疏导工作，鼓励病人保持积极心态接受病情，配合医护各种检查及治疗。

3. 病情观察　观察病人生命体征，有无阴道流血或感染，注意有无腹痛和腹胀，腹痛的程度、部位，对于出血多者应密切观察体温、血压、脉搏及呼吸等生命体征，做好

相应抢救准备工作；发现大出血和转移灶症状，立即通知医生并积极配合处理。

4. 疼痛的护理

（1）对疼痛的病人注意观察疼痛部位、强度、性质、持续时间。

（2）耐心解释疼痛原因，介绍缓解疼痛方法，术后病人遵医嘱使用镇痛药品。

（3）取舒适卧位，防止因姿势不当造成肌肉、韧带或关节牵拉而疼痛；活动时要轻柔，避免推、拖、拉、拽。

（4）病人多因疼痛取被迫卧位，协助病人轴线翻身，动作轻柔协调，每次 2 ～ 3 人，防止发生病理性骨折。

5. 围手术期护理　做好术前常规检查和准备；术后严密观察生命体征变化，注意术后反应；指导患者进行康复锻炼，循序渐进，逐渐增加功能锻炼的内容。

6. 化疗过程护理　完善化疗前各项检查，准确测量体重，正确配制和使用药物，预防化疗药物的不良反应。

（1）保护静脉，防止静脉炎的发生。

（2）遵医嘱定期检查血象、白细胞、血小板等，注意观察药物的不良反应及皮肤黏膜有无出血现象。

（3）选择合适的用餐时间，减轻胃肠道反应，必要时遵医嘱给予止吐药物。

7. 活动障碍护理　指导卧床休息，协助病人每 1 ～ 2 小时变换体位，保持适度的床上活动，避免长久卧床加重骨骼脱钙，防止压疮发生。指导病人保持肢体功能位，定时按摩肢体，防止肌肉萎缩，鼓励病人咳嗽和深呼吸，防止坠积性肺炎。

8. 健康指导　普及防癌知识，宣传定期进行防癌检查的重要性，术后患者要定期复查。

二、生殖系统良性病变的护理措施

1. 一般护理　指导病人注意个人卫生，保持外阴清洁干燥。给予高热量、高蛋白、高维生素饮食，适当休息。

2. 心理护理　耐心向病人讲解疾病的发病原因、特点、治疗方法及注意事项，解除病人的思想顾虑。关心病人，耐心听取病人的心里感受，缓解病人的焦虑情绪。

3. 治疗护理　指导病人遵医嘱服药，观察药物的效果和副作用，定期随访。对手术治疗者做好术前、术后护理。

4. 健康指导　指导妇女定期做妇科检查，发现问题积极治疗，直至痊愈。指导妇女注意性生活卫生，保持良好的个人卫生习惯。

学习检测

【A2 型题】

1. 患者女性，65 岁，停经 15 年，现有阴道不规则流血。妇科检查：宫颈表面光滑，子宫丰满、质软，双附件阴性，最有可能的诊断是 （ ）

A. 老年性阴道炎　　B. 子宫肌瘤　　C. 宫颈癌

D. 卵巢癌　　E. 子宫内膜癌

2. 患者女性，35 岁，孕 3 产 1，主诉近 1 周性交后有少量出血。妇科检查：宫颈轻度糜烂，有接触性出血，子宫正常大小，两侧附件阴性。宫颈刮片细胞学检查为巴氏 3 级，结果提示 （ ）

A. 轻度炎症　　B. 可疑癌症　　C. 高度可疑癌症

D. 中毒炎症　　E. 癌症

3. 患者女性，35 岁，近来发现乳头有鲜血流出，但乳房内并无明显肿块，亦无痛，可考虑为 （ ）

A. 乳腺组织增生　　B. 乳腺腺病

C. 乳管内乳头状瘤　　D. 乳腺囊肿病

E. 乳腺癌

4. 某人乳腺发生癌变，经病理检查发现，癌细胞突破导管基底膜进入间质，呈不规则实性条索或团块状排列，无明显腺样结构，实质与间质大致相当，则此癌是 （ ）

A. 导管内癌　　B. 浸润性导管单纯癌

C. 浸润性导管硬癌　　D. 浸润性导管不典型髓样癌

E. 浸润性小叶癌

5. 26 岁初产妇，停经 3 个月余，阴道流血 10 天，宫底平脐，听不到胎心，扪不到胎体。本例有价值的辅助诊断方法是 （ ）

A. B 超　　B. 尿 HCG 测定　　C. 血 HCG 测定

D. X 线腹部摄片　　E. 盆腔内诊检查

【A3 型题】

（6~7 题共用题干）

患者女，35 岁，孕 3 产 1，妇科普查发现子宫颈中度糜烂。患者无不适主诉。

6. 对患者首先的处理方案是 （　）

A. 激光治疗　　B. 冷冻治疗　　C. 宫颈刮片检查

D. 宫颈组织活检　　E. 手术治疗

7. 须做物理治疗应选择在 （　）

A. 患者确诊后　　B. 月经来潮前 3 ~ 4 d

C. 月经干净后 3 ~ 4 d　　D. 排卵期

E. 任何时候

（8~9 题共用题干）

患者女性，51 岁，上环 15 年，月经紊乱 1 年，停经 3 月，子宫出血 10 余天，淋漓不尽，潮热、阵汗 2 个月。妇科检查：外阴阴道正常，宫颈光滑，子宫正常大小，双附件未及肿物。

8. 此患者的诊断首先考虑 （　）

A. 子宫内膜炎　　B. 宫内节育器异位

C. 围绝经期功血　　D. 子宫内膜癌

E. 先兆流产

9. 为进一步确诊，首先选用的辅助检查方法是 （　）

A. 尿妊娠试验　　B. 分段诊刮术

C. 基础体温测量　　D. 性激素测定

E. 阴道 B 超检查

（10~11 题共用题干）

患者女性，30 岁，未婚，婚前检查发现盆腔肿块，无明显腹痛，月经周期 30 d，经期 5 d，量中。妇科检查：子宫正常大小，右侧附件可及 6 cm×5 cm×7 cm 肿块，边界清，活动好，质地中等。

10. 如果该患者的腹部 X 片显示盆腔有钙化灶，提示诊断为 （　）

A. 浆液性囊腺瘤　　B. 黏液性囊腺瘤

C. 畸胎瘤　　D. 颗粒细胞瘤

E. 无性细胞瘤

11. 该患者在排便后突然感到右下腹持续性疼痛，伴恶心、呕吐。检查：右附件肿块压痛明显。说明 （　）

A. 卵巢肿瘤破裂　　B. 卵巢肿瘤恶变

C. 急性盆腔炎　　D. 急性阑尾炎

E. 卵巢肿瘤蒂扭转

（12 ~ 14 题共用题干）

26 岁女性，痛经 3 年逐渐加重，月经量增多，本次行经 10 天，血仍未止，2 年前因不孕做过输卵管通液治疗，子宫较正常略大，后位，不活动，右侧触及 4 cm × 4 cm × 3 cm 大的韧性包块与子宫粘连；左侧附件增厚，双宫骶韧带均触及豆粒大小痛性结节。

12. 患者应首先考虑 （ ）

A. 陈旧性异位妊娠　　B. 生殖器结核

C. 慢性盆腔炎　　D. 子宫内膜异位症

E. 输卵管卵巢囊肿

13. 子宫内膜异位症最多见于 （ ）

A. 直肠子宫陷凹　　B. 宫颈　　C. 腹膜

D. 输卵管　　E. 卵巢

14. 本病例诊断子宫内膜异位症的重要依据是 （ ）

A. 行经 10 天，血仍未止

B. 2 年前因不孕做过输卵管通液治疗

C. 子宫较正常略大，后位，不活动

D. 右侧触及 4 cm × 4 cm × 3 cm 大的韧性包块与子宫粘连

E. 痛经 3 年逐渐加重，月经量增多，双宫骶韧带均触及豆粒大小痛性结节

第十七章
传染病与寄生虫病

学习目标

1. 掌握结核病、肠阿米巴病等传染病、寄生虫病的基本病变及各期病变特点。

2. 熟悉结核病等疾病的临床病理联系。

3. 了解结核病等疾病的流行病学。

学习导入

沈某，女，6 岁。因腹泻 9 天，发烧、腹痛及脓血便 7 天而入院。发病前 8 天有跌入粪坑病史。体检：体温 38 ℃，血压 116/75 mmHg，精神萎靡，全腹有轻压痛，脐周可触及肠样肿块，可以移动。粪便检查：红细胞少量，巨噬细胞 0 ～ 3 个 / 高倍视野。

病理记录：入院后用青链霉素治疗，次日大便呈果酱色，腹痛加重，出现全腹痛伴肌紧张，立即剖腹探查，查见右下腹有一炎性肿块，盲肠有 3 cm × 2 cm 的穿孔灶，阑尾已坏疽脱落，术后未用抗阿米巴药物治疗，46 h 后死亡。尸检：腹腔右侧有散在小脓肿 20 余处。结肠、空肠、回肠均可见溃疡，以结肠为甚，且深。镜检在黏膜下找到阿米巴原虫。

思考

1. 为什么粪便中找不到阿米巴滋养体？

2. 典型的阿米巴痢疾患者有何症状？

传染病是由病原微生物通过一定的传播途径进入易感人群的个体所引起的一组疾病，在一定条件下可引起广泛流行。近年来，由于种种原因，我国原已被控制的传染病发生率又趋上升，如结核病、梅毒等，并出现了一些新的如由甲型 H1N1 流感病毒引起的新的传染病，严重威胁着人类的生命健康。

寄生虫病是由寄生虫寄生于人体后引起的一类疾病的总称。寄生虫病的流行不仅与生物因素有关，而且与自然因素和社会因素关系密切，具有地理分布的区域性、明显的季节性和自然疫源性等特点。

本章仅介绍结核病、伤寒、细菌性痢疾、流行性脑脊髓膜炎、流行性乙型脑炎、淋病、尖锐湿疣、梅毒、艾滋病等传染病和肠阿米巴病、血吸虫病两种寄生虫病。

第一节　结核病

结核病是由结核杆菌引起的一种慢性传染病。典型病变常表现为结核结节形成并伴有不同程度的干酪样坏死。全身各脏器、组织均可累及，以肺结核最为多见。

一、概述

（一）病因及发病机制

结核病的病原菌是结核分枝杆菌，对人体有致病作用的主要是人型和牛型。人型结核杆菌感染的发病率最高，牛型次之。结核杆菌的致病与菌体所含成分有关。菌体含有脂质、蛋白和多糖三种成分。①脂质：与结核菌的毒力和形成特征性的病变有关；②蛋白：具有抗原性，可使机体产生变态反应；③多糖：作为半抗原参与免疫反应并引起局部中性粒细胞浸润。结核病主要经呼吸道传播。本病也可经消化道感染，少数经皮肤伤口感染。

总之，免疫反应与变态反应贯穿在结核病始终。两者的消长取决于结核菌的数量、毒力的大小及机体抵抗力等因素。其基本病变与机体的免疫状态的关系见表 17-1。

表 17-1　结核病基本病变与机体的免疫状态

病变	机体状态		结合杆菌		病理特征
	免疫力	变态反应	菌量	毒力	
渗出为主	低	较强	多	强	浆液性或浆液纤维素性
增生为主	较强	较弱	少	较低	结核结节
坏死为主	低	强	多	强	干酪样坏死

（二）结核病的基本病变

1. 以渗出为主的病变　当细菌数量多、毒力强，机体的免疫力低和变态反应明显时，出现渗出性病变，发生在疾病早期或疾病恶化时。好发于肺、浆膜、滑膜、脑膜等处。渗出的成分主要是浆液和纤维蛋白。

2. 增生性病变　当细菌量少、毒力低或机体免疫力强时，发生以增生为主的病变。

病变最初局部出现巨噬细胞，由于细胞免疫反应的结果，被活化了的巨噬细胞对结核杆菌有很强的吞噬、消化能力，在杀灭细菌的过程中，由于结核杆菌的作用，巨噬细胞转变为多角形、胞质丰富、境界不清、连接成片的上皮样细胞，其核呈圆或卵圆形，染色质甚少，甚至可呈空泡状，核内有 1 ～ 2 个核仁。多个上皮样细胞还能互相融合或一个细胞核分裂、胞浆不分裂形成朗汉斯巨细胞（Langhans giant cell）。在结核病时，这种由上皮样细胞、朗汉斯巨细胞以及外周致敏的 T 淋巴细胞等聚集成的结节状灶，构成结核性肉芽肿，又称结核结节（tubercle）（图 17-1）。为结核病的特征性病变，具有诊断价值。当有较强的变态反应时，结核结节中央可发生干酪样坏死。单个结核结节肉眼不易看到，几个结节融合成较大结节时，肉眼才能看到，为灰白色、粟粒大小、境界清楚的病灶。结节内干酪样坏死多时呈现淡黄色。

增生性病变如进一步好转，上皮样细胞变为纤维母细胞，病灶周围结缔组织增生，结核结节纤维化。

3. 变质性病变　当细菌量多、毒力强、机体免疫力低下或变态反应强烈时，上述增生、渗出病变均可发生干酪样坏死（caseous necrosis），镜下为红染无结构的颗粒状物。新鲜的干酪样坏死灶内含有结核杆菌（图 17-2），一旦液化，则菌量大增。坏死物液化有利于坏死物排出使病变消除，但却成为细菌播散的来源，也是造成病灶恶化的原因。

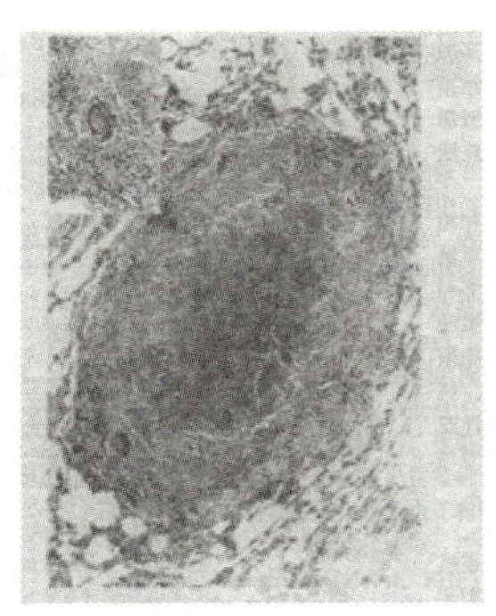

图 17–1　结核结节（左下角：放大的朗汉斯巨细胞）

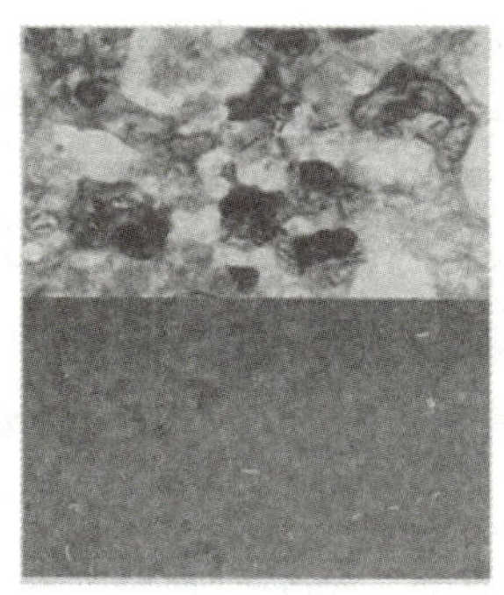

图 17–2　结核病灶中的结核杆菌

渗出、增生和变质三种变化往往同时存在，而以某一种病变为主，而且可以互相转化。

（三）结核病的转归

结核病的发展和结局取决于机体抵抗力和结核杆菌致病力之间的矛盾关系。在机体抵抗力增强时，结核杆菌被抑制、杀灭，病变转向愈合，反之，转向恶化。

1. 转向愈合

（1）吸收消散：渗出性病变可通过淋巴管、微静脉吸收而使病灶缩小或消散。肺部的渗出性病变 X 线检查时为边缘模糊的云雾状阴影。

（2）纤维化、纤维包裹及钙化：较大的结核性肉芽肿病灶、未被完全吸收的渗出性病变及较小的干酪样坏死灶等均可通过机化、纤维化而愈合；较大的干酪样坏死灶难以全部纤维化，则发生纤维性包裹，继而中央的干酪样坏死逐渐干燥，或有钙盐沉积而发生钙化。

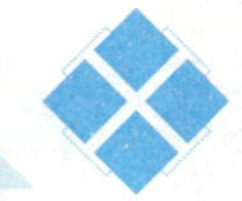

2. 转向恶化

（1）浸润进展：当病变恶化时，在原有病灶的周围发生渗出性病变和干酪样坏死，病灶日渐扩大。X 线检查为原有病灶周围出现模糊的絮状阴影，若有干酪样坏死出现，则阴影密度增高。临床上称为浸润进展期。

（2）液化播散：干酪样坏死可液化，液化的坏死物内有大量结核杆菌，可通过自然管道排出，在局部留下空洞。排出物可通过自然管道播散到其他部位，形成新的结核病灶。X 线检查空洞部位出现透亮区，空洞以外部位有深浅不一的阴影，即播散病灶。

二、肺结核病

肺结核病

结核杆菌大多通过呼吸道感染，故结核病中最常见的是肺结核病。由于机体对初次感染和再次感染结核菌的反应性不同，因而肺部病变的发生、发展也不相同，一般将肺结核分为原发性肺结核病和继发性肺结核病两大类。

（一）原发性肺结核病

原发性肺结核

机体第一次感染结核杆菌引起的肺结核病称原发性肺结核病（primary pulmonary tuber-culosis）。多见于儿童，也可见于未感染过结核杆菌的成人。免疫功能严重受抑制的成年人由于丧失对结核杆菌的免疫力，可多次发生原发性肺结核病。

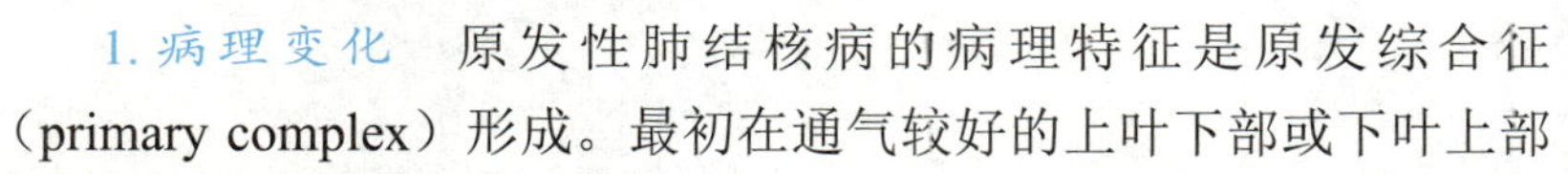
1. 病理变化　原发性肺结核病的病理特征是原发综合征（primary complex）形成。最初在通气较好的上叶下部或下叶上部近胸膜处形成 1 ～ 1.5 cm 大小的灰白色炎性实变灶，绝大多数病例病灶中央有干酪样坏死。结核杆菌游离或被巨噬细胞吞噬。结核杆菌很快侵入淋巴管，循淋巴液引流到局部肺门淋巴结，引起结核性淋巴管炎和淋巴结炎，表现为淋巴结肿大和干酪样坏死。肺的原发病灶、淋巴管炎和肺门淋巴结结核称为原发综合征（图 17-3）。X 线片呈哑铃状阴影。

2. 病变的转归

（1）愈合：绝大多数的原发性肺结核病因机体对结核杆菌的特异性免疫逐渐增强而自然痊愈，病灶可完全吸收或纤维化，较大的坏死灶则纤维包裹或钙化。

（2）恶化：少数患儿由于营养不良或同时患有其他疾病（如麻疹、百日咳、肺炎等），使机体免疫力低下，病情恶化，局部病灶扩大，并通过淋巴道、血道和支气管播散。此时临床上出现明显的中毒症状，如发热、盗汗、食欲减退、消瘦等。

①淋巴道播散：肺门淋巴结的结核杆菌，可沿淋巴管蔓延到气管、支气管淋巴结及颈、纵隔等淋巴结，也可逆流至腹膜后及肠系膜淋巴结。初期淋巴结肿大，结核性肉芽肿形成，随后发生干酪样坏死。淋巴结肿大，互相粘连成块、成串，病变经适当治疗可愈合，重者干酪样坏死液化，并穿破局部皮肤，形成经久不愈的窦道。

②血道播散：肺部或淋巴结的干酪样坏死可腐蚀附近血管壁，细菌侵入血流，或由淋巴道经胸导管入血，引起以下两型结核病：一是全身粟粒性结核病，其病理特点是全身多器官如肺、肝、肾、脑和脑膜、腹膜等处密布大小一致、灰白色、粟粒大小的结核

病灶（图 17-4）。患者病情危重，有明显的中毒症状，如高热、寒战、烦躁、衰竭、神志不清。如果细菌少量多次进入体循环，则粟粒性病灶大小不一，新旧各异，称慢性全身粟粒性结核病。二是肺粟粒性结核病，是由淋巴结中的干酪样坏死液化后破入附近的静脉系统（如无名静脉、颈内静脉等），细菌由右心经肺动脉播散至两肺，其播散病灶的形态与全身粟粒性结核病相同。

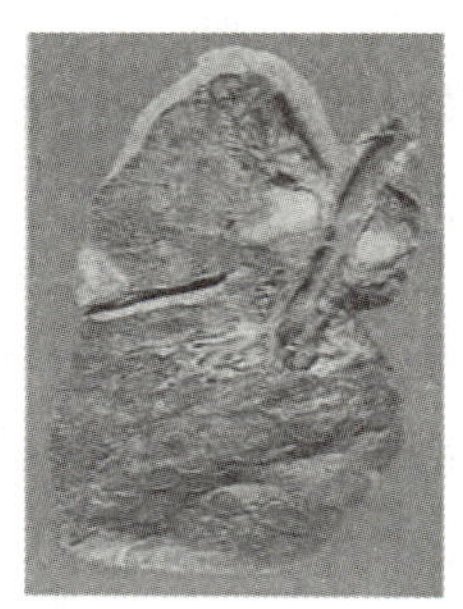

图 17-3　肺原发综合征

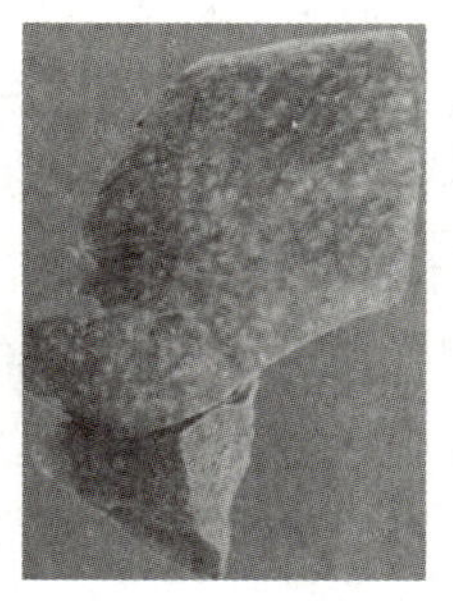

图 17-4　粟粒性结核

③支气管播散：原发综合征病灶的干酪样坏死扩大和液化后侵入附近支气管，细菌经支气管播散于肺内，可形成呈大叶性或小叶性分布的干酪样肺炎。支气管播散在原发性肺结核病较少见。

（二）继发性肺结核病

人体再次感染结核杆菌而发生的肺结核病称继发性肺结核病（secondary pulmonary tuberculosis）。多见于成年人，又称成人型肺结核病。其感染来源有二：一是内源性再感染，即细菌从体内原有病灶经血行播散至肺（常在肺尖），形成潜伏病灶，当免疫力下降时，病灶活动而发病；二是外源性感染，即细菌由外界再次侵入肺内发病。以内源性再感染为主。

1. 病变特点

（1）病变多开始于肺尖。

（2）由于患者免疫力较强，病变往往以增生为主，形成结核性肉芽肿。

（3）病变在肺内主要通过支气管播散。

（4）病程较长，随着机体免疫力和变态反应消长，病情时好时坏。

（5）病变复杂多样，呈增生、渗出、变质交织及新旧病变混杂。

原发性和继发性肺结核病的比较见表 17-2 。

表 17-2　原发性和继发性肺结核病的比较

	原发性肺结核病	继发性肺结核病
结核杆菌感染	初次	再次
发病人群	儿童	成人
对结核杆菌的免疫力或过敏性	无	有
病理特征	原发综合征	病变多样，新旧病灶复杂，较局限
起始病灶	上叶下部、下叶上部近胸膜处	肺尖部
主要播散途径	淋巴道或血道	支气管
病程	短，大多自愈	长，需治疗

2. 病变类型　继发性肺结核病根据其病理变化特点及病程经过，分为以下几种类型：

（1）局灶型肺结核：是继发性肺结核的早期病变。多位于右肺尖，大小为 0.5 ～ 1 cm，镜下以增生病变为主，中央为干酪样坏死。病人多无自觉症状，常在体检时经 X 线检查发现，属非活动性结核病。

（2）浸润型肺结核：是临床上最常见的活动性、继发性肺结核。多由局灶型肺结核发展而来。X 线示锁骨下见边缘模糊的絮状阴影。最初以渗出为主，病灶中央有不同程度的干酪样坏死。病灶周围有炎症包绕。患者常有低热、疲乏、盗汗、咳嗽等症状。如及早发现，合理治疗，渗出性病变可吸收；增生、坏死性病变，可通过纤维化、钙化而愈合。如病变继续发展，干酪样坏死扩大（浸润进展），坏死物液化后经支气管排出，局部形成急性空洞，洞壁附有干酪样坏死物及结核杆菌，经支气管播散引起干酪样肺炎（溶解播散），急性空洞一般易愈合。经适当治疗后，洞壁肉芽组织增生，填满洞腔而愈合；洞腔也可塌陷，最后形成条索状瘢痕而愈合。如急性空洞经久不愈，可发展为慢性纤维空洞型肺结核。

（3）慢性纤维空洞型肺结核：该型病变有以下特点，一是肺内有一个或多个厚壁空洞，位于肺上叶，大小不一，不规则，壁厚可达 1 cm 以上。镜下洞壁分 3 层：内层为干酪样坏死物，其中有大量结核杆菌；中层为结核性肉芽组织；外层为纤维结缔组织。二是同侧或对侧肺组织，特别是肺小叶可见由支气管播散引起的很多新旧不一、大小不等病变类型不同的病灶，愈往下愈新鲜。三是后期肺组织严重破坏，广泛纤维化胸膜增厚并与胸壁粘连，使肺体积缩小、变形，严重影响肺功能，甚至使肺功能丧失（图 17-5）。病变空洞与支气管相通，成为结核病的传染源，故此型又有“开放性肺结核”之称。如坏死侵蚀较大血管，可引起大咳血，严重者可窒息死亡。空洞突破胸膜可引起气胸或脓气胸。经常排出含菌痰液可引起喉结核。咽下含菌痰液可引起肠结核。

（4）干酪样肺炎：由浸润型肺结核恶化进展而来，也可由急、慢性空洞内细菌经支气管播散所致。镜下，主要为大片干酪样坏死灶，肺泡内有大量浆液纤维蛋白性渗出物。根据病灶范围的大小分为小叶性和大叶性干酪样肺炎。此型结核病病情危重。

（5）结核球：球形干酪样坏死灶由纤维组织包裹，直径在 2 cm 以上称结核球，又称结核瘤（tuberculoma）（图 17-6）。影像学上注意与周围型肺癌相区别。结核球是相对稳定的病灶，但由于坏死较大，又有纤维环绕，药物难以进入，治愈可能性较小。当机体免疫力下降时，病灶还可恶化，如肺的其他部位病变不重，可考虑局部手术切除，以防后患。

（6）结核性胸膜炎：根据病变性质可分为干性和湿性两种，以湿性结核性胸膜炎最常见。湿性结核性胸膜炎又称渗出性结核性胸膜炎，多见于年轻人。病变主要为浆液纤维素性炎，一般经适当治疗可吸收，如渗出物中纤维素较多，不易吸收，则可因机化而使胸膜增厚、粘连。

干性结核性胸膜炎又称增殖性结核性胸膜炎，是由胸膜下结核病灶直接蔓延到胸膜所致。常发生于肺尖。病变多为局限性，以增生性改变为主。一般通过纤维化而愈合。

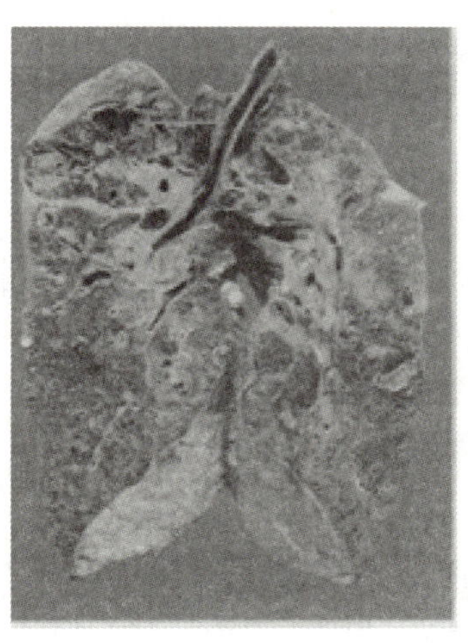

图 17–5　慢性纤维空洞性肺结核

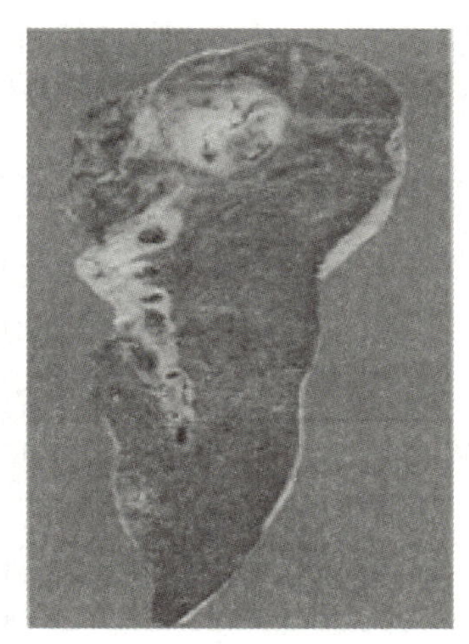

图 17–6　结核球

【知识拓展】

老鼠体内发现了肺结核免疫基因

生命科学研究快报：老鼠的一个基因（人类也有相应的同源基因）通过阻止菌株复制和改变感染细胞的死亡方式使机体具有免疫力。在最新研究中，他们用来自小鼠的对该菌有抗性的一段替换掉这段。他们发现小鼠抵御感染的能力随着 DNA 片断的转移而转移，可以限制结核杆菌的复制。

第二节　伤寒

伤寒（typhoid fever）是由伤寒杆菌引起的一种急性传染病。病变的主要特点为全身单核－巨噬细胞系统增生，尤以回肠末段集合淋巴小结和孤立淋巴小结、肠系膜淋巴结处最为明显。临床上以持续高热，相对缓脉，脾肿大，中性粒细胞减少和皮肤玫瑰疹为主要表现。

一、病因及发病机制

伤寒杆菌属沙门菌属中的 D 族，革兰阴性。其菌体“O”抗原、鞭毛“H”抗原及表面“Vi ”抗原都能使人体产生相应抗体，尤以“O”及“H”抗原性较强，故可用血清凝集试验（肥达反应，widal reaction）来测定血清中抗体的增高，可作为临床诊断伤寒的依据之一。菌体裂解时所释放的内毒素是致病的主要因素。

伤寒患者或带菌者是本病的传染源。细菌随粪、尿排出，污染食品、饮用水和牛奶

等或以苍蝇为媒介经口入消化道而感染。一般以儿童及青壮年患者多见。全年均可发病，以夏秋两季最多。病后可获得比较稳固的免疫力，很少再感染。

二、病理变化及病理临床联系

伤寒杆菌引起的炎症是以巨噬细胞增生为特征的急性增生性炎。增生活跃时，巨噬细胞浆内吞噬有伤寒杆菌、红细胞和细胞碎片，而吞噬红细胞的作用尤为明显，这种巨噬细胞称伤寒细胞。伤寒细胞常聚集成团，形成小结节，称伤寒肉芽肿（typhoid granuloma）或伤寒小结（typhoid nodule）（图 17-7），是伤寒的特征性病变，具有病理诊断价值。

1. 肠道病变　肠道病变以回肠下段集合和孤立淋巴小结的病变最为常见和明显。按病变发展过程分四期（图 17-8），每期大约持续 1 周。

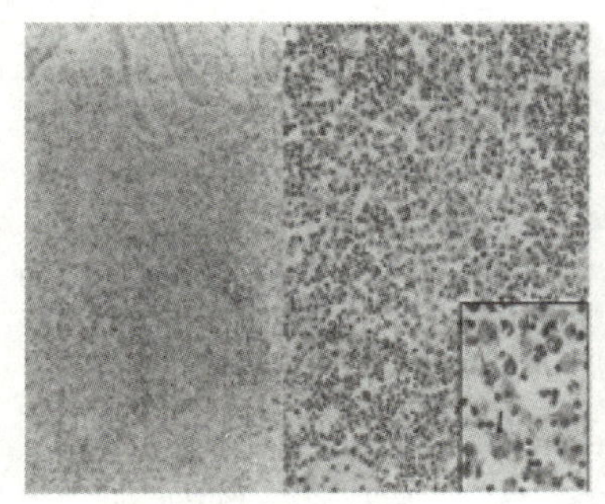

图 17-7　伤寒肉芽肿

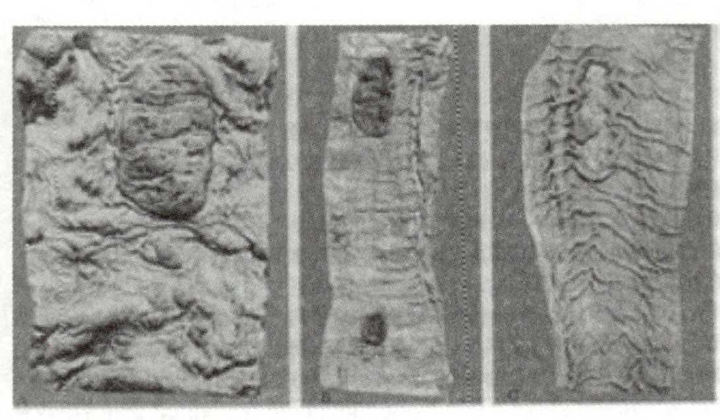

图 17-8　伤寒肠道病变

（1）髓样肿胀期：起病第 1 周，回肠下段淋巴组织略肿胀，隆起于黏膜表面，色灰红，质软。隆起组织表面形似脑的沟回，以集合淋巴小结最为典型。

（2）坏死期：发生于起病第 2 周，多种原因致病灶局部肠黏膜坏死。

（3）溃疡期：坏死肠黏膜脱落后形成溃疡。溃疡边缘隆起，底部不平。在集合淋巴小结发生的溃疡，其长轴与肠的长轴平行。孤立淋巴小结处的溃疡小而圆。该期一般发生于起病第 3 周。

（4）愈合期：相当于发病第 4 周。溃疡处肉芽组织增生将其填平，溃疡边缘上皮再生覆盖而愈合。由于临床上早期有效抗生素的应用，目前很难见到上述四期的典型病变。

2. 其他病变　肠系膜淋巴结、肝、脾及骨髓由于巨噬细胞的活跃增生而致相应组织器官肿大。镜检可见伤寒肉芽肿和灶性坏死。

第三节　细菌性痢疾

细菌性痢疾（bacillary dysentery）简称菌痢，是由痢疾杆菌所引起一种假膜性肠炎。病变多局限于结肠，以大量纤维素渗出形成假膜为特征，假膜脱落伴有不规则浅表溃疡形成。临床主要表现为腹痛、腹泻、里急后重、黏液脓血便。

一、病因及发病机制

痢疾杆菌是革兰阴性短杆菌。按抗原结构和生化反应可分 4 群，即福氏、宋内、鲍氏和志贺菌。4 群均能产生内毒素，志贺菌尚可产生强烈外毒素。

患者和带菌者是本病的传染源。好发于儿童，其次是青壮年，老年患者较少。经口入胃的痢疾杆菌大部分被胃酸杀死，仅少部分进入肠道。是否致病还决定于多种因素。细菌在结肠（也可能是小肠末端）内繁殖，从上皮细胞直接侵入肠黏膜，并在黏膜固有层内增殖。随之细菌释放具有破坏细胞作用的内毒素，使肠黏膜产生溃疡。菌体内毒素吸收入血，引起全身毒血症。志贺杆菌释放的外毒素，是导致水样腹泻的主要因素。

二、病理变化与临床病理联系

菌痢的病理变化主要发生于大肠，尤以乙状结肠和直肠为重。病变严重者可波及整个结肠甚至回肠下段。很少有肠道以外的组织反应。根据肠道病变特征、全身变化及临床经过的不同，菌痢分为以下 3 种：

1. 急性细菌性痢疾　其典型病变过程为初期的急性卡他性炎、随后的特征性假膜性炎和溃疡形成，最后愈合。

1）早期黏液分泌亢进，黏膜充血、水肿、中性粒细胞和巨噬细胞浸润，可见点状出血。病变进一步发展黏膜浅表坏死，在渗出物中有大量纤维素，后者与坏死组织、炎症细胞和红细胞及细菌一起形成特征性的假膜（图 17-9）。假膜首先出现于黏膜皱襞的顶部，呈糠皮状（图 17-10），随着病变的扩大可融合成片。假膜一般呈灰白色，如出血明显则呈暗红色，如受胆色素浸染则呈灰绿色。1 周左右，假膜开始脱落，形成大小不等、形状不一的“地图状”溃疡，溃疡多较浅表。经适当治疗或病变趋向愈合时，肠黏膜渗出物和坏死组织逐渐被吸收、排出，经周围健康组织再生而修复。

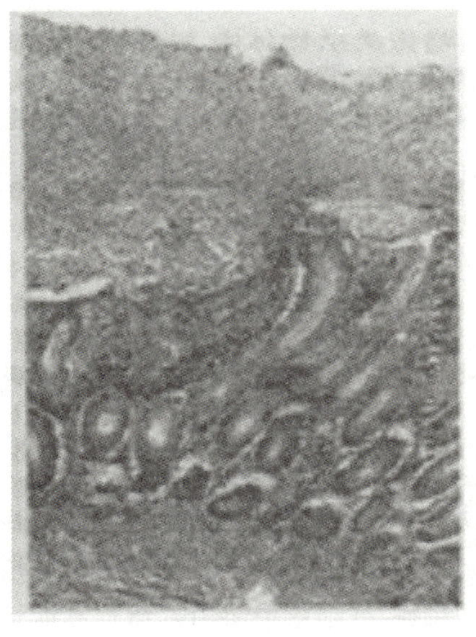

图 17-9　细菌性痢疾假膜

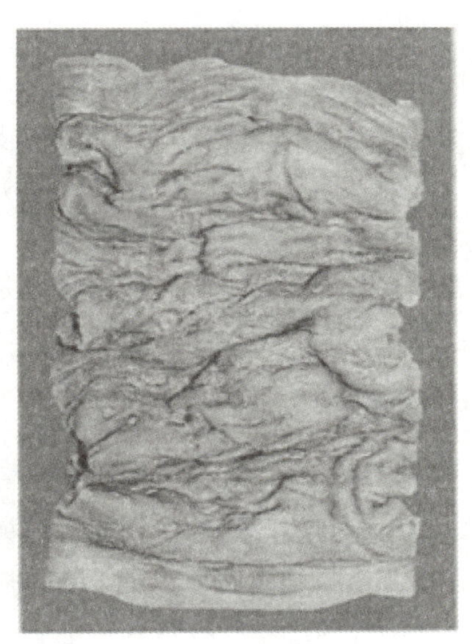

图 17-10　细菌性痢疾

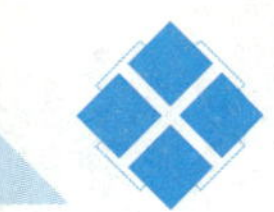

2）嗜睡、昏迷：由于神经细胞的广泛变性、坏死，引起中枢神经系统功能障碍，可致病人嗜睡、抽搐甚至昏迷等症状。

3）脑膜炎症：由于脑膜有不同程度的反应性炎症，临床上有脑膜刺激症状。

临床上由于病变肠管蠕动亢进并有痉挛，可引起阵发性腹痛、腹泻等症状。由于炎症刺激直肠壁内的神经末梢及肛门括约肌，导致里急后重和排便次数增多。与肠道的病变相对应，最初为稀便混有黏液，待肠内容物排尽后转为黏液脓血便，偶尔排出片状假膜。急性菌痢的病程一般 1 ～ 2 周，经适当治疗大多痊愈。

2. 慢性细菌性痢疾　菌痢病程超过 2 个月以上者称为慢性菌痢。多由急性菌痢转变而来，以福氏菌感染者居多。有的病程可长达数月或数年，肠道病变此起彼伏，原有溃疡尚未愈合，新的溃疡又形成，因此新旧病灶同时存在。由于组织的损伤、修复反复进行，肠壁各层有慢性炎症细胞浸润和纤维组织增生及瘢痕形成，从而使肠壁不规则增厚、变硬，严重的病例可致肠腔狭窄。

3. 中毒性细菌性痢疾　该型的特征为起病急骤、严重的全身中毒症状，但肠道病变和症状轻微。多见于 2 ～ 7 岁儿童，发病后数小时即可出现中毒性休克或呼吸衰竭而死亡。中毒性细菌性痢疾的发生与内毒素血症有关，急性微循环障碍是病理基础。

第四节　流行性脑脊髓膜炎

流行性脑脊髓膜炎（epidemic cerebrospinal meningitis）是由脑膜炎双球菌引起的急性化脓性脑脊髓膜炎，简称流脑。冬春季多见，好发于儿童及青少年。发病急，传播迅速，易引起大流行。临床上表现为高热、寒战、头痛、呕吐、颈项强直及皮肤瘀点等。

一、病因及传染途径

脑膜炎双球菌具有荚膜，能抵抗体内白细胞的吞噬作用，并能产生内毒素，可引起小血管或毛细血管的出血、坏死，致使皮肤、黏膜出现瘀点、瘀斑。脑膜炎双球菌存在于病人或带菌者的鼻咽部，借飞沫经呼吸道传播。病菌进入上呼吸道后，大多数受染者只引起局限性的上呼吸道炎症而不发病，成为带菌者。只有少数人（2% ～ 3%）由于机体抵抗力低下，细菌从上呼吸道黏膜侵入血流并生长繁殖，引起短暂的败血症，再进一步到达脑脊髓膜引起化脓性炎症。

二、病理变化

肉眼观：脑脊髓膜血管高度扩张、充血，蛛网膜下腔有脓性渗出物堆集，脑沟内尤为明显。脑沟脑回因脓性渗出物覆盖而模糊不清。以大脑额叶、顶叶面最为明显。由于渗出物阻塞，致脑脊液循环障碍，脑室扩张并有混浊液体。镜下见蛛网膜下腔增宽，其内含有大量中性粒细胞、少量单核细胞、淋巴细胞和纤维蛋白渗出，血管高度扩张充血（图 17-11）。

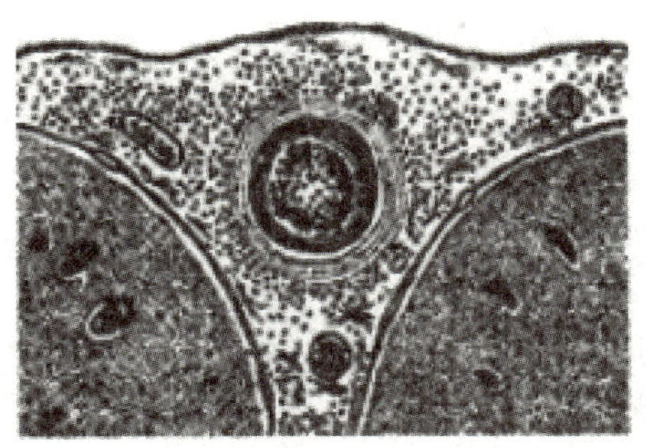

图 17–11　化脓性脑膜炎

三、临床病理联系

1. 颅内压升高　患者表现为头痛、喷射性呕吐、小儿前囟饱满等。由于脑膜血管扩张充血，蛛网膜下腔渗出物堆积，蛛网膜颗粒因脓性渗出物阻塞而影响脑脊液吸收。如伴有脑水肿，则颅内压升高更明显。

2. 脑膜刺激征　由于炎症累及脊髓神经根周围的蛛网膜及软脑膜，使脊神经根在通过椎间孔处受压，当颈部或背部肌肉运动时产生疼痛，因而颈部肌肉发生保护性痉挛而呈僵硬状态，称头颈项强直。在婴幼儿，常因发生腰背部肌肉保护性痉挛而呈“角弓反张”（opisthotonos）体征。当做屈髋伸膝试验时，因坐骨神经受到牵拉，引起腰神经根压痛的表现，即为屈髋伸膝征（Kernig 征）阳性。

3. 脑脊液的变化　早期脑脊液澄清，随后因蛛网膜下腔有大量脓性渗出物，而呈混浊脓样，含大量脓细胞，蛋白增多，含糖量减少，涂片或细菌培养可查见病原菌。脑脊液检查结果是诊断本病的一个重要依据。

4. 败血症　由于脑膜炎双球菌侵入血流引起败血症，患者表现为高热、寒战及皮肤瘀点等。皮肤瘀点是因细菌栓塞末梢血管或细菌毒素对血管壁的损伤所致。用瘀点的血液直接涂片，有 80 %病例可找到脑膜炎双球菌。

四、结局与并发症

由于磺胺药物及抗生素的广泛应用，并能及时治疗，大多数患者均能痊愈。如治疗不当，病变可由急性转为慢性，并可发生以下后遗症：①脑积水：由于蛛网膜下腔渗出物的机化，脑脊液循环障碍所致；②颅神经受损：由于脑基底部脑膜炎累及自该处出颅的Ⅲ、Ⅳ、Ⅴ、Ⅵ和Ⅶ对颅神经，因而引起相应的神经麻痹征，如耳聋、视力障碍、斜视及面神经麻痹等；③脑底部脉管炎致管腔阻塞而引起相应部位的脑缺血性梗死；④局限性粘连性蛛网膜炎。

第五节　流行性乙型脑炎

流行性乙型脑炎（epidemic encephalitis B），简称乙脑，是由乙型脑炎病毒感染引

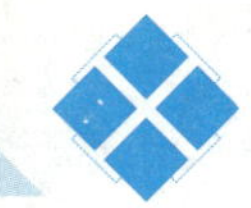

起的急性传染病，多在夏秋季流行。本病起病急，发展快，病情重，病死率高。临床主要表现为高热、抽搐、嗜睡、昏迷等。儿童发病率较成人高，尤其以10岁以下儿童多见。

一、病因与传染途径

乙型脑炎病毒为嗜神经性RNA病毒。传播媒介为蚊，在我国主要是三节吻库蚊。在牛、马、猪等家畜中隐性感染率甚高，成为人类乙型脑炎的传染源和中间宿主。如蚊虫叮咬带病毒的家畜，然后又叮咬人，引起感染。病毒侵入人体，先在局部血管的内皮细胞中及全身单核－吞噬细胞系统繁殖，然后侵入血流引起短暂性的病毒血症。

二、病理变化

病变主要发生在脑脊髓实质，可累及整个中枢神经系统，以大脑皮质、基底核、视丘最为严重；小脑皮质、脑桥及延髓次之；脊髓病变最轻。

肉眼观：脑膜血管充血，脑水肿明显，脑回宽，脑沟窄；切面可见皮质深层、基底核、视丘等部位粟粒大小的软化灶，半透明状、界限清楚、呈弥漫或灶性分布。

镜下观：① 淋巴细胞袖套反应：脑内血管明显扩张充血，血管周围间隙增宽，形成以淋巴细胞为主的炎细胞浸润，围绕血管周围间隙呈袖套状（图17-12）。② 神经细胞变性、坏死：由于病毒在神经细胞内生长繁殖并破坏其功能及结构，表现为神经细胞肿胀，尼氏小体消失，胞质出现空泡、核偏位等。严重时神经细胞可发生核固缩、溶解、消失。在变性、坏死的神经细胞周围，常有增生的少突胶质细胞围绕，称为神经细胞卫星现象。小胶质细胞、中性粒细胞侵入神经细胞内，称为噬神经细胞现象（图17-13）。③ 软化灶形成：局灶性神经组织坏死或液化，形成染色较浅、质地疏松、边界清楚的筛网状病灶，称为筛状软化灶，对乙型脑炎的诊断具有一定的特征性（图17-14）。关于软化灶发生的机制至今尚未能肯定，除病毒或免疫反应对神经组织可能造成的损害外，病灶的局灶性分布提示，局部循环障碍（瘀滞或小血管中透明血栓形成）可能也是造成软化灶的一个因素。④ 胶质细胞增生：小胶质细胞增生明显，形成小胶质细胞结节，多位于小血管旁或坏死的神经细胞附近。

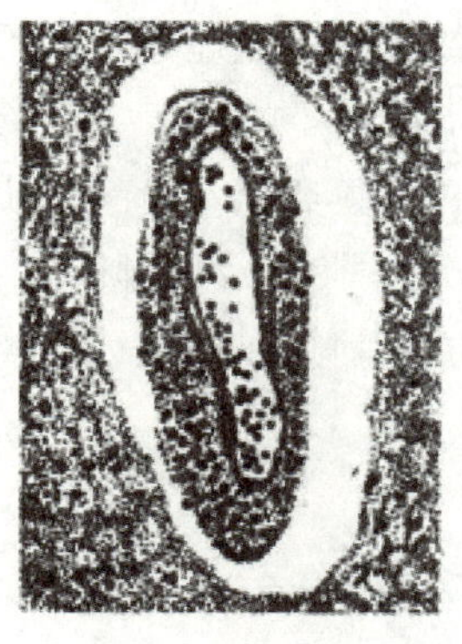

图17-12　流行性乙型脑炎

蛛网膜下腔充满脓性渗出物，血管扩张充血

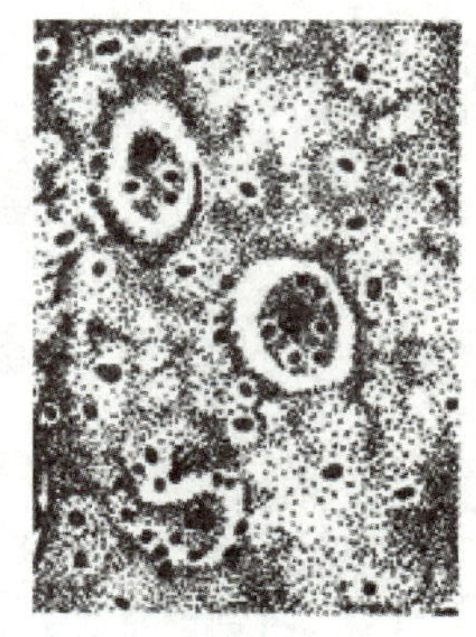

图17-13　流行性乙型脑炎

噬神经细胞现象

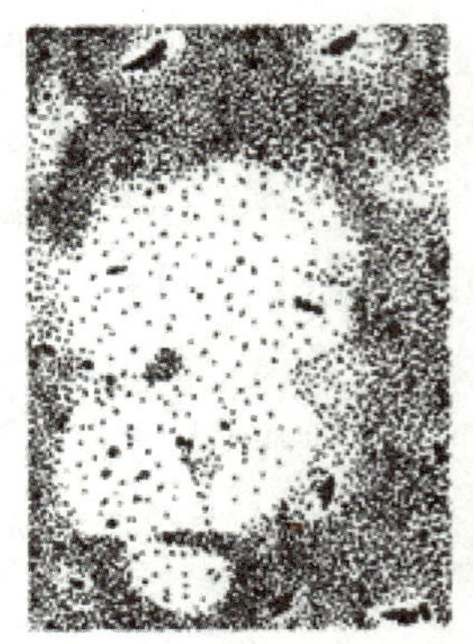

图17-14　流行性乙型脑炎

软化灶形成

三、临床病理联系

1. 颅内压增高　由于脑内血管的扩张、充血、血流停滞，血管内皮细胞受损，使血管壁的通透性升高，导致脑水肿，引起颅内压升高，病人常出现头痛、呕吐。严重者颅内压升高可形成脑疝。

2. 嗜睡、昏迷　由于神经细胞的广泛变性、坏死，引起中枢神经系统功能障碍，可致病人嗜睡、抽搐甚至昏迷等症状。

3. 脑膜炎症　由于脑膜有不同程度的反应性炎症，临床上有脑膜刺激症状。

四、结局

多数病人经过适当治疗，在急性期后可痊愈，脑部病变逐渐消失；重症病人，可出现语言障碍、痴呆、肢体瘫痪及因颅神经损伤所致的吞咽困难、中枢性面瘫等，这些表现经数月之后多能恢复正常。少数病例不能完全恢复而留下后遗症。

第六节　淋病

淋病（gonorrhea）是由淋球菌引起的急性化脓性炎，是最常见的性传播疾病（sexually transmitted diseases，STD）。多发生于 15 ～ 30 岁年龄段，以 20 ～ 24 岁最常见。成人几乎全部通过性交而传染，儿童可通过接触患者用过的衣、物等传染。

淋球菌主要侵犯泌尿生殖系统，对柱状上皮和移行上皮有特别的亲和力。淋球菌侵入泌尿生殖道上皮包括黏附和侵入两个步骤，这个过程与淋球菌细菌壁成分有关。

男性的病变从前尿道开始，可逆行蔓延到后尿道，波及前列腺、精囊和附睾。女性的病变累及外阴和阴道腺体、子宫颈内膜、输卵管及尿道。少部分病例可经血道播散引起身体其他部位的病变。

第七节　尖锐湿疣

尖锐湿疣（condyloma acuminatum）是由 HPV（HPV6 型和 HPV2 型）引起的 STD。最常发生于 20 ～ 40 岁年龄组。好发于潮湿温暖的黏膜和皮肤交界的部位，男性常见于阴茎冠状沟、龟头、系带、尿道口或肛门附近，女性多见于阴蒂、阴唇、会阴部及肛周，可发生于身体的其他部位如腋窝等。尖锐湿疣主要通过性接触传播，但也可以通过非性接触的间接感染而致病。

本病潜伏期通常为 3 个月。初起为小而尖的突起，逐渐扩大，淡红或暗红，质软，表面凹凸不平，呈疣状颗粒，有时较大呈菜花状生长。镜检，表皮角质层轻度增厚，几乎全为角化不全细胞，棘层肥厚，有乳头状瘤样增生，表皮突增粗延长，偶见核分裂。

表皮浅层凹空细胞出现有助诊断。凹空细胞较正常细胞大，胞浆空泡状，细胞边缘常残存带状胞浆；核增大居中，圆形、椭圆形或不规则形，染色深，可见双核或多核。真皮层可见毛细血管及淋巴管扩张，大量慢性炎症细胞浸润。应用免疫组织化学方法可检测HPV 抗原，用原位杂交、PCR（聚合酶链式反应）和原位 PCR 技术可检测 HPV DNA，帮助诊断。

第八节　梅毒

一、概述

梅毒（syphilis）是由梅毒螺旋体引起的传染病，流行于世界各地，我国在 1949 年后经积极防治基本消灭了梅毒，但近年来又有新的病例发现，尤其在沿海城市有流行趋势。

（一）病因及传播途径

梅毒螺旋体是梅毒的病原体，体外活力低，不易生存。对理化因素的抵抗力极弱，对四环素、青霉素、汞、砷、铋剂敏感。95% 以上通过性交传播，少数可因输血、接吻、医务人员不慎受染等直接接触传播（后天性梅毒）。梅毒螺旋体还可经胎盘感染胎儿（先天性梅毒）。梅毒病人为唯一的传染源。梅毒分先天性和后天性两种。

（二）基本病变

1. 闭塞性动脉内膜炎和小血管周围炎　闭塞性动脉内膜炎指小动脉内皮细胞及纤维细胞增生，使管壁增厚、血管腔狭窄闭塞。

2. 树胶样肿　树胶样肿（gumma）又称梅毒瘤（syphiloma）。病灶灰白色，大小不一。肉芽肿质韧而有弹性，如树胶，故而得名树胶样肿。镜下观：结构颇似结核结节，中央为凝固性坏死，形态类似干酪样坏死，唯坏死不如干酪样坏死彻底，弹力纤维尚保存。弹力纤维染色可见组织内原有血管壁的轮廓。坏死灶周围肉芽组织中富含淋巴细胞和浆细胞，而上皮样细胞和朗汉斯巨细胞较少，且必有闭塞性小动脉内膜炎和动脉周围炎，此又是有别于典型结核结节的形态特征。树胶样肿后期可被吸收、纤维化，最后使器官变形，但绝少钙化，这又和结核结节截然有别。

梅毒树胶样肿可发生于任何器官，最常见于皮肤、黏膜、肝、骨和睾丸。血管炎病变可见于各期梅毒，而树胶样肿则见于第三期梅毒。

二、后天性梅毒

后天性梅毒分一、二、三期。一、二期梅毒称早期梅毒，有传染性；三期梅毒又称晚期梅毒，因常累及内脏，故又称内脏梅毒。

（一）一期梅毒

梅毒螺旋体侵入人体后 3 周左右，侵入部位发生炎症反应，形成下疳。下疳常为单个，直径约 1 cm，表面可发生糜烂或溃疡，溃疡底部及边缘质硬。因其质硬乃称硬性下疳（图 17-15），与软性下疳相区别。病变多见于阴茎冠状沟、龟头、子宫颈、阴唇，亦可发生于口唇、舌、肛周等处。病变部位镜下所见为闭塞性小动脉内膜炎和动脉周围炎。

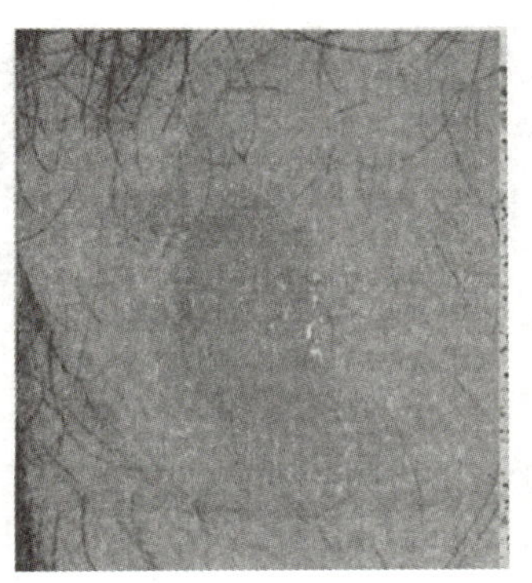
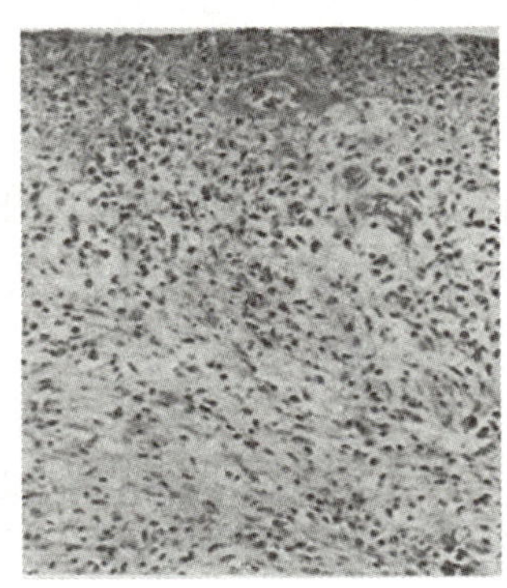

图 17-15　硬性下疳

左：外阴硬性下疳，右：淋巴细胞、浆细胞浸润及血管炎

下疳出现后 1 ～ 2 周局部淋巴结肿大，呈非化脓性增生性反应。下疳经 1 个月左右多自然消退，仅留浅表的瘢痕，局部肿大的淋巴结也消退。临床上处于静止状态，但体内螺旋体仍继续繁殖。

（二）二期梅毒

下疳发生后 7 ～ 8 周，体内螺旋体又大量繁殖，由于免疫复合物的沉积，引起全身皮肤、黏膜广泛的梅毒疹和全身性非特异性淋巴结肿大。镜下，呈典型的血管周围炎改变，病灶内可找到螺旋体。故此期梅毒传染性大。梅毒疹可自行消退。

（三）三期梅毒

常发生于感染后 4 ～ 5 年，病变累及内脏，特别是心血管和中枢神经系统，特征性的树胶样肿形成。由于树胶样肿纤维化、瘢痕收缩引起严重的组织破坏、变形和功能障碍。病变侵犯主动脉，可引起梅毒性主动脉炎、主动脉瓣关闭不全、主动脉瘤等。梅毒性主动脉瘤破裂常是患者猝死的主要原因。神经系统病变主要累及中枢神经和脑脊髓膜，可导致麻痹性痴呆。肝脏病变主要形成树胶样肿，肝呈结节性肿大，继而发生纤维化、瘢痕收缩，以致肝呈分叶状。此外病变常造成骨和关节损害，鼻骨被破坏形成马鞍鼻，长骨、肩胛骨与颅骨亦常受累。

三、先天性梅毒

先天性梅毒根据被感染胎儿发病的早晚有早发性和晚发性之分。早发性先天性梅毒系指胎儿或婴幼儿期发病的先天性梅毒。晚发性先天性梅毒的患儿发育不良、智力低下，可引发间质性角膜炎、神经性耳聋及楔形门齿，并有骨膜炎及马鞍鼻等。

第九节　艾滋病

艾滋病是获得性免疫缺陷综合征（acquired immunodeficiency syndrome，AIDS）的简称，是由人类免疫缺陷病毒（human immunodeficiency virus，HIV）感染导致严重免疫缺陷继发机会性感染发生的一种致命性传染病。自 1981 年 6 月首次报告以来，传播迅速，病例遍及五大洲，病死率极高。

艾滋病

一、病因和发病机制

AIDS 由 HIV 感染所引起。HIV 属反转录病毒科的慢病毒属。现已证实 HIV 是嗜 T 淋巴细胞和嗜神经细胞的病毒。它对辅助 T 细胞（CD4）免疫系统有很明显的抑制作用，是该病毒的主要攻击目标，另外，巨噬细胞和单核系统也是具有 CD4 受体的细胞群，也为靶细胞。

HIV 对神经细胞有亲和力，能侵犯神经系统，引起脑组织的破坏，或者继发条件性感染而致各种中枢神经系统的病变。

二、传染源及传播途径

艾滋病患者及 HIV 携带者是艾滋病的传染源。传染性最强的是临床无症状而血清 HIV 抗体阳性的感染者，其 HIV 分离率最高。无症状的感染者是艾滋病流行难以控制的重要原因。1986 年 12 月 WHO 公布的已证实的艾滋病传播途径如下。

1. 性行为传播　AIDS 的本质是一种性病，由性行为感染，特别是男性同性恋者感染率最高，血液和精液中 HIV 的含量几乎相等，故是感染力度最强的感染源。

2. 通过输血或血制品传播　输入了被 HIV 污染的血或血液制品，使 HIV 直接进入体内引起感染。

3. 通过注射针头或医用器械等传播　静脉注射吸毒者感染 HIV 占总报告数的 18%。原因是吸毒者常用一只未经消毒的注射器轮流使用，甚易相互感染。许多医用器械如内窥镜，若消毒不严，也可造成感染。

4. 母婴垂直传播　统计证明，感染 HIV 的孕妇生下的婴儿，30% ～ 50% 也感染 HIV。垂直传播可能是由于母体内感染有 HIV 的淋巴细胞或单核细胞等经胎盘到达胎儿，或者由于孕妇存在病毒血症。此外母婴间传播也可发生于分娩时或产后哺乳过程中。

5. 其他　器官移植、医务人员的职业性感染等。

三、病理变化

AIDS 的主要病理改变可分三大类：① 免疫学损害的形态学表现；② 感染：常常是混合性机会感染；③ 肿瘤：最常见为 Kaposi 肉瘤和非霍奇金恶性淋巴瘤。

1. 淋巴组织的变化　早期淋巴滤泡明显增生，生发中心活跃，有“满天星”现象，其病变类似于由其他原因引起的反应性淋巴结炎。随病变的发展，滤泡网状带开始破坏，有血管的增生。皮质区及副皮质区淋巴细胞减少，浆细胞浸润。以后网状带消失，滤泡界限不清。晚期淋巴细胞几乎消失殆尽，现荒芜景象。淋巴细胞消失区常由巨噬细胞替代。最后淋巴结结构完全消失，主要的细胞为巨噬细胞和浆细胞。有些区域纤维组织增生，甚至玻璃样变。

2. 继发性感染　表现为多发性条件致病性感染，此为本病特点之一。感染范围广泛，可累及各器官，其中以中枢神经系统、肺、消化道继发感染最常见。

3. 恶性肿瘤　本病常伴有 Kaposi 肉瘤，该病为非常罕见的血管增殖性疾病。

第十节　阿米巴病

阿米巴病（amoebiasis）由溶组织内阿米巴（entamoeba histolytica）感染所引起。无临床表现而只在粪便内查到包囊的感染者，称为带囊者。该原虫主要寄生于人体结肠，少数病例结肠壁中的阿米巴也可随血流运行或偶尔以直接侵袭方式，到达肝、肺、脑、皮肤、宫颈、阴道等处，引起相应部位阿米巴溃疡或阿米巴脓肿。我国属于中度流行区，总体来说，南方多于北方，农村多于城市，男性多于女性，儿童多于成人。

一、肠阿米巴病

（一）病因及发病机制

溶组织内阿米巴的生活史包括滋养体期和包囊期。生活史的基本过程是：包囊→滋养体→包囊。滋养体有大、小之分，滋养体是阿米巴的致病阶段，但无传染性。包囊见于慢性阿米巴病患者或包囊携带者的成形大便中，成熟包囊有 4 个核。包囊是该原虫的传染阶段。

肠阿米巴病是溶组织内阿米巴经口感染入侵结肠壁引起的疾病，因以腹泻、腹痛为主要症状，故又称阿米巴痢疾。4 核包囊随大便污染的水或食物进入消化道，能耐受胃酸的消化作用，顺利通过胃和小肠上段，至小肠下段经碱性消化液的作用脱囊，发育成 4 个小滋养体。在适合条件下，小滋养体以二分裂方式增殖，并随粪便下行到结肠。当机体抵抗力下降、肠功能紊乱时，小滋养体进入肠壁黏膜，吞噬红细胞和组织细胞，转变为大滋养体，并大量分裂增殖，破坏肠壁组织，形成溃疡。

（二）病理变化

肠阿米巴病主要位于盲肠、升结肠，其次为乙状结肠、直肠，严重者累及整个结肠及回肠下段。基本病变是以组织溶解、坏死为主的变质性炎症。

1. 急性期病变　滋养体侵入肠黏膜，在肠腺隐窝内繁殖，先破坏黏膜层，后进入疏松的黏膜下层组织。肉眼观：早期在黏膜表面形成灰黄色略凸的针头大小的点状坏死或浅溃疡，有时有出血（图 17-16）。然后滋养体继续繁殖并向纵深发展，进入黏膜下层，造成组织明显液化性坏死，形成口窄底宽、具有诊断价值的“烧瓶状溃疡”，内充满明胶状的坏死组织（图 17-17）。溃疡边缘不规则，周围黏膜肿胀，但溃疡间黏膜组织尚属正常。溃疡继续扩展，黏膜下层组织坏死相互贯通，形成隧道样病变。表面黏膜层组织剥脱，如絮片状悬挂于肠腔表面，或坏死脱落融合形成边缘潜行的巨大溃疡。少数溃疡严重者可深及浆膜层造成肠穿孔，引起局限性腹膜炎。

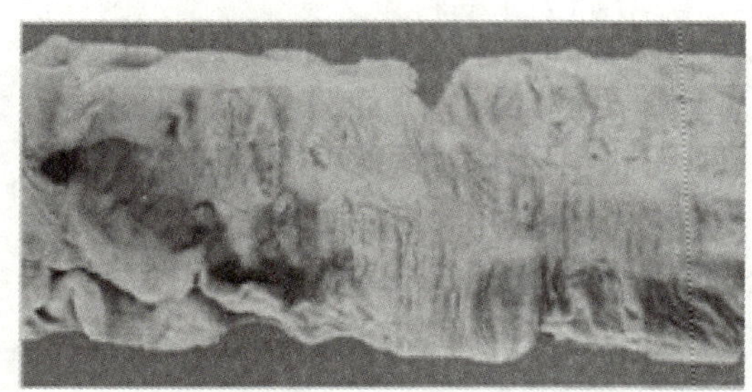

图 17–16 结肠阿米巴病

结肠黏膜面见大小不等、圆形或不规则形潜行性溃疡

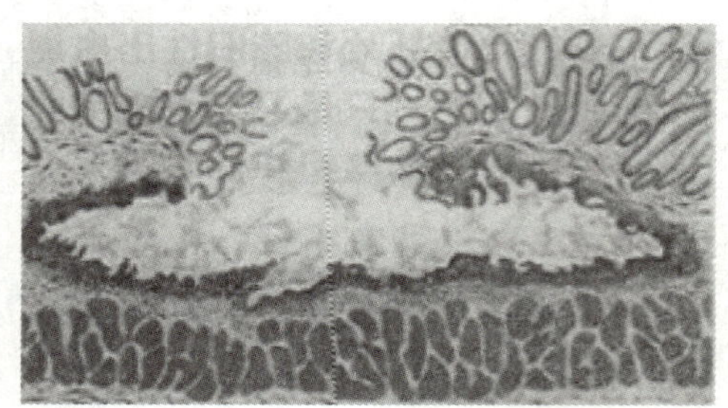

图 17–17 结肠阿米巴病“烧瓶状溃疡”模式图

结肠黏膜内见口小底大的潜行性溃疡形成

镜下观：溃疡处可见大片液化性坏死，表现为无结构的淡红染色区，切面可见口小底大。溃疡边缘或附近组织有充血、出血和少量淋巴细胞、浆细胞和巨噬细胞浸润，缺乏中性粒细胞浸润。如合并其他细菌感染，则可见多量中性粒细胞浸润。溃疡边缘与正常组织交界处和肠壁小静脉腔内，可见核小而圆、胞浆含有糖原空泡或吞有红细胞的圆形大滋养体。

2. 慢性期病变　慢性期肠道病变较为复杂。溃疡边缘可见多量纤维组织增生，可延至黏膜下层或肌层。肠壁组织因反复坏死及修复作用而引起肉芽组织增生和瘢痕形成，发生瘢痕性狭窄、肠息肉或肉芽肿等病变。肠壁普遍增厚时，可引起肠腔套状狭窄。偶尔因肉芽组织过度增生而形成局限性包块，称为阿米巴肿（amoeboma），多见于盲肠，可引起肠梗阻，并易误诊为肠癌。慢性患者和带囊者是阿米巴病的主要传染源。

（三）并发症

肠阿米巴病的并发症包括肠穿孔、肠出血、肠狭窄，其中以肠穿孔和肠出血较多见。

（四）临床病理联系

本病起病一般较缓。由于病变以大肠上段组织液化坏死、出血为主，故出现腹痛、腹泻、红色果酱样大便等症状，回盲部、横结肠及左下腹可有压痛，尤以回盲部为甚，粪便内可查大量组织型滋养体。

二、肠外阿米巴病

肠外阿米巴病（extraintestinal amoebiasis）包括阿米巴肝脓肿、肺脓肿、脑脓肿，

皮肤阿米巴病等，其中以阿米巴肝脓肿最为常见。

阿米巴肝脓肿多继发于肠阿米巴病后 1 ～ 3 个月内，亦可发生于肠道症状消失数年之后。阿米巴滋养体可侵入肠壁小静脉，经门静脉系统侵入肝脏，亦可从结肠肝脏接触面直接侵入。如侵入的滋养体数量较多，可引起肝脏小静脉炎及周围组织的炎症反应。滋养体不断分裂繁殖，造成肝组织液化坏死形成小脓肿。滋养体从坏死组织向周围扩散，使脓肿不断扩大，邻近的小脓肿可融合成单个大脓肿。80% 脓肿位于肝右叶。肉眼观，脓肿大小不等，大者几乎占据整个肝右叶，如婴儿头大。脓肿腔内容物呈棕褐色果酱样，系液化性坏死和陈旧性出血混合而成。慢性脓肿周围则有较多肉芽组织和纤维组织包绕。镜下，脓肿腔内为液化性坏死红色无结构物，在坏死组织与正常组织交界处常可找到阿米巴滋养体。

临床上患者常有发热伴右上腹痛、肝大及肝区压痛、叩击痛等症状和体征，少数病例出现黄疸。慢性病例有进行性消瘦、贫血、衰弱、营养不良、腹水等表现。

第十一节　血吸虫病

血吸虫病是由于感染日本血吸虫而引起的寄生虫病。

一、病因及感染途径

血吸虫生活史包括成虫、虫卵、毛蚴、母胞蚴、子胞蚴、尾蚴和童虫等发育阶段。成虫雌雄异体，寄生在终宿主人体的门静脉、肠系膜静脉系统。人体接触疫水时，尾蚴钻入皮肤，脱去尾部发育为童虫，继而进入小血管或淋巴管内，随血流经右心和肺循环，再由左心入体循环，穿过毛细血管到达肠系膜上、下静脉，随后进入门静脉，待发育到一定程度，雌雄虫合抱，再移行到肠系膜下静脉寄居、交配、产卵。自感染尾蚴至粪检虫卵阳性需时 1 个月以上。日本血吸虫成虫平均寿命约 4.5 年，最长可达 40 年之久。

二、发病机制及病理变化

日本血吸虫的生活史比较复杂，其尾蚴、童虫、成虫和虫卵等阶段均可对人体产生不同程度的损伤和复杂的免疫病理反应。

1. 尾蚴侵入皮肤引起尾蚴性皮炎　是由血吸虫尾蚴钻入人体皮肤时所造成的，也称游泳者皮炎。尾蚴借其头器伸缩的探查作用，口、腹吸盘的附着作用，全身肌肉运动的机械作用以及穿刺腺分泌物的酶促作用，钻入宿主皮肤。患者出现局部瘙痒和红色丘疹，持续数日后可自然消退。病理变化为皮下毛细血管扩张、充血，伴有出血、水肿，嗜酸性粒细胞和巨噬细胞浸润。研究证实此现象与尾蚴的分泌物或排泄物引起 IgG 介导的Ⅰ型变态反应有关。

2. 童虫移行所致的病变　童虫在血管内移行，可引起所经过脏器的病变。根据动物实验观察，24 h 童虫即可到达宿主肺部，多数是在感染后 3 ～ 4 日到肺。肺脏出现充血、

出血、水肿、嗜酸性粒细胞和巨噬细胞浸润、血管炎或血管周围炎。临床上患者常出现咳嗽、咯血、发热、血中嗜酸性粒细胞增多、一过性肺部浸润及全身不适等表现。幼龄童虫表面有特殊抗原表达，在抗体依赖性细胞介导的细胞毒性反应下，嗜酸性粒细胞和巨噬细胞对童虫具有杀伤作用。因此，当宿主再次感染尾蚴时有一定免疫力。

3. 成虫所致损害　成虫在静脉内寄生，摄取营养和吞食红细胞，一般无明显致病作用，少数可引起机械性损害，如静脉壁受到成虫口、腹吸盘的损伤而发生炎性反应，即静脉内膜炎和静脉周围炎，致使血管内膜增厚，炎细胞浸润，并有可能形成血栓。死亡成虫周围可形成嗜酸性脓肿。

4. 虫卵所致损害（虫卵肉芽肿）　血吸虫病以宿主对虫卵的炎症反应（虫卵肉芽肿）和随之发生的纤维化为主要病理基础，这也是血吸虫病发生肝、肠病变的根本原因。

雌虫刚产出的血吸虫卵为未成熟卵，含单个卵细胞，在组织中经过一段时间的发育成为含毛蚴的成熟虫卵。未成熟卵不能引起免疫性肉芽肿反应，只有在成熟虫卵周围才可形成。经动物实验观察，虫卵肉芽肿在宿主体内一般经过 4 个阶段：急性期肉芽肿、过渡期肉芽肿、慢性期肉芽肿和瘢痕期肉芽肿。在组织内多为急性期肉芽肿和慢性期肉芽肿。

（1）急性虫卵肉芽肿：肉眼观：为灰黄色粟粒至黄豆大小的结节，直径为 0.5 ～ 4 mm。镜下观：结节中央有一至数个成熟虫卵，卵壳薄、色淡黄、折光性强，卵内毛蚴呈梨状。在成熟虫卵表面附有红染的放射状火焰样物质（称为 Hoeppli 现象），实为抗原 - 抗体复合物。在其周围是大量变性、坏死的嗜酸性粒细胞聚集，故又称为嗜酸性脓肿。随病程发展，急性虫卵肉芽肿逐渐演变为慢性虫卵肉芽肿。

（2）慢性虫卵肉芽肿：急性虫卵肉芽肿约经 15 天后，虫卵内毛蚴死亡、分解、钙化，变性、坏死的嗜酸性粒细胞被清除、吸收，形成由钙化的虫卵、上皮样细胞、多核巨细胞、淋巴细胞和成纤维细胞构成的类似结核结节的慢性虫卵肉芽肿，故又称为假结核结节（pseudotubercle）。

5. 循环抗原引起的免疫损害　血吸虫童虫、成虫和虫卵的代谢物、分泌物和排泄物，以及虫体表面更新的脱落物，可随血液运行成为循环抗原，是诱导宿主免疫病理变化的重要因子，导致Ⅲ型变态反应，引起相应部位组织损伤的炎症反应。

三、主要脏器病理变化及临床病理联系

1. 肝脏　虫卵随门静脉血流抵达肝内汇管区门静脉末梢分支内，以肝左叶较为明显。肝脏的病变发生最早，也最严重。

2. 肠道　病变主要累及结肠，因成虫多寄生于肠系膜下静脉及痔上静脉，所以直肠、乙状结肠和降结肠的病变尤为明显，也常波及右侧结肠与阑尾。

3. 脾脏　早期脾脏轻度肿大，主要由于成虫代谢产物使脾内单核 - 吞噬细胞增生所致。脾脏内虽可见虫卵沉积，但不形成急性虫卵肉芽肿。后期由于门脉高压引起脾脏慢性瘀血和结缔组织增生，脾脏可显著增大，质量增加，甚至达 40000 g 以上。临床上可出现脾功能亢进，表现为红细胞、白细胞和血小板减少等。

第十二节　传染病与临床护理联系

第十三节　寄生虫病与临床护理联系

学习检测

【A2 型题】

1. 男性患者，消瘦，腹水，脾肿大，死后尸检报告，肝脏表面及切面见灰黄色粗大结节，镜下汇管区附近见虫卵结节，无明显的假小叶，门静脉周围纤维组织增生，应诊为（　）

A. 血吸虫病肝硬化　　B. 血吸虫病

C. 肝炎、肝硬化　　D. 肝血吸虫病

E. 肝癌

2. 某患者，高热，衰竭，抢救无效。死后尸检发现，肺表面布满粟粒大小结节，镜下见有干酪样坏死及朗汉斯巨细胞，应诊为（　）

A. 浸润型肺结核　　B. 干酪样肺炎

C. 急性粟粒性肺结核　　D. 原发综合征

E. 局灶型肺结核

3. 男性患儿，11 岁，发热，头痛、呕吐 3 天，入院后陷入昏迷，抢救无效死亡。尸检报告，脑切片检查呈液化性坏死灶，大脑顶叶的脑实质血管周围间隙增宽，有淋巴细胞围管状浸润，胶质细胞增生，应诊断为（　）

A. 流行性脑脊髓膜炎　　B. 流行性乙型脑炎

C. 脊髓灰质炎　　D. 海绵状脑病

E. 脑出血

4. 某婴儿，前囟饱满，角弓反张，脑脊液病检中发现有细菌，此患儿有（　）

A. 流行性乙型脑炎　　B. 癫痫

C. 脑出血　　D. 脊髓灰质炎

E. 流行性脑脊髓膜炎

5. 某患儿，畏寒发热，腹痛、腹泻，有脓血便及里急后重症状，后有休克症状，该患儿患何种病的可能性大？ ( )

A. 肠炎　　B. 细菌性痢疾
C. 伤寒　　D. 流行性出血热
E. 肝炎

6. 某男性患者，35 岁。持续高热，相对缓脉，检查发现脾肿大，WBC 减少，皮肤出现玫瑰疹，血肥达反应抗体升高，该病人可能患有 ( )

A. 肺炎　　B. 肝炎
C. 伤寒　　D. 皮肤过敏
E. 脑膜炎

7. 一患者正常体检，X 线发现肺部呈哑铃状阴影，临床无明显症状及体征，应该考虑 ( )

A. 局灶型肺结核　　B. 原发综合征
C. 浸润型肺结核　　D. 干酪样肺炎
E. 结核球

8. 男性，28 岁，急性腹泻 2 天，大便黄色水样，少许黏液，共 10 次，伴左下腹痛里急后重。便常规：黄色黏液便，RBC2 ~ 8 个 /HP，WBC+/HP，发现结肠阿米巴。最可能的诊断是 ( )

A. 阿米巴痢疾　　B. 菌痢
C. 霍乱　　D. 伤寒
E. 结肠癌

【A3 型题】

（9~11 题共用题干）

男性，突发寒战，体温 39 ℃左右，腹泻十余次，伴里急后重，便为稀便，很快转化为脓血便，便常规红细胞 5 个 / HP，白细胞 10 个 / HP，脓细胞（ + + ）。

9. 该患者最可能的诊断是 ( )

A. 细菌性痢疾　　B. 伤寒
C. 阿米巴痢疾　　D. 肠炎
E. 食物中毒

10. 该患者如确诊，还需何种检查？（　）

A. 粪便细菌培养　　B. 血常规

C. 尿常规　　D. 腹部平片

E. 血细菌培养

11. 该患者治疗首选药物为（　）

A. 先锋霉素　　B. 氧氟沙星

C. 红霉素　　D. 氯霉素

E. 黄连素

（12~14 题共用题干）

男性，20 岁，2 月初发病，主诉寒战、高热、剧烈头痛一天，曾呕吐 3 次。体检：神志清，体温 39.8 ℃，颈强（±），皮肤有瘀点，咽部略充血，心肺腹无异常，克氏征（+）。血白细胞 20×10^9/L，中性粒细胞 85%。腰穿脑脊液，米汤样，Pandy（+++），细胞数 3000×10^6/L，中性粒细胞 80%，糖 1.12 mmol/L（20 mg%）。

12. 最可能的诊断是（　）

A. 流行性乙型脑炎　　B. 脑型疟疾

C. 化脓性脑膜炎　　D. 结核性脑膜炎

E. 流行性脑脊髓膜炎

13. 可能出现的并发症有（　）

A. 中耳炎　　B. 化脓性关节炎

C. 心内膜炎　　D. 肺炎

E. 以上均是

14. 最有效的治疗措施是（　）

A. 青霉素 G　　B. 氯霉素

C. 头孢霉素　　D. 环丙沙星

E. 庆大霉素

参考文献

[1] 陈主初．病理生理学 [M]．北京：人民卫生出版社，2008.

[2] 陈主初，梁宋平．肿瘤蛋白质组学 [M]．长沙：湖南科学技术出版社，2002.

[3] 王建中，黄光明．病理学基础 [M].3 版．北京：科学出版社，2012.

[4] 王斌，陈命家．病理学与病理生理学 [M].6 版．北京：人民卫生出版社，2009.

[5] 哈盼．医学机能学基础 [M]．北京：高等教育出版社，2013.

[6] 和瑞芝．病理学 [M].5 版．北京：人民卫生出版社，2004.

[7] 金惠铭．病理生理学 [M].7 版．北京：人民卫生出版社，2008.

[8] 丁云良．病理学 [M]．北京：人民卫生出版社，2009.

[9] 杨光华．病理学 [M].5 版．北京：人民卫生出版社，2002：244.

[10] 成令忠．组织学与胚胎学 [M].4 版．北京：人民卫生出版社，1995：201.

[11] 叶任高．内科学 [M].5 版．北京：人民卫生出版社，2000：495.

[12] 刘彤华．诊断病理学 [M]．北京：人民卫生出版社，2000：388.

[13] 刘红，钟学仪．病理学 [M]．北京：科学出版社，2010.

[14] 李玉林．病理学 [M].8 版．北京：人民卫生出版社，2013.

[15] 商战平．病理学与病理生理学 [M]．北京：中国协和医科大学出版社，2012.

[16] 唐忠辉，甘萍．病理学与病理生理学 [M]．北京：中国医药科技出版社，2015.

[17] 王岩梅，杨德兴，刘圆月．病理生理学 [M]．武汉：华中科技大学出版社，2014.

[18] 吴和平，王化修．病理学与病理生理学 [M].3 版．北京：北京大学医学出版社，2015.

[19] 陈命家．病理学 [M]．北京：人民卫生出版社，2011.

[20] 张军荣，杨怀宝．病理学基础 [M]．北京：人民卫生出版社，2015.

[21] 孙景洲．病理学 [M]． 2 版．南京：东南大学出版社，2011.

[22] 陶仪声，张忠．病理学 [M]．北京：北京大学医学出版社，2015.

[23] 张军荣，李夏．病理学与病理生理学 [M]．北京：人民卫生出版社，2016.

[24] 王斌，陈命家．病理学与病理生理学 [M].7 版．北京：人民卫生出版社，2014.

[25] 樊帮林，尹秀花．病理学 [M].3 版．上海：同济大学出版社，2016.

[26] 李丹，冯丽华．内科护理学 [M].3 版．北京：人民卫生出版社，2017.

[27] 王恩华．病理学 [M]．北京：高等教育出版社，2003.

[28] 杨红，马春梅．病理学 [M]．西安：第四军医大学出版社，2010.

[29] King D W. General Pathology. UAS，1983.

[30] 陈惠萍，曾彩虹，胡伟新，等．10594 例肾活检病理资料分析 [J]．肾脏病与透析肾移植杂志，2000，9（6）：501-509.